Sonntag

Biophysikalische Therapie der Allergien

Erweiterte Bioresonanztherapie

Peter Schumacher

4., durchgesehene Auflage

145 Abbildungen

Sonntag Verlag · Stuttgart

Bibliografische Information
Der Deutschen Bibliothek:

Die Deutsche Bibliothek verzeichnet diese Publikation in der Deutschen Nationalbibliographie; detaillierte bibliografische Daten sind im Internet über http://dnb.ddb.de abrufbar

Anschrift des Verfassers:
Dr. med. Peter Schumacher
Facharzt für Kinderheilkunde
Anichstraße 40
A-6020 Innsbruck

Umschlaggestaltung:
Thieme Verlagsgruppe
Titelabbildung: MEV, eyewire

1. Auflage 1993
2. Auflage 1995
3. Auflage 1998

Oswald-Hesse-Straße 50, 70469 Stuttgart

Unsere Homepage:
www.sonntag-verlag.com

Printed in Germany 2004
Satz & Grafik: dtp Tyrol - Klaus Leitner, Innsbruck
Satzänderung: Pustet
Druck & Bindung: Pustet, Regensburg
Grundschrift: Times 9,5/11 pp; System: Macintosh

ISBN 3-8304-9094-1

Wichtiger Hinweis

Wie jede Wissenschaft ist die Medizin ständigen Entwicklungen unterworfen. Forschung und klinische Erfahrung erweitern unsere Erkenntnisse, insbesondere was Behandlung und medikamentöse Therapie anbelangt. Soweit in diesem Werk eine Dosierung oder eine Applikation erwähnt wird, darf der Leser zwar darauf vertrauen, daß Autoren, Herausgeber und Verlag große Sorgfalt darauf verwandt haben, daß die Angabe dem **Wissensstand bei Fertigstellung des Werkes** entspricht.
Für Angaben über Dosierungsanweisungen und Applikationsformen kann vom Verlag jedoch keine Gewähr übernommen werden. **Jeder Benutzer ist angehalten,** durch sorgfältige Prüfung der Beipackzettel der verwendeten Präparate und gegebenenfalls nach Konsultation eines Spezialisten festzustellen, ob die dort gegebene Empfehlung für Dosierungen oder die Beachtung von Kontraindikationen gegenüber der Angabe in diesem Buch abweicht. Eine solche Prüfung ist besonders wichtig bei selten verwendeten Präparaten oder solchen, die neu auf den Markt gebracht worden sind. **Jede Dosierung oder Applikation erfolgt auf eigene Gefahr des Benutzers.** Autoren und Verlag appellieren an jeden Benutzer, ihnen etwa auffallende Ungenauigkeiten mitzuteilen.

Inhaltsverzeichnis

Zweiter Teil: Allergiebedingte Krankheitsbilder

Vorwort

Dieses Buch ist ausschließlich aus den Erfahrungen einer ärztlichen – im speziellen Fall einer kinderärztlichen – Praxis entstanden.

Für mich selbst – durch Studium und langjährige wissenschaftliche Kliniktätigkeit im klassischen Paradigma der Schulmedizin geprägt – schien es zunächst durchaus nicht selbstverständlich, die vorgegebenen Bahnen der Universitätslaufbahn zu verlassen und mich auf Gebiete zu wagen, wo man sehr bald den sicheren Boden des „wissenschaftlich Beweisbaren" unter sich verliert.

Irgendwann begann das Unbehagen. Ich war Mitarbeiter einer Universitätsklinik, hatte die medizinisch-wissenschaftliche Laufbahn gewählt und war dementsprechend dabei, mich immer mehr und immer ausschließlicher mit einem Teilgebiet der Medizin zu befassen. Mit zunehmender Spezialisierung war aber vieles von dem, das mich bewogen hatte, gerade die Medizin als Beruf zu erwählen, immer mehr und immer schmerzlicher verlorengegangen.
Ich war Adept einer Medizin, von der ich zunehmend den Eindruck gewann, sie diene eigentlich nur mehr dem wissenschaftlichen Fortschritt (was immer auch darunter verstanden werden mag), ihr eigentlicher Auftrag – Hilfe für kranke Menschen – verlor irgendwie immer mehr an Bedeutung.

Diese und ähnliche Gefühle und Gedanken beschäftigten und beunruhigten mich eine ganze Weile. Die notwendige Konsequenz war schlußendlich die abrupte Beendigung meiner Universitätslaufbahn und die Eröffnung einer kinderärztlichen Praxis, mit der Hoffnung, nun in unmittelbarem Kontakt mit den Patienten, meine Vorstellungen von Arztsein und Medizin auch tatsächlich verwirklichen zu können.
Aber selbst hier war die Freude des selbständigen und eigenverantwortlichen Wirkens sehr bald nicht mehr ungetrübt, auch hier wuchs in zunehmendem Maße das Unbehagen.

Ich praktizierte zunächst notgedrungen die Medizin, die ich an der Universität gelernt hatte. Eine Medizin, die irgendwie den Eindruck vermittelte, es käme vorwiegend darauf an, die Präparatelisten der pharmazeutischen Industrie zu beherrschen. Mütterchen Chemie hatte durchaus für die meisten Wehwehchen auch ein passendes Mittel.

Durch die an der Klinik verbrachten Jahre war ich kein junger Arzt mehr, als ich meine praktische kinderärztliche Tätigkeit begann. Trotzdem war mein ursprünglicher Optimismus groß. Umso größer war freilich die Enttäuschung, als ich erleben und erkennen mußte, *daß viele der von mir in gutem Glauben und nach den geltenden Regeln der Schulmedizin behandelten Kinder statt gesund zu werden und gesund zu bleiben, eine Art trügerische Scheingesundheit (besser eigentlich „Symptomfreiheit") entwickelten, aus der sie immer wieder und immer häufiger in neue Krankheitszustände zurückfielen, die neuerlich behandelt werden mußten!*

Irgendwann in einer schlaflosen Nacht drängte sich der Gedanke auf, wie eigentlich die Menschheit existieren und überleben konnte, als die Segnungen der chemisch-pharmazeutischen Industrie noch nicht zur Verfügung standen, als man Fieber noch nicht mit Antipyretika, Infekte nicht mit Antibiotika, Husten nicht mit Antitussiva usw. behandeln (= unterdrücken) konnte.
Spätestens hier wurde mir bewußt, was PARACELSUS gemeint hatte, als er von einem **„inneren Arzt"** sprach, *von körpereigenen Abwehrmechanismen also, die jedem von uns einprogrammiert sind und ohne die die Menschheit tatsächlich längst ausgestorben wäre.*

Alle diese eigentlich deprimierenden Erfahrungen und Überlegungen führten schließlich zum zweiten und endgültigen Sprung in meiner medizinischen Laufbahn: der Hinwendung zur Ganzheitsmedizin, zu den Naturheilverfahren mit ihren völlig konträren Denkansätzen.
Hier geht es nicht um Symptomunterdrückung, hier geht es um Unterstützung der Eigenheilkräfte des Organismus. Hier geht es nicht um histopathologische Endzustände, sondern um Regulationsvorgänge, die direkt in die Abläufe des Lebendigen eingreifen und der eigentlichen Krankheit oft weit vorausgehen.

JUTTA ROST schreibt in ihrem Buch „Die Quintessenz der Naturheilverfahren" zu ihrem eigenen Einstieg in diese Art der Medizin: „Am Beginn der Behandlung mit Naturheilverfahren stehen nicht die andersartigen Therapiemethoden, an ihrem Beginn steht vielmehr ein tiefgreifender Prozeß des Umdenkens: Nicht die andere Heil-‚technik' bringt den Erfolg, sondern eine erweiterte, bisher so nicht gelernte und erfaßte Sicht des Krankheitsgeschehens.
Es ist eine Sicht, die den früheren Ärzten selbstverständlich war, die aber von der modernen Medizin verschüttet und vergessen wurde. Und doch ist sie heute noch so wahr und so notwendig wie je zuvor!"

Der hier zitierte Prozeß des Umdenkens, die Umpolung der eigenen Einstellung zur Krankheit an sich und zu allen Phänomenen des Lebendigen, brachte schließlich für mich die innere Befriedigung, aber auch eine völlig neue Faszination des Arztseins.
Die erstaunlichen Heilerfolge mit homöopathischen Hochpotenzen, das oszillierende Gleichgewicht zwischen den gegensätzlichen Kräften Yin

und Yang im System der chinesischen Akupunkturlehre. Die tiefen Einblicke in das Regulationsgeschehen des Organismus durch die Regulationsthermographie. Die faszinierenden Phänomene der Elektroakupunktur und schließlich die schier unglaubliche Möglichkeit, ausschließlich mit physikalischen Schwingungen Krankheiten zu heilen, wie sie die Bioresonanztherapie bietet. Alle diese Erfahrungen waren beglückendes und faszinierendes Neuland. Jetzt erst bestand die Möglichkeit, eine Praxis zu führen, die nun wirklich das beruhigende Gefühl vermittelt, einer Medizin verhaftet zu sein, die nicht nur „behandelt", sondern tatsächlich Heilungsvorgänge ingangsetzen und vollenden kann.

Die eigentliche und spezielle Zuwendung zur **Allergie** und den damit verbundenen Problemen, erfolgte eigentlich durch einen Zufall: Ich hatte von einer Neurodermitispatientin gehört, die sich durch sehr konsequente Diät glaubhaft von ihrer Krankheit hatte befreien können. Nun galt (und gilt in der Schulmedizin auch heute noch) die Neurodermitis als Krankheit mit vielschichtigem, bislang aber ungeklärtem Pathomechanismus, jedenfalls nicht als Nahrungsmittelallergie.

Die hier zutage tretende Diskrepanz beschäftigte mich, zumal ich viele Jahre lang mein Unvermögen, den armen geplagten Neurodermitispatienten zu helfen, sehr bitter empfunden hatte.

Einen ersten Einstieg in die Materie brachte anschließend die Beschäftigung mit den **physikalischen Testmethoden,** die sich den bisher praktizierten immunologischen Methoden in vielen Punkten als überlegen erwiesen.
Damit begann eine Zeit unglaublich spannender und faszinierender Erkenntnisse. Es tauchten Phänomene auf, die unerklärbar schienen, es sei denn man entwarf sich ein völlig neues Bild von unserer Welt, unserem Körper, den Rätseln alles Lebendigen, von Krankheit und Gesundheit usw.
Das wiederum war der Einstieg in die Welt der **Biophysik,** einer Welt phantastischer und grundlegender Erkenntnisse, unsereinem allerdings nicht so ohne weiteres zugänglich, weil dem normalen Arzt ganz einfach die theoretischen Grundlagen fehlen. Es ist ein Wissen, das man nicht einfach studieren, aber – wenn man aufgeschlossen genug ist – durchaus akzeptieren kann.

Aus diesem Dilemma, des „Eigentlich-nicht-verstehen-Könnens" von Fakten, die andererseits als grundlegend wichtig erkannt wurden, entstand die in diesem Buch des öfteren praktizierte Technik der **„Denkmodelle".** Sie sind nichts anderes als Krücken für den überforderten Verstand, um schwierige Zusammenhänge, wenn schon nicht verständlich, so doch plausibel und damit praktikabel zu machen.
In diesem Zusammenhang muß eine Bitte an die wahren Experten der

Physik, Quantenphysik, Biophysik etc. ausgesprochen werden: Man möge verzeihen, wenn in diesem Buch viele Fakten der Biophysik geradezu sträflich vereinfachend dargestellt werden. Man bedenke: Hier versucht ein physikalischer Laie für ebensolche physikalische Laien Phänomene verständlich zu machen, die selbst den Fachleuten noch erhebliches Kopfzerbrechen bereiten.
Ich bin aber der Überzeugung, daß es bei komplizierten Fakten nicht unbedingt darauf ankommt, alle Zusammenhänge genau zu verstehen, wichtiger erscheint, daß man sich der schwierig zu verstehenden Phänomene praktisch bedienen kann. Dieser Gesichtspunkt wird in diesem Buch immer wieder auftauchen und hat sich als sehr fruchtbar erwiesen.

Jene Skeptiker, die sich an der Unverständlichkeit oder Unglaubwürdigkeit mancher hier auftauchenden Phänomene stoßen, seien an den außerordentlich treffenden Satz erinnert, den angeblich HIPPOKRATES vor mehr als zweitausend Jahren geprägt haben soll:

> Wenn wir ein Phänomen nicht verstehen, so liegt das in der Regel an uns, aber nicht an dem betreffenden Phänomen!

Die Beschäftigung mit den physikalischen Gesichtspunkten in der Medizin hatte eine völlige Neuorientierung meiner Einstellung auch ganz allgemein im Bereich des Lebendigen zur Folge. Am beglückendsten und beeindruckendsten war aber das Erlebnis der unmittelbaren **Umsetzbarkeit der gewonnenen Erkenntnisse in die Therapie** mit nunmehr Ergebnissen, die vorher als unglaubwürdig und phantastisch eingestuft worden wären.

So entstand im Laufe der Zeit das Bild einer **neuen, zukunftsträchtigen, in ihren Auswirkungen noch gar nicht abzusehenden Medizin,** das andeutungsweise darzustellen eine der Zweckbestimmungen dieses Buches ist.
Bei allem persönlichen Engagement für die Sache, soll aber auf keinen Fall der Eindruck entstehen, ich selbst würde mich mit der alleinigen Urheberschaft der hier erörterten grundlegenden Erkenntnisse schmücken wollen.
Dieses Buch kann nicht geschrieben werden ohne die Namen dreier Männer zu erwähnen, die Pfadfinder, Pioniere und Augenöffner zugleich waren und denen wir zu danken haben, daß dieser Weg überhaupt gefunden wurde.
Alle drei waren Männer der ärztlichen Praxis, auf sich allein gestellt, ohne den Hintergrund großer wissenschaftlicher Institutionen. Jeder von ihnen hatte nur aus persönlicher Intuition heraus, ausschließlich in Wechselwirkung mit seinen Patienten, einen neuen Weg gefunden.

In allen drei Fällen war dieser Weg seiner Zeit weit voraus, zunächst unverstanden und belächelt. Erst die Weiterentwicklung der Medizin in der in diesem Buch angedeuteten Richtung wird zeigen, wie groß die Leistung dieser Männer wirklich war.

An erster Stelle steht SAMUEL HAHNEMANN, der vor ziemlich genau 200 Jahren nicht nur das Ähnlichkeitsprinzip entdeckte (oder wiederentdeckte), sondern vor allem zeigte, daß **materiefreie Information** (in Form der homöopathischen Hochpotenzen) sehr wohl im Organismus Wirkung entfalten kann und daß man – auch wenn das Prinzip zunächst unverständlich erscheint – lernen kann, damit umzugehen.

Ein weiteres Denkmal gebührt unseres Erachtens REINHOLD VOLL.
Er schuf aus der in den fünfziger Jahren dieses Jahrhunderts entdeckten Möglichkeit, funktionelle Abläufe und energetische Zustände im Organismus durch elektrische Messungen an der Hautoberfläche erkennbar zu machen, das imponierende Lehrgebäude der **Elektroakupunktur.** Die mit diesem (ausschließlich auf praktischen Erfahrungen beruhenden) Verfahren zugänglich gewordenen Phänomene haben wichtige Türen aufgestoßen in jene Bereiche, in denen wir jetzt erst allmählich lernen uns zurechtzufinden.

Der dritte Name, der unvergessen bleiben sollte, ist der von FRANZ MORELL. Er hatte – aufbauend auf den Erkenntnissen der Elektroakupunktur – die geniale Idee, die Informationen des Körpers direkt zur Therapie einzusetzen. Er verband damit das Wissensgut der Homöopathie HAHNEMANNS mit den neuen Erkenntnissen VOLLS und schuf die Therapie mit den Eigenschwingungen des Patienten, heute als **Bioresonanztherapie** und als **MORA-Therapie** bekannt und bewährt und mit Sicherheit eine der wichtigsten Therapieformen der Zukunft.

Ohne diese Männer der Praxis, aber natürlich auch ohne die grundlegenden Erkenntnisse der „Großen Weisen“ wie PLANCK, EINSTEIN und all der gelehrten Professoren der Physik, Quantenmechanik und Biophysik, wäre der „biophysikalische Aspekt“ der Medizin, wie er in diesem Buch seinen Ausdruck findet, heute ebenso undenkbar wie noch zu Zeiten HAHNEMANNS.

Ich verwende in diesem Buch, wenn von mir selbst, meinen Erfahrungen und Überzeugungen die Rede ist, vorwiegend den Plural. Das „wir“ statt „ich“ soll ausdrücken, daß gerade in einer ärztlichen Praxis viele Faktoren zusammenwirken müssen.

Das betrifft z. B. meine hervorragenden, mitdenkenden, nie ermüdenden Mitarbeiterinnen, aber auch meine Patienten und ihre Familien, die das Vertrauen und die Intelligenz aufbringen, um mit mir gemeinsam in vielen Fällen grundsätzlich neue Wege zu beschreiten.

Es betrifft aber zugleich zahlreiche Kollegen – Ärzte und Heilpraktiker – die ich in vielen Seminaren in diesen neuen und ungewohnten Aspekt der Medizin einführen durfte und die mir durch ihre eigenen Erfahrungen, durch Anregungen und Gedankenaustausch, nicht zuletzt auch durch ihre erkennbare Begeisterung, Mut und Hilfe gegeben haben.

Innsbruck, Herbst 1993 *Dr. med. Peter Schumacher*

Erster Teil: Grundlagen und Grundbegriffe

I Der physikalische Aspekt in der Medizin

1 Die Medizin des 20. Jahrhunderts

Das 20. Jahrhundert wird in die Medizingeschichte eingehen als das Jahrhundert, in dem die Medizin von der mehr empirisch orientierten Heilkunst zur exakten Naturwissenschaft emanzipierte, als das Jahrhundert der Zellularpathologie, der Biochemie, der geradezu unglaublichen Fortschritte der Chirurgie, der Verbesserung der Lebenserwartung durch neuentwickelte Behandlungsmöglichkeiten auf chemischer, antibiotischer oder ähnlicher Basis usw.

Wenn man Fortschritte und Erfolge auflistet, ist Bewunderung und Euphorie durchaus am Platze. Und doch kann man sich, zumindest jetzt im letzten Viertel des Jahrhunderts, des Eindrucks nicht erwehren, daß die gesamte klinisch-wissenschaftliche Medizin, bei all ihren noch immer unbestreitbaren grandiosen Erfolgen, allmählich beginnt, sich im Kreise zu drehen. Die Erforschung immer feinerer Details, immer komplizierterer Zusammenhänge, ist zweifellos wichtig und wissenschaftlich interessant, birgt aber auch die Gefahr des Superspezialistentums, das sich im Detaildenken verliert und schließlich den „Wald vor lauter Bäumen" nicht mehr sieht oder, wie sich der bekannte Systemtheoretiker F. VESTER wesentlich wissenschaftlicher ausdrückt, *„daß die Fähigkeit, das Muster eines Systems zu erkennen, durch das Studium der Einzelteile, aus denen es zusammengesetzt ist, mehr und mehr verdrängt wird."*

Der Titel des Buches, aus dem dieses Zitat stammt, lautet „Neuland des Denkens" und tatsächlich bedarf es, um die Medizin aus ihrem Kreisdenken herauszuführen, neuer Denkansätze, die über die bisher herrschenden Vorstellungen hinausgehen.

Echter Fortschritt in der Wissenschaft vollzieht sich – so formuliert der Wissenschaftstheoretiker T. S. KUHN – *„nicht durch kontinuierliche Veränderungen, sondern durch revolutionäre Prozesse"*. KUHN hat den inzwischen vielgebrauchten Ausdruck **„Paradigmawechsel"** geprägt, wobei man unter „Paradigmata" die jeweils zu einer bestimmten Zeit von einer bestimmten Gruppe von Wissenschaftlern als gültig angesehenen Theorien und Arbeitsmethoden versteht.

In der Physik, also der Basis aller Naturwissenschaften, haben sich in unserem Jahrhundert bereits mehrere solcher Paradigmawechsel vollzogen, auch andere Wissenschaften wurden miterfaßt, *„nur die Medizin blieb bisher wie eine Insel ausgespart“* (HANZL). Es dominiert – so formuliert der Physiker H. P. DÜRR – *„nach wie vor ein naturwissenschaftliches Weltbild, das im wesentlichen die Züge des alten mechanistisch-deterministischen Weltbildes des 19. Jahrhunderts trägt“.*

Die Entwicklung geht aber weiter und auch die Medizin wird über kurz oder lang die revolutionierenden Erkenntnisse der Basiswissenschaften, speziell der Quantenphysik und Quantenmechanik zur Kenntnis nehmen müssen. Erste Ansätze zu einem Umdenken in diesem Sinne sind bereits erkennbar. Manche Methode der sogenannten Erfahrungsheilkunde, die bisher mangels wissenschaftlicher Erklärungsmöglichkeit als unseriöse medizinische Außenseitermethode belächelt und abqualifiziert wurde, erlebt durch das neue physikalische Weltbild eine glänzende Rehabilitation. So ist z. B. die Wirkung einer homöopathischen Hochpotenz jenseits der D23, bei Anwendung des alten biochemisch-materialistischen Paradigmas, undenkbar, weil nach diesen Vorstellungen eben nur „wägbare Mengen“ wirken können. Bezieht man aber den physikalischen Aspekt in die Betrachtung mit ein, wird erkennbar, daß hier ausschließlich der reine Informationsgehalt der Substanz, also eine **unwägbare physikalische Entität** die Wirkung entfaltet.

Gerade der Gesichtspunkt der **physikalischen Information** hat sich als außerordentlich fruchtbar erwiesen, er wird in diesem Buch noch eine wichtige Rolle spielen und mit großer Wahrscheinlichkeit die Medizin des nächsten Jahrhunderts sehr wesentlich prägen, so wie die Medizin des 20. Jahrhunderts durch Zellularpathologie und Biochemie geprägt wurde. Wir leben in einer „Wendezeit“ (CAPRA). Der in Gang befindliche Ersatz des materialistischen Paradigmas durch neue flexiblere Denkansätze erfordert von jedem von uns ein gewisses **Umdenken,** zumindest die **Bereitschaft eines Verstehenwollens.** Das fällt begreiflicherweise umso schwerer, je stärker der Einzelne dem alten Paradigma verhaftet ist. Der Wissenschaftler, der es auf einem bestimmten Gebiet zum Spezialisten, zum Experten gebracht hat, ist in seinem Gebiet zu Hause wie nur wenige andere (er ist deshalb auch meist Lehrstuhlinhaber), gerade er ist aber am wenigsten bereit, völlig neue Denkansätze auch nur in Erwägung zu ziehen, geschweige denn zu akzeptieren.

„Spezialisten sind die wirksamsten Hemmschuhe des Fortschritts“, könnte man formulieren oder aus berühmterem Munde:

> „Neue wissenschaftliche Erkenntnisse pflegen sich nicht in der Weise durchzusetzen, daß ihre Gegner überzeugt würden und sich als belehrt erklären, sondern vielmehr dadurch, daß sie allmählich aussterben.“ (MAX PLANCK)

Was wird nun erwartet von einer „neuen Medizin", die das 21. Jahrhundert prägen sollte? Nicht mehr und nicht weniger als Abbau zementierter Vorurteile und Aufgeschlossenheit gegenüber neuen Denkansätzen: **Vernetztes Denken** statt ausschließlich linearer Betrachtungsweise, Einbeziehung **funktioneller und kybernetischer Modelle** in die Vorstellungen vom Funktionieren lebender Systeme und endlich auch Akzeptanz der schon fast ein halbes Jahrhundert alten „Quantenrevolution" in der Physik mit ihrer wichtigsten Konsequenz – dem **Dualismus der Materie.**
Die bisher gültige, ohne Schwierigkeiten überschaubare und für viele Denkmodelle der naturwissenschaftlichen Medizin unabdingbare Vorstellung einer aus meßbaren und wägbaren Teilchen zusammengesetzten Materie hat sich zwar nicht als falsch erwiesen, sie betrifft aber nur einen **Teilaspekt unserer Welt.** Den anderen, für den Nichtphysiker wesentlich weniger leicht zu fassenden Aspekt, bildet die **Wellennatur** mit allen physikalischen Möglichkeiten von Wellen, wie **Interferenz** und **Resonanz.**
Zugegebenermaßen ist die Vorstellung, daß alles, womit wir gewöhnt sind handfest zu agieren (selbst unser eigener Körper), **gleichzeitig greifbare Materie und immaterielle Strahlung** sein soll, nicht ganz einfach zu akzeptieren. Vom Nichtphysiker wird auch ein echtes Verständnis gar nicht verlangt, nur sollte man – speziell als Arzt – wenigstens an der **Tatsache** als solcher nicht vorbeigehen. Kaum jemand, der sein Fernsehgerät bedient, hat wohl nur im entferntesten das dabei angewandte Prinzip verstanden, er weiß aber um die Tatsache, daß Bilder und Töne – wie immer das auch geschieht – über große Strecken übertragen werden können, akzeptiert diese Tatsache und bedient sich ihrer. Auch die Medizin müßte nichts anderes tun: **Das Prinzip als gegeben akzeptieren und sich seiner bedienen.** Daß einfache Denkmodelle dabei hilfreich sein können, wird noch zu zeigen sein.

2 Das Phänomen „Leben" und die physikalische Information

Leben ist nur möglich,
wenn drei Voraussetzungen gegeben sind:

1. Materie
2. Energie
3. Information

Dieser Merksatz – er ist der Schlüssel zum Verständnis des Phänomens „Leben“ schlechthin – klingt nahezu selbstverständlich, beginnt aber erst sehr zaghaft in das Bewußtsein der Menschen, speziell der naturwissenschaftlich Gebildeten einzudringen. Seit gegen Ende des 17. Jahrhunderts ISAAC NEWTON darlegte, daß **Materie der Urgrund allen Seins** ist, war die materialistische Denkweise die selbstverständliche Basis jeder Naturwissenschaft. Auch in der Medizin, obwohl die Objekte ihres Handelns und Forschens ausschließlich Lebewesen sind, stand (und steht noch heute) der materialistische Aspekt ganz im Vordergrund. Man lernte den Aufbau des Körpers, der Gewebe, der Zellen, bis in die feinsten submikroskopischen Details zu erforschen. Man kennt heute unzählige biochemische Reaktionen, die ständig im Körper ablaufen. Insgesamt weiß man von der stofflichen Seite her unendlich viel! Trotz dieses bereits längst unüberschaubaren Detailwissens ist aber das Phänomen „Leben“ im Grunde genommen unverständlich geblieben. Daran änderte sich auch zunächst nicht viel, als die „Quantenrevolution“ in der ersten Hälfte dieses Jahrhunderts feststellte, daß:

> der wirkliche Urgrund allen Seins die Energie ist und Materie eigentlich nur eine verdichtete Sonderform der Energie.

Um „Leben“ wirklich zu verstehen, muß eben noch ein dritter Faktor berücksichtigt werden, ein immaterielles Etwas, welches das Funktionieren des Systems ermöglicht, das für die Ingangsetzung, Inganghaltung und Steuerung all der unzähligen, im materiellen Bereich ablaufenden Vorgänge sorgt.

In ihrem lesenswerten und beherzigenswerten Buch „Die Quintessenz der Naturwissenschaften“ schreibt JUTTA ROST zum Thema „Leben“: *„Wie definieren wir ‚Leben‘ am besten? Und wie beschreiben wir es? Es ist nicht zu sehen, nicht zu messen, nicht zu wiegen und auch das Röntgenbild erbringt nichts. Dieses ‚Leben an sich‘ entzieht sich unserer gesamten modernen Diagnostik und Wissenschaft.*

Aber wir können es ***erfahren:*** *Wir können seine Anwesenheit oder Abwesenheit an seinen Wirkungen oder Nichtwirkungen erkennen: Lebendes kann sich bewegen, kann agieren. Lebendiges wird auf Reiz reagieren. Totes reagiert nicht.*

- *Leben heißt: agieren können*
- *Leben heißt: reagieren können*
- *Leben heißt auch: regulieren können*
- *Leben heißt auch: regenerieren können.“*

Leben ist also nicht Zustand, sondern Funktion. Eine Funktion aber, die ohne regulierende Steuerung nicht möglich, nicht einmal denkbar wäre. Wir wissen heute, daß in jeder lebenden Zelle pro Sekunde mehrere Millionen biochemische Reaktionsschritte sinnvoll ablaufen. Der Physiker F. A. Popp stellt sehr eindeutig fest: *„Daß Leben nicht zu einem chaotischen Brei chemischer Reaktionen entdifferenziert, kann nur mit dem Vorhandensein physikalischer Steuerungsvorgänge erklärt werden."*
Alle bisher versuchten Theorie-Ansätze auf biochemischer Ebene haben sich als unhaltbar erwiesen. Allein die Trägheit chemischer Reaktionen würde derart gigantische Zahlen nie zulassen. Außerdem würde bei jedem Erklärungsversuch auf biochemischer Ebene noch immer die **zentrale Frage nach der übergeordneten Koordination der biologischen Funktionen** unbeantwortet bleiben.
Popp vergleicht in anschaulicher Weise die biologischen Funktionen mit den Darbietungen eines Orchesters: „Bei einem Konzert kommt es nicht allein darauf an, daß jeder Musiker sein Instrument beherrscht, das gilt als selbstverständlich. Wann welcher Ton in welcher Weise auf jedem Instrument gespielt wird, die Abstimmung der einzelnen Künstler untereinander, ihre Harmonie und Kooperation, bestimmen die Qualität der Darbietung."
Es hat erstaunlich lange gedauert, bis eine so naheliegende Frage, wie die nach den übergeordneten Steuerungen von Lebensprozessen von den Wissenschaftlern überhaupt gestellt wurde. Erstes Zentrum für Forschungen in dieser Richtung war die damalige Sowjetunion. Dort hatte im Jahre 1922 A. G. Gurwitsch die **„mitogenetische Strahlung"** entdeckt. Seine Beobachtung, daß eine im Wachstum befindliche Zwiebelwurzel die Zellteilungsrate in einer anderen Wurzel signifikant erhöhen kann, auch dann, wenn beide Zwiebeln durch Glas voneinander abgeschirmt sind, war ein erstes geöffnetes Fenster in den phantastischen Bereich der Bio-Information. Gurwitsch postulierte aufgrund seiner Experimente bereits ein **„regulierendes Biofeld"**, seine Erkenntnisse wurden aber damals kaum beachtet. Auch Gurwitschs Landsmann G. Lakhovsky, der in den dreißiger Jahren als erster auf elektromagnetische Resonanzkopplungen zur biologischen Informationsübertragung hinwies und das Leben „durch Strahlung entstanden und durch Strahlung gesteuert" ansah, blieb ein wissenschaftlicher Außenseiter. Für das allgemeine Verständnis der Gedankengänge von Gurwitsch und Lakhovsky war die Zeit noch nicht reif und das materialistische Paradigma in der Wissenschaft noch zu allmächtig.

Erst mehr als dreißig Jahre später begannen auch die Physiker der westlichen Welt sich mit den biophysikalischen Einflüssen auf lebende Systeme zu befassen. 1964 erschien in Amerika die erste zusammenfassende Publikation zu diesem Thema unter dem Titel *„Biological Effects* *of Magnetic Fields"* (BARNOTHY) und 1970, gleichfalls in Amerika, das Buch des Biophysikers A. S. PRESMAN: *„Electromagnetic Fields and Life"*.

Etwa um die gleiche Zeit hatten auch die russischen Biophysiker ihre Forschungen wieder aufgenommen. 1981 erschien die zusammenfassende Publikation von V. P. KAZNACHEJEW und L. P. MICHAILOWA: **„Ultraschwache Strahlung als interzelluläre Wechselwirkung".** In sehr exakten und grundlegenden Untersuchungen wurden Übertragung, Empfang und Speicherung biophysikalischer Information in Zellen und Organen untersucht und die Realität einer elektromagnetischen intrazellulären und interzellulären Wechselwirkung (= der **„elektromagnetischen Bio-Information"**) bewiesen. Mit diesen Arbeiten konnte erstmals klar gezeigt werden, **daß es zum Verständnis des Lebens eben „nicht nur auf die Erfassung von Stoffwechselfunktionen (= Austausch von Energie und Materie) ankommt, sondern insbesondere auf die Analyse der Informationsübertragung in lebenden Systemen."**

In Deutschland beschäftigte sich vor allem der Physiker F. A. POPP seit den siebziger Jahren intensiv und erfolgreich mit den Phänomenen der Informationsübertragung in lebenden Systemen. Auch er hatte reichlich mit Widerstand und Mißachtung seitens der etablierten Wissenschaft zu kämpfen, es gelang ihm aber der schlüssige Beweis, daß die Informationsübertragung innerhalb der Zelle und zwischen den Zellen durch Photonen, also massefreie Lichtquanten erfolgt. Er konnte zeigen, daß die DNS lebender Zellen Photonen (= **„Biophotonen"**) speichern und wieder abgeben kann. Diese Strahlung ist unvorstellbar schwach, die Intensität liegt um den Faktor 10^{18} (das ist eine 1 mit 18 Nullen) niedriger als die Intensität des normalen Tageslichtes. Zum Nachweis dieses „Leuchtens aus der Zelle" mußte eine eigene Apparatur (ein sogenannter „Photomultiplier") entwickelt werden, dessen Empfindlichkeit so groß ist, daß man z. B. auf eine Entfernung von 10 km noch das Leuchten eines Glühwürmchens registrieren könnte.

Mit Hilfe dieser extrem lichtverstärkenden Technik gelang POPP nicht nur der Beweis, daß die Photonenstrahlung in allen lebenden Systemen ubiquitär ist, er konnte auch nachweisen, daß:

> alle biochemischen Reaktionen in lebenden Organismen von ultraschwacher elektromagnetischer Strahlung gesteuert und reguliert werden.

Diese Steuerung erfolgt über ein Wellenfeld, dessen Gesamtinformation so komplex ist, daß menschlicher Geist unfähig wäre, sich eine Vorstellung davon zu machen. „Wenn wir allein die Informationen einer einzelnen Zelle verstehen wollten, brauchte man 100 Jahre und mehr, um die einzelnen Informationsmöglichkeiten durchzulesen, wenn man Tag und Nacht lesen würde."(POPP)

3 Information als universelle physikalische Entität

Der Begriff „Information" ist zwar als gängiges Modewort heute jedermann geläufig, aber physikalisch-wissenschaftlich nicht leicht zu definieren.

N. WIENER, der Begründer der Kybernetik, hat den Primat der Information über Materie und Energie klar erkannt:

> Information ist weder Energie noch Materie, sie ist eine dritte immaterielle Entität, vergleichbar einer „Nachricht" von einem senden-den (oder die Information beinhaltenden) System an ein empfangendes System.

Die übermittelten Signale können z. B. Buchstaben, Zahlen, Zeichen oder ähnliches sein, im Bereich der Bioinformation sind es – wie sich gezeigt hat – **elektromagnetische Frequenzmuster.**

Entscheidend bei jeder Informationsübertragung ist die Abstimmung zwischen Sender und Empfänger, d. h. **die Nachricht muß vom Empfänger auch verstanden werden.** Eine mittels Brief übermittelte Nachricht muß, um ein alltägliches Beispiel zu nennen, eine Reihe von Voraussetzungen erfüllen, um die erwünschte Wirkung zu erzielen. So muß z. B. der Empfänger fähig sein, zu lesen, er muß die benützten Schriftzeichen kennen und die Sprache verstehen. Auch die Größe der Schriftzeichen (= „Einzelsignale") kann ein Maß, das ein unmittelbares Verstehen ermöglicht, über- oder unterschreiten. Schriftzeichen von mehreren Metern Größe würden das Lesen eines zusammenhängenden Textes nur aus großer Entfernung möglich machen, ein Text im Mikrometerbereich könnte nur mit optischen Hilfsmitteln entziffert werden und auch das nur, wenn der Empfänger nicht überhaupt blind wäre.

Eine Information kann also nur dann etwas bewirken,wenn sie dem zu beeinflussenden System angepaßt ist, wenn sie **„systemadäquat"** ist.

Das betrifft sowohl die Art der Signale, als auch ihre Intensität (in obigem Briefbeispiel die Größe der Buchstaben).
Die Physiker (siehe die oben erwähnten Biophotonenforschungen von Popp) haben uns gezeigt, daß die Informationsübertragung in lebenden Systemen mittels **„ultraschwacher" Signale** erfolgt. Es handelt sich dabei um Schwingungen, deren Intensität weit innerhalb des sogenannten „Breitbandrauschens" liegt. (Das Breitbandrauschen besteht aus Signalen, die in jedem Material durch Bewegung der Elementarteilchen, Moleküle und Atome, auftreten. Weil die Teilchenbewegungen temperaturabhängig sind, wird vielfach auch der Ausdruck „thermisches Rauschen" verwendet.)
Bisher war als selbstverständlich angenommen worden, daß Signale, die unterhalb der Rauschgrenze liegen, nicht wirksam werden könnten. Jedenfalls sind derartige Signale mit üblichen Meßgeräten und Empfängern nicht mehr erfaßbar.
Inzwischen kann aber kein Zweifel mehr daran bestehen, daß biologische Systeme Informationen auch innerhalb des Rauschens und weit unterhalb der Registriermöglichkeiten heute üblicher technischer Geräte selektiv aufnehmen.

Es hat sich gezeigt, daß biologische Informationen offenbar nur wirken können, wenn sie so schwach sind!

Der amerikanische Physiker R. Adey entdeckte bei Versuchen an Hirnzellen von Küken, daß diese einerseits nur auf eine bestimmte Frequenz (ca. 10 Hz) selektiv ansprechen, gleichzeitig muß aber auch die Intensität in einem ganz bestimmten (ultraschwachen) Bereich liegen. Unterhalb dieses Intensitätsbereiches und darüber sind keine Reaktionen mehr registrierbar. Für diesen begrenzten Bereich der Ansprechbarkeit eines biologischen Systems auf elektromagnetische Informationssignale hat sich der Begriff „Adey-Fenster" eingebürgert.
Nur wenn Frequenz **und** Intensität des Signals innerhalb dieses engen „Fensters" liegen, ist offenbar eine Weiterleitung in sog. Molekülkettenleitern möglich. Ist die Signalintensität zu schwach, liegt sie unter der Ansprechschwelle und bleibt wirkungslos, ist sie zu groß, brechen Proteinketten auf und das Signal wird blockiert (Ludwig).

Die in der wissenschaftlichen Medizin tief verwurzelte Vorstellung, daß schwache Signale dann nicht wirken können, wenn gleichartige starke keine meßbaren Effekte zeigen, hat sich also als falsch erwiesen!

Wir halten fest:
Information ist weder Materie noch Energie, sie wirkt in biologischen Systemen mittels ultraschwacher elektromagnetischer Signale und spielt damit bei allen Lebensvorgängen eine zentrale Rolle.
Die moderne Biophysik sieht heute Information als *„etwas, das Molekülen, Zellen, Geweben, der gesamten Umwelt, als häufig latenter, aber potenter Kausalfaktor innewohnt. Sie erlaubt allen diesen Entitäten, einander zu erkennen, auszuwählen und zu instruieren, einander und sich selbst zu konstruieren und Ereignisse aller Art zu regulieren, zu kontrollieren und zu determinieren"* (OYAMA).

Die eigentliche physikalische Natur der biologischen Information bleibt unter Fachleuten umstritten, der modernste und zukunftsträchtigste Aspekt dürfte wohl die Auffassung als **physikalisches Feldphänomen** sein. RUPERT SHELDRAKE (von ihm stammt das brillante und revolutionäre Erklärungsmodell des bisher rätselhaften Prozesses der Formentstehung in der Natur durch formbildende Felder, die in einer Art Gedächtnis die „Erfahrungen" aller Individuen einer Art speichern können) definiert ein physikalisches Feld als *„nichtmaterielle Einflußzone physikalischer Größen"*.
Neben dem allgemein bekannten Gravitationsfeld, das die Schwerkraft bewirkt, gibt es nach Ansicht SHELDRAKEs und vieler anderer Physiker eine große Anzahl weiterer Felder, die in einer Art hierarchisch gegliederter Schachtelung das gesamte Universum, vom subatomaren Teilchen bis zu den entferntesten Galaxien strukturieren und organisieren. Im Lichte der modernsten physikalischen Forschung ist es durchaus legitim, sich unseren Kosmos als in toto schwingenden, von immateriellen Kräften strukturierten Raum vorzustellen. Der materielle Bereich, in dem wir gewohnt sind zu leben und zu agieren, ist nur ein winziger Anteil des Gesamten und ist in allen Anteilen der immateriellen Steuerung unterworfen.

Für den Nichtphysiker sind alle diese Dinge kaum vorstellbar. Wir erwähnten aber bereits, daß es nicht darauf ankommt, eine gegebene Sache zu verstehen, sondern vielmehr sie zu akzeptieren und in irgendeiner Form in das eigene Weltbild einzubauen. Für diesen Zweck, um also die Erkenntnisse der hohen Wissenschaft dem nicht oder weniger Gebildeten zugänglich und praktikabel zu machen, hat sich die Einführung **einfacher Denkmodelle** bewährt. Sie erheben keinen Anspruch auf absolute Richtigkeit im Rahmen des gerade herrschenden wissenschaftlichen Paradigmas, bieten aber **bildliche Vorstellungsmöglichkeiten,** die das Verständnis der oft komplizierten Zusammenhänge außerordentlich erleichtern.

Eines dieser bewährten Denkmodelle ist die Vorstellung von zwei deutlich **voneinander getrennten Funktionsebenen,** die unsere gesamte Welt betreffen und gliedern:

- Einerseits die **materielle Ebene,** der Bereich der unmittelbar unseren Sinnen zugänglichen Dimensionen: Substanz, Form, Zellen, Gewebe, biochemische Abläufe usw. Der Bereich also, in dem wir uns zu Hause fühlen und in dem die klassische Medizin gewohnt ist, zu agieren.
- Auf der anderen Seite die für uns eher ungewohnte Vorstellung eines Bereiches der immateriellen Steuerungs- und Regulationsprozesse, der als **Informationsebene** dem materiellen Bereich übergeordnet ist (Abb.1).

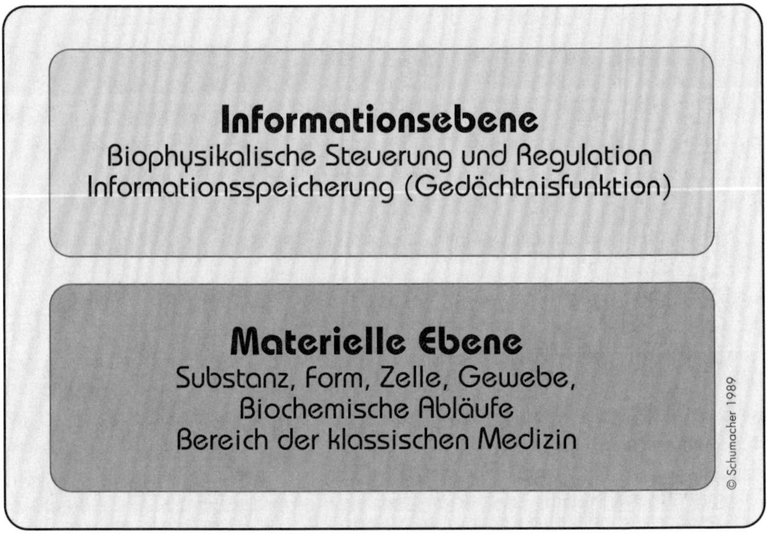
Informationsebene
Biophysikalische Steuerung und Regulation
Informationsspeicherung (Gedächtnisfunktion)
Materielle Ebene
Substanz, Form, Zelle, Gewebe,
Biochemische Abläufe
Bereich der klassischen Medizin
© Schumacher 1989

Abb. 1: Das „Denkmodell" von zwei räumlich voneinander getrennten Ebenen ist zwar irreal, es erleichtert aber das Verständnis für viele biophysikalische Steuerungsvorgänge in lebenden Systemen.

Das Wort „Ebene" wurde wegen seiner Bildhaftigkeit gewählt. Stattdessen könnte natürlich auch der Begriff „Feld" verwendet werden. Man wäre damit der physikalischen Realität zwar sicher näher, käme aber zwischen die Fronten der, um den Feldbegriff noch immer heftig diskutierenden, Physiker.

4 Information und Medizin

Auf Grund der bisher gewonnenen Erkenntnisse können wir davon ausgehen, daß alles, was auf dieser Welt in irgendeiner Weise *funktioniert,* den steuernden und regulierenden Kräften der Informationsebene unter-

worfen ist. Für den Bereich alles Lebendigen und damit auch der Medizin heißt das, daß **alle Lebensvorgänge,** Wachstum, Entwicklung, Stoffwechsel, Krankheit, Gesundheit, ja selbst Tod und Verwesung, **zwar im Bereich des Stofflichen auf biochemischen Wegen ablaufen, ihre steuernden Informationen aber von der übergeordneten Ebene erhalten.** Die Informationsebene ist also ausnahmslos allen Funktionsabläufen im stofflichen Bereich **übergeordnet,** das heißt aber auch, daß **alle Funktionsabläufe von dort beeinflußt werden können.** Eine medizinische Maßnahme, sei es auf dem Gebiet der Diagnostik oder der Therapie, welche bereits in dieser Ebene wirksam werden kann, muß jeder, nur im stofflichen Bereich wirkenden Maßnahme weit überlegen sein!
Diese theoretische Schlußfolgerung ist leicht formuliert, die praktische Schwierigkeit besteht darin, Zugang zu dem System zu erhalten, d. h. wie beim Computer einen **„Code"** zu finden, eine entsprechende Information, die wie ein passender Schlüssel das System öffnet und der Beeinflussung zugänglich macht.
Eine derartige passende Information wäre z. B. ein **homöopathisches Simile.** Die Suche nach einer größtmöglichen Kongruenz zwischen dem Krankheitsbild des Patienten und dem Wirkungsbild der Arznei ist ja nichts anderes als die Suche nach dieser „Code-Information", die den Zugang zur Steuerungsebene, zum Informationssystem des Patienten ermöglicht.

4.1 Homöopathie als physikalische Therapiemethode

Es bedurfte eines genial begabten Menschen wie SAMUEL HAHNEMANN, der schon vor 200 Jahren mit unglaublicher Intuition erkannte, daß die reine immaterielle Information einer Substanz im Körper eine tiefgreifende Wirkung entfalten kann, vorausgesetzt, es handelt sich um die **richtige Information in der richtigen Stärke.** Simileprinzip und Potenzierungsprinzip gehören zusammen und lassen gemeinsam dieselbe Gesetzmäßigkeit erkennen, wie sie 200 Jahre später der Physiker R. ADEY postulierte: *Frequenz (Informationsinhalt) und Intensität eines biologischen Signals müssen in einem bestimmten, eng begrenzten Bereich liegen (Adey-Fenster), um in einem lebenden System wirken zu können.*
HAHNEMANN und die homöopathische Lehre waren ihrer Zeit zu weit voraus, um allgemeine Anerkennung finden zu können. Die Homöopathie führte ein paramedizinisches Schattendasein und wurde von niemandem – auch von ihren eigenen Jüngern nicht – so recht verstanden. Erst heute wissen wir, daß hier auf empirischem Wege ein rein physikalisches Prinzip gefunden und zu einer funktionierenden Heilmethode entwickelt wurde: Wirkprinzip ist die spezifische physikalische Information – der

physikalische Code – der Arznei in Wechselwirkung mit den immateriellen Steuerungs- und Regulationsfunktionen des Organismus. Voraussetzung für die Wirkung im physikalischen Bereich ist die weitgehende Eliminierung der chemisch-materiellen Komponente der Arznei. Sie erfolgt durch den Potenzierungsprozeß. Jenseits der D23 ist bekanntlich in einer potenzierten Lösung kein einziges Molekül der Substanz mehr vorhanden. Gerade diese Tatsache wird von den Verfechtern des materialistischen Paradigmas als Hauptargument gegen die Homöopathie vorgebracht („wo nichts ist, kann auch nichts wirken") und ist doch eine der wesentlichen Voraussetzungen für ihre Wirksamkeit.
Die Homöopathie bedient sich des, bis ins kleinste Detail differenzierten, phänomenologischen Symptombildes von Krankheit und Arznei als Schlüssel zum Informationssystem des Patienten. Je genauer der Schlüssel paßt, desto besser ist die Wirkung der Arznei.

4.2 Akupunktur als Informationstherapie

Auf anderen Wegen, aber mit demselben Ziel – Beeinflussung funktioneller Abläufe im Organismus – wirken die verschiedenen Techniken der Akupunktur.
Das faszinierende Wissensgebäude der chinesischen Akupunktur ist ein besonders eindrucksvolles Beispiel für Erkenntnisse, die zunächst ausschließlich durch subtile Beobachtung funktioneller Zusammenhänge zustande kamen. Ostasiatische Philosophie, Weisheit und Geduld erbrachten in jahrhundertelangem Studium ein erstaunliches Wissen um energetische Abläufe und Zusammenhänge im Organismus. Das Wissen um ein fortwährendes Wechselspiel zweier entgegengesetzt wirkender Kräfte (Yin und Yang) und um ein komplexes, aber klaren Gesetzen unterworfenes Wirkgefüge, in bestimmten Bahnen (den Meridianen) fließender Energien, eröffnet die Möglichkeit, Harmonie- und Funktionsstörungen im Gesamtsystem gezielt zu beeinflussen. Physikalische Reize (Nadelstich, lokale Wärme, lokaler Druck, ja sogar Laserlicht spezifischer Wellenlänge) an bestimmten Punkten der Körperoberfläche appliziert, können erstaunliche Wirkungen entfalten.
I. E. Dumitrescu konnte in modernen Computerstudien nachweisen, daß die seit Jahrhunderten bekannten, empirisch gefundenen Akupunkturpunkte einen „Informationskanal zwischen Organismus und elektrischer Umwelt" darstellen. Wird ein solcher Informationskanal z. B. durch einen Nadelstich angeregt, wird ein elektrisches Läsionsfeld aufgebaut, das als Träger für Informationen dient. Auf diese Weise können Informationen von beiden Seiten des Kanals und (bei Behandlung mehrerer Punkte) auch zwischen den Kanälen ausgetauscht werden.
Auch die uralte Methode der Akupunktur zeigt sich also im Lichte der

modernen Forschung ihrem Wesen nach als durch und durch physikalische Methode, wirksam im Informations- und Regulationssystem des Organismus.

4.3 Elektroakupunktur, ein Fenster in die Zukunft

In den frühen fünfziger Jahren dieses Jahrhunderts kam bei einigen interessierten Ärzten (R. DE LA FUYE, J. E. H. NIBOYET in Frankreich, W. SCHMIDT in Deutschland) die Idee auf, die Grundlagen der chinesischen Akupunktur mit den Möglichkeiten der modernen Elektronik zu verbinden. Man begann die von der klassischen Akupunktur her bekannten Punkte elektrisch zu messen.
Der eigentliche Vater der aus diesen Bestrebungen entstandenen **Elektroakupunktur** ist aber der deutsche Arzt REINHOLD VOLL. Seinem Fleiß und seiner außergewöhnlichen Tatkraft verdanken wir das imponierende Lehrgebäude der **„EAV“** (= Elektroakupunktur nach VOLL). VOLL und seine Mitarbeiter schufen ein weit über das ursprüngliche chinesische Akupunktursystem hinausgehendes System von Hautpunkten, welche als spezifische Meßpunkte für Organe und Organbereiche Verwendung finden.
Das Prinzip der Elektroakupunktur besteht ganz allgemein darin, daß die Auseinandersetzung des Organismus mit einem schwachen eingegebenen Meßstrom mittels eines speziell ausgelegten Meßgerätes an bestimmten Akupunkturpunkten gemessen wird. VOLL konnte nachweisen, daß zwischen bestimmten Punkten und den jeweils zugeordneten Organen und Organbezirken Beziehungen bestehen. Man erkannte, daß *„pathologische Antwortsignale an den elektrisch signifikanten Hautpunkten mit pathologischen Veränderungen an Organen, Systemen oder Subsystemen korrelieren“* (SCHMITZ-HARBAUER).
Die Messung des Akupunkturpunktes dient also nicht ausschließlich der Prüfung der elektrophysiologischen Gewebseigenschaften im Bereich des Meßpunktes, sondern vor allem der Beurteilung des zum Meßpunkt gehörigen Regelkreises.
Allein diese Tatsache – die Möglichkeit, funktionelle Abläufe und energetische Zustände im Organismus durch elektrische Messungen an der Hautoberfläche messen zu können – bedeutete medizintheoretisch eine Sensation. Eine Sensation allerdings, die außer von einigen Insidern der EAP-Szene von kaum jemandem als solche erkannt oder auch nur zur Kenntnis genommen wurde.
Noch sensationeller und bedeutungsvoller war die kurze Zeit später erfolgte Entdeckung des sogenannten **„Medikamententestphänomens“.**
VOLL hatte 1954 zufällig beobachtet, daß ein Medikament in der Hand des Patienten die Meßwerte an den Akupunkturpunkten verändern kann.

Dieses Phänomen erschien zunächst fast unglaublich, denn diese Veränderung erfolgt auch dann, wenn die Substanz z. B. in eine Glasampulle eingeschlossen ist oder wenn es sich um eine homöopathische Hochpotenz handelt, also eine Lösung, die nur mehr die immaterielle Information der Substanz, aber kein einziges Molekül mehr enthält.
KRAMER konnte zeigen, daß die „energetische Strahlung" der betreffenden Substanz über metallische Leiter geleitet werden kann, daß dieselbe Information über eine kurze Strecke aber auch ohne leitendes Medium „nur durch die Luft" nachweisbar ist. Er zog daraus den Schluß, daß der Effekt des „Medikamententests" durch **„elektromagnetische, den Radiowellen vergleichbare Strahlung"** bewirkt werden müsse.

Die Frage lag nahe, ob die physikalische Information der Testsubstanz nicht auch über ein Sender-Empfängersystem übertragbar wäre. Entsprechende Versuche zeigten positive Ergebnisse. Ein daraufhin entwickeltes Gerät bewährte sich im Praxisalltag bald ausgezeichnet, weil es erlaubte, eine vereinfachte und zeitsparende Medikamententestung durchzuführen. Die elektromagnetische Information der getesteten Substanz wird dabei von einer Messingplatte am Senderteil des Systems aufgenommen und über eine amplitudenmodulierte Frequenz drahtlos an das Empfangsgerät gesendet, das seinerseits über Kabel und Elektrode mit dem Patienten verbunden ist. Die eigentliche Messung erfolgt wie üblich am Akupunkturpunkt und zeigt dieselben Ergebnisse wie bei direktem Kontakt des Patienten mit der Substanz.
Es gab hier also bereits gegen Ende der fünfziger Jahre ein Verfahren, das auf einfache und in jeder ärztlichen Praxis nachvollziehbare Weise den Beweis liefert, daß von beliebigen Substanzen spezifische physikalische Informationen abgreifbar sind. Diese Informationen haben eindeutig die Eigenschaften elektromagnetischer Wellen und bewirken ebenso eindeutig meßbare Veränderungen im Informationssystem des Patienten.
Die Entdeckungen waren sensationell und spektakulär, aber zu neuartig und zu sehr dem eingefahrenen naturwissenschaftlichen Denken fremd, um sich auf wirklich breiter Ebene durchsetzen zu können. Trotz imponierender diagnostischer und therapeutischer Erfolge blieb die Elektroakupunktur eine Außenseitermethode der Medizin, gewann aber doch, speziell in Kreisen aufgeschlossener deutscher Naturheilärzte, bald viele Anhänger.
Der speziell von VOLL mit unermüdlichem Fleiß vorangetriebene Ausbau der Methode mit Entdeckung immer neuer organbezüglicher Punkte und Zusammenhänge machte die „EAV" bald zu einem sehr komplexen und nicht mehr für jedermann leicht zugänglichen Wissensgebiet. Zudem weckte der eher autokratische Führungsstil VOLLS manchen Widerstand innerhalb der Gesellschaft. Verbesserungs- und Vereinfachungsbestrebungen führten bald zu Abspaltungen und zur Entwicklung eigenständi-

ger Gruppen, die speziell methodisch andere Wege gingen, obwohl sie das geistige Erbe REINHOLD VOLLS niemals verleugnet haben.
Schon in der stürmischen Anfangsphase der Elektroakupunktur entwikkelte der Nürnberger Arzt W. SCHMIDT eigene Vorstellungen und Ideen und gründete zusammen mit H. VILL eine neue unabhängige **„Arbeits- und Forschungsgemeinschaft für bioelektronische Funktionsdiagnostik und -therapie“**. Die **„BFD“**, wie sie bald abkürzend bezeichnet wurde, entwickelte sich gleichfalls zu einer erfolgreichen Richtung. Sie bemühte sich vor allem um vereinfachte Testmethoden (z.B. Hautflächen-Leitwertmessung, elektrische Impulsdermographie, Decoderdermographie) und die Betonung der Regulationsdiagnostik (BERGSMANN, MARESCH, PFLAUM, VILL u. a.).
Wieder andere Wege ging zu Beginn der siebziger Jahre H. SCHIMMEL. Auch er bemühte sich um eine Vereinfachung der EAP-Methode und versuchte das beim VOLLschen System übliche zeitaufwendige Messen vieler organbezüglicher Punkte durch eine einfachere und elegantere Methode zu ersetzen. Er stellte fest, daß es möglich ist, an wenigen beliebigen Meßpunkten zu messen, wenn man als diagnostische Indikatoren Testampullen potenzierter Organpräparationen verwendet. Auch diese, unter der Bezeichnung **„Vegatestmethode“** bekanntgewordene Variante, hat sich in der Praxis bewährt und hat zahlreiche Anhänger gefunden.
Die verschiedenen Techniken der Elektroakupunktur brachten vor allem Fortschritte auf diagnostischem Gebiet. Es wurde möglich, nicht nur Beziehungen zwischen bestimmten Hautpunkten und inneren Organen nachzuweisen, auch funktionelle Zusammenhänge, z. B. von Kopfherden zum übrigen Organismus wurden aufgedeckt. Mit Hilfe des Medikamententests war es erstmals möglich, die Wirkung von homöopathischen Arzneien, aber auch von allopathischen Medikamenten vorauszusagen.

4.4 Bioresonanztherapie, die Therapie der Zukunft

Den wichtigsten, die **Therapie** betreffenden Beitrag, basierend auf dem Erfahrungs- und Wissensgut der Elektroakupunktur, lieferte der deutsche Arzt FRANZ MORELL. Er war selbst engagierter Anhänger der Elektroakupunktur, kannte die bei der EAP beobachteten Phänomene und wußte, daß hier offensichtlich biophysikalische Schwingungsinformationen wirksam sind, die zwar im „ultrafeinen“*) Energiebereich liegen, dabei aber alle Eigenschaften elektromagnetischer Wellen aufweisen. Die Forschungen von POPP waren damals noch nicht bekannt und in der Medizin gab es

**) Der Begriff „ultrafein“ im Zusammenhang mit elektromagnetischen Schwingungen wurde von H. BRÜGEMANN geprägt für die in lebenden Systemen wirksamen Feinstenergien, die zwar physikalisch äußerst schwach (unterhalb der Rauschgrenze), biologisch aber äußerst wirksam sind.*

noch kaum jemanden, der sich über die übergeordneten Steuerungsvorgänge von Lebensprozessen Gedanken machte.
MORELL erkannte, dank seiner geradezu hellseherischen intuitiven Begabung, die Zusammenhänge. Er ging von der Vorstellung aus, daß alle Vorgänge im Organismus von elektromagnetischen Schwingungen begleitet, gesteuert oder verursacht sein mußten. So wie jede Substanz – erkennbar am Phänomen des „Medikamententests" – eine spezifische elektromagnetische Information aufweist, muß auch jedes Lebewesen eine aus vielen Einzelinformationen zusammengesetzte Gesamtinformation besitzen. Dieses, nur für diesen Patienten (und nur für diesen Augenblick), spezifische Schwingungsspektrum müßte eigentlich alle für dieses Lebewesen relevanten Informationen enthalten. Neben physiologischen, gesunden, „harmonischen" Signalen, zweifellos auch pathologische, „disharmonische" Schwingungen, die es gälte zu schwächen oder zu beseitigen. Krankheit heißt Ungleichgewicht im Schwingungsgefüge des Organismus mit Wirksamwerden pathologischer, „disharmonischer" Schwingungen! So – oder so ähnlich – postulierte MORELL.
Seine geniale und bahnbrechende Idee war es nun, dieses **komplexe Eigenschwingungsspektrum des Patienten zur Therapie zu benützen,** indem die im Patienten wirksamen elektromagnetischen Signale über Elektroden abgegriffen, in einem elektronischen Gerät modifiziert und als wirksame Therapieschwingung wieder an den Patienten zurückgeleitet werden. Die Leitung der biologischen Signale vom Patienten zum Therapiegerät und von dort wieder zum Patienten, erfolgt – wie in der normalen Elektrotechnik üblich – über Kabel.
Das Schwingungsmuster des Patienten wird dabei wahlweise (je nach Geräteeinstellung) **invertiert,** d. h. mit Hilfe einer elektronischen „Spiegelschaltung" in sein exaktes Spiegelbild verwandelt, zusätzlich je nach Bedarf verstärkt, abgeschwächt, einzelne Frequenzen ausgefiltert usw.
Durch alle diese physikalischen Maßnahmen wird an der spezifischen Charakteristik – also dem eigentlichen physikalischen „Code" des Schwingungsspektrums – aber nichts verändert. Das Schwingungssystem des Patienten wird mit seinen eigenen Informationen konfrontiert und kann und muß darauf reagieren. Die Information ist, da sie ja vom Patienten selbst stammt, mit Sicherheit **systemadäquat,** was für keine andere bekannte Therapieart (mit Ausnahme des echten homöopathischen Simile) zutrifft.
Das grundlegend Neue an dieser Therapieform ist die ausschließliche Verwendung körpereigener Signale ohne Zufuhr irgendwelcher anderer Energien oder chemischer Substanzen etc. Es handelt sich tatsächlich um die **reinste biophysikalische Therapie,** die überhaupt denkbar ist! (Den Strom aus der Steckdose benötigt das Therapiegerät lediglich für die Versorgung der Elektronik. Patientensignale und Versorgungsstrom sind apparativ streng voneinander getrennt.)

Ein im Therapiebereich grundsätzlich neuer Gesichtspunkt war auch die **während der Therapie automatisch ablaufende Anwendung eines sich selbst steuernden kybernetischen Regelkreises.** Das Gerät speichert nicht etwa die zu Beginn der Therapie vom Patienten abgenommenen Informationen, die dann während der gesamten Therapiedauer wirksam wären. Die Patientenschwingungen werden im Gerät in Therapieschwingungen umgewandelt, deren Wirkung im Organismus sich sofort in einer Änderung der Patientenschwingungen auswirkt. Dadurch erfolgt fortlaufend eine Anpassung der Therapie an die durch sie selbst geschaffene neue Situation. Patient und Therapiegerät bilden also zusammen einen perfekten kybernetischen Regelkreis.

Die Therapie mit patienteneigenen Schwingungen wurde von MORELL erstmals 1977 vorgestellt. Sie hieß zunächst einheitlich **„Mora-Therapie“** (zusammengesetzt aus den Anfangsbuchstaben ihres Erfinders MORELL und des Elektronikers und Schwiegersohnes von MORELL, ING. RASCHE, der das erste Therapiegerät konzipiert hatte).

Die Entwicklung anderer Geräte machte eine mehr sachbezogene Bezeichnung notwendig. Der Begriff **„Bioresonanztherapie“** hat sich inzwischen als übergeordnete Gattungsbezeichnung dieser Therapieform weitgehend durchgesetzt. Die von RASCHE entwickelten Geräte tragen weiterhin die Bezeichnung „Mora“.

MORELLS, zunächst theoretische, Ideen und Schlußfolgerungen haben sich in der Praxis als vollinhaltlich richtig erwiesen. Die inzwischen von mehreren tausend Ärzten und Therapeuten an mehreren zehntausend Patienten gemachten Erfahrungen sprechen für sich.

Eine **„Eigenschwingungstherapie“** wie die Bioresonanztherapie, hat automatisch und per definitionem ein absolut universelles Anwendungsspektrum. Der Indikationsbereich umfaßt praktisch alles, was an behandlungsbedürftigen Krankheiten oder Störungen vorkommt, seien sie akut oder chronisch, organisch oder funktionell, manifest oder erst in Entwicklung begriffen. Der Patient behandelt sich gewissermaßen selbst, wobei teilweise Krankheitsinformationen wirksam werden, die weder dem Patienten, noch dem Therapeuten bekannt sind, den Körper aber bereits belasten. Der hier angesprochene **prophylaktische Aspekt** hat ganz speziell in der Kinderheilkunde einen besonderen Stellenwert. Jede bei einem Kind durchgeführte Bioresonanztherapie bedeutet nicht nur Behandlung der vordergründigen Störung, sondern immer auch Vorbeugung für die Zukunft.

Wir selbst verfügen inzwischen über ein Beobachtungsgut von weit mehr als zehntausend Patienten, entsprechend der Fachrichtung unserer Praxis vorwiegend Kinder. In unserer Praxis hat sich das inzwischen zur Routine gewordene Prinzip bewährt, **jeden Patienten,** der aus irgendwelchen

Gründen irgendeine Therapie benötigt, neben anderen spezifischen therapeutischen Maßnahmen **auch mit Bioresonanztherapie** zu behandeln. Die Wirkung der Therapie ist gerade bei Kindern oft außerordentlich eindrucksvoll. Wir erleben seit mehreren Jahren praktisch täglich die Situation, daß erkrankte Kinder nur mit der Bitte um eine Bioresonanztherapie in unsere Praxis gebracht werden, weil man weiß, daß der Krankheitsverlauf dadurch in der Regel sehr rasch zum Besseren gewendet wird. Bei gleichzeitiger Behandlung mit homöopathischen Mitteln und weiteren Maßnahmen der Naturheilkunde kommen wir damit praktisch immer ohne chemische Medikamente aus, speziell Antibiotika werden extrem selten gebraucht.
Eine wichtige Waffe ist uns die Bioresonanztherapie bei der „therapeutischen Umpolung" von Kindern mit **Infektanfälligkeit und allgemeiner Abwehrschwäche.** Täglich erleben wir die oft dramatischen Leidensgeschichten von Kindern, die aus monate-, ja oft jahrelang ablaufenden Infektketten einfach nicht herauskommen. Der pathogenetische Mechanismus ist in diesen Fällen immer derselbe: Unüberlegte und kritiklose symptomunterdrückende Behandlung jeder kleinsten Störung von früher Säuglingszeit an, dadurch Störung – ja Verunmöglichung – des normalen „immunologischen Lernvorganges" und des Aufbaues einer wirksamen Abwehrlage. Antibiotika müssen in immer kürzeren Abständen eingesetzt werden; nicht selten entsteht förmlich eine Abhängigkeit von diesen Mitteln.
Ein verhängnisvoller Kreislauf, eine Zeitkrankheit, wie sie nicht typischer die Fehlentwicklung unseres medizinischen Paradigmas demonstrieren könnte. Die einzige Chance für diese Patienten – es handelt sich vorwiegend um Kinder aller Altersstufen – ist eine *Umpolung des therapeutischen Konzepts:* Wo immer es verantwortbar erscheint,Verzicht auf chemisch-suppressive Therapie, dafür Anregung und Unterstützung der Eigenabwehrmechanismen des Körpers. Nur auf diese Weise kann der notwendige Trainingseffekt für das Immunsystem einsetzen, der schließlich den Patienten befähigt, krankhafte Störungen aus eigener Kraft zu überwinden.
In dieser wichtigen Umpolungsphase hat sich gerade die Bioresonanztherapie als wichtige und – wie wir glauben – unverzichtbare Hilfe erwiesen. Durch Angriff an der Steuerungs- und Informationsebene kann der Organismus vom übergeordneten System her entgiftet, harmonisiert und von Therapieblockaden befreit werden.

Das Problem der Infektanfälligkeit als Beispiel aus unserer eigenen Praxis soll nur ein Schlaglicht werfen auf die Möglichkeiten, welche eine Therapie bietet, die ausschließlich an den Eigensystemen des Patienten angreift und Krankheiten von der Wurzel her – von der vorausgehenden oder begleitenden Störung im Regulationssystems aus – zu beeinflussen (oder auch zu verhindern) vermag. Bei älteren Patienten sind es in der Regel weitaus vielfältigere und schwerere Belastungen, die sich im Laufe des Lebens entwickelt haben: Störfelder als Folge chronischer oder nicht völlig ausgeheilter Entzündungsprozesse, Narben verschiedenster Art, Störungen in der Funktion oder Keimbesiedlung des Darmes, Störungen im Mineralhaushalt oder in der Säure-Basen-Relation, toxische Belastungen durch Umweltgifte, Schwermetalle etc. und schließlich die zahlreichen exogenen Störmöglichkeiten wie technische Kraftfelder, Wettereinflüsse, geopathische Belastungen und all die vielen, sich zunehmend summierenden Einflüsse, die unsere moderne Welt an unnatürlichen, lebensfeindlichen Faktoren zu bieten hat. Wir kennen keine andere Therapie, die ihrem entlastenden, entgiftenden, harmonisierenden Konzept nach derart zeitgemäß wäre, wie die Bioresonanztherapie.

Die spezielle und spektakuläre Anwendungsmöglichkeit der Bioresonanztherapie im Rahmen der **Allergiebehandlung** wird uns in diesem Buch noch reichlich beschäftigen. Bevor wir auf diese Thematik eingehen, soll hier aber ein allgemeiner Überblick über die Methode, ihre Technik und ihre breitgefächerten Möglichkeiten gegeben werden.

Die technische Durchführung ist einfach und für den Patienten in keiner Weise belastend. Der Patient hat Hautkontakt mit mindestens zwei „Elektroden“, welche ihrerseits mittels Kabel mit dem Therapiegerät verbunden sind. Eines dieser Kabel ist an der „Eingangsbuchse“ des Gerätes angeschlossen („Eingangskabel“, routinemäßig immer von schwarzer Farbe) und leitet die Signale des Patienten zum Gerät. Ein zweites Kabel („Ausgangskabel“, um Verwechslungen zu vermeiden immer rot) leitet die Therapieschwingungen (d. h. die im Gerät invertierten oder anderweitig modifizierten Signale) von der Ausgangsbuchse des Gerätes zum Patienten zurück (Abb. 2).

Die Elektroden können verschieden geformt sein und an verschiedenen Körperpartien appliziert werden. Es hat sich eingebürgert und gut bewährt, zunächst bei jedem Patienten, unabhängig von Diagnose und Behandlungsindikation, eine **„Grundtherapie“** durchzuführen, welche nach Möglichkeit die gesamte Informationsfülle des Patienten erfassen soll. Jeder Akupunktur-Insider weiß, daß alle Akupunkturmeridiane ihre Anfangs- oder Endpunkte an Händen oder Füßen haben, deshalb werden für die Basistherapie in der Regel Hand- und/oder Fußelektroden verwendet. Die Elektroden können im Prinzip einfache leitende Metallplatten sein, eine wesentliche Verbesserung brachte die Entwicklung von Vielschicht-Elektroden, welche über ein permanentes Magnetfeld ähnlich einer Antenne auch in die Tiefe wirken („BICOM-Elektroden“, Fa. Regumed). Diese Magnetelektroden sind als Platten verschiedener Größe erhältlich, sehr bewährt haben sich auch flexible Elektroden, die sich allen Körperformen (einschließlich des Kopfes) gut anschmiegen.

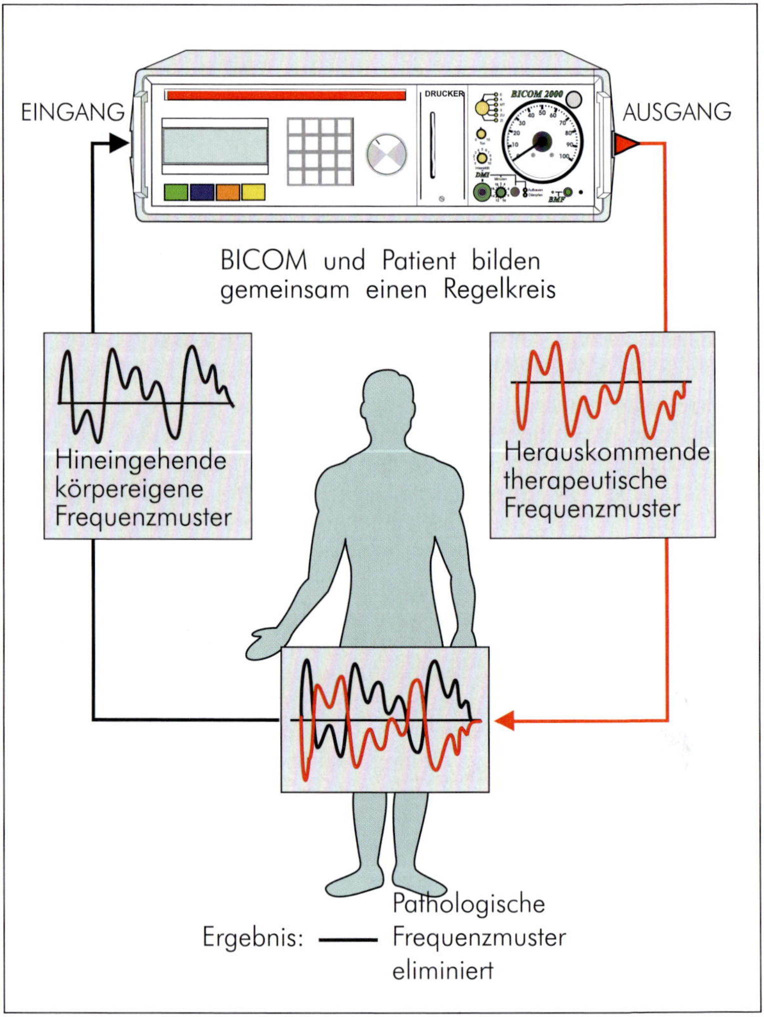

Abb. 2: Schematische Darstellung der Bioresonanztherapie. Die Eigenschwingungen des Patienten werden über Kabel dem Therapiegerät zugeleitet, dort elektronisch bearbeitet (z. B. in ihr Spiegelbild verwandelt) und kommen als Therapieschwingungen wieder zum Patienten zurück.

Weil Kinder selten ihre Füße ruhig halten können, verwenden wir dort fast ausschließlich Handelektroden (in der Regel Zylinderelektroden aus Messing, wie sie auch für die Elektroakupunkturtestung üblich sind) (Abb. 3). Säuglinge liegen meist am Schoß der Mutter, als Elektroden haben sich in diesem Fall Klammerelektroden bewährt, wie sie in der Elektrokardiographie Verwendung finden (Abb. 4).

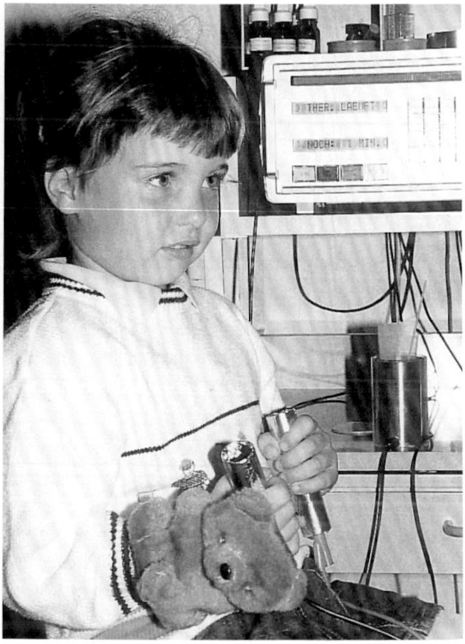

Abb. 3: Basistherapie mit zwei Handelektroden. Am Eingang des BICOM-Gerätes ist zusätzlich eine Becherelektrode mit dem führenden pathologischen Sekret (Wattestäbchen mit Speichel, Nasensekret, Rachenabstrich, Ohrensekret etc.) angeschlossen.

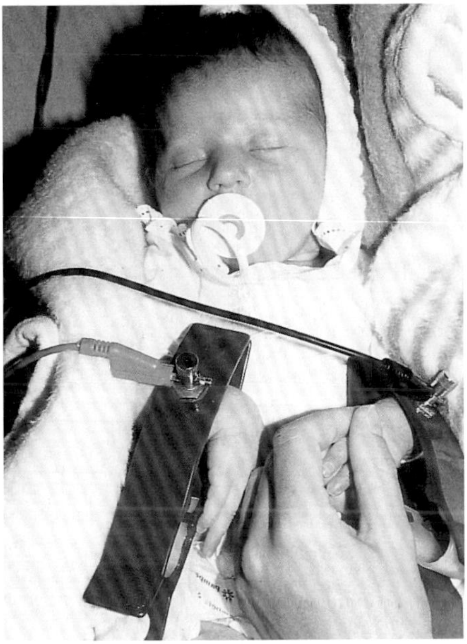

Abb. 4: Basistherapie beim Säugling. Als Elektroden werden Ekg-Klammerelektroden verwendet.

Im Anschluß an die Grundtherapie, die zunächst eine Umstimmung und Harmonisierung des ganzen Körpers zum Ziel hat, wird in der Regel in einem zweiten Behandlungsschritt der vordergründige Krankheitsherd direkt behandelt. Für diese oft eher lokal betonte Therapie stehen verschiedene Spezialelektroden zur Verfügung. In der Anwendung bei Kindern hat sich für die verschiedensten Indikationen ganz besonders eine vorne abgerundete Stabelektrode (sog. „Goldfinger“) bewährt. Sie eignet sich sowohl für die Flächen-, als auch für die Punkttherapie und wird von den Patienten besonders gerne akzeptiert (Abb. 5, 6 und 7).

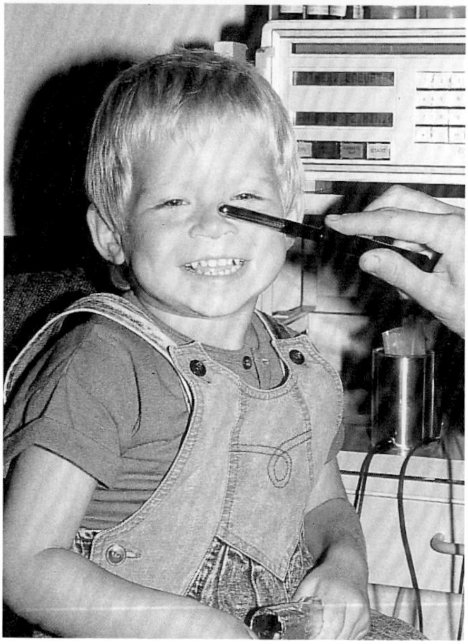

Abb. 5: Lokaltherapie mit „Goldfingerelektrode“ perinasal.

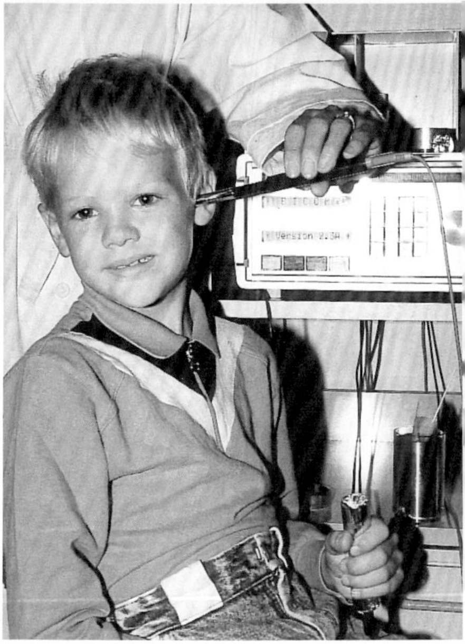

Abb. 6: Lokaltherapie bei Otitis: Goldfingerelektrode im Gehörgang, Ohrabstrich in der Becherelektrode am Eingang des BICOM-Gerätes.

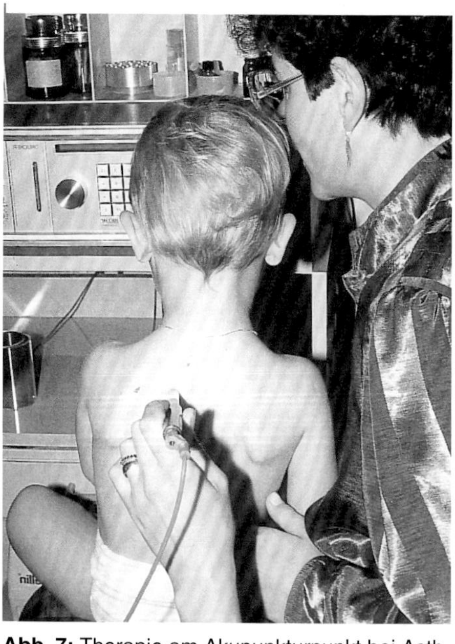

Abb. 7: Therapie am Akupunkturpunkt bei Asthma bronchiale (Punkt Blase 13 ist der „Zustimmungspunkt der Lunge“).

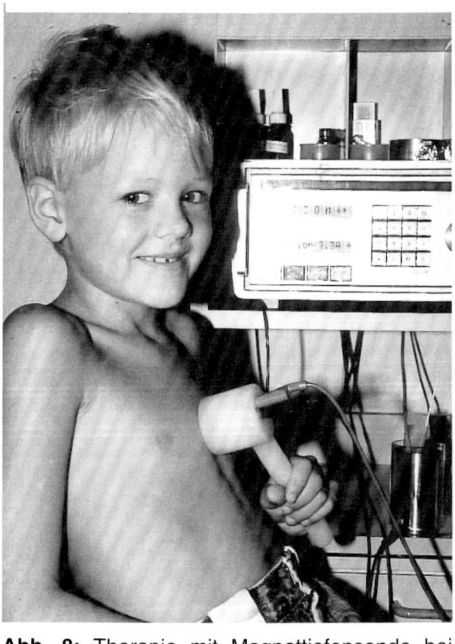

Abb. 8: Therapie mit Magnettiefensonde bei Asthma bronchiale (Punkt Kg 17).

Für dieselben Indikationen können auch spezielle Roll- oder Punktelektroden verwendet werden. Eine „Magnettiefensonde" wird dann verwendet, wenn spezielle Tiefenwirkung erzielt werden soll (Abb. 8).
Während die Grundtherapie generell die Allgemeinsituation des Patienten verbessern soll, kommt es bei der Folgetherapie darauf an, die Haupt-Störschwingungen des Patienten möglichst genau zu erfassen und zu therapieren. Es besteht z. B. die Möglichkeit Schmerz- oder Verkrampfungsbereiche direkt oder über Akupunkturpunkte und -meridiane zu behandeln. Auch Entzündungsherde, Störfelder, Narben etc. sind bewährte Indikationen der Bioresonanztherapie. Die Plazierung der Elektroden richtet sich einerseits nach dem Ort, andererseits nach der Art der Erkrankung. Bei akut entzündlichen Erkrankungen werden die Gesamtschwingungen des Körpers (aufgenommen über Hand- oder Fußelektroden) an den *Eingang* des Gerätes gegeben, der *Ausgang* auf den Entzündungsbereich. Bei chronisch degenerativen Erkrankungen kommt der Stör- oder Beschwerdebereich an den Eingang und der Ausgang mit Hilfe einer Flächenelektrode an den ganzen Körper. Diese, schon vor mehr als 10 Jahren von MORELL gegebene Empfehlung berücksichtigt die grundsätzlichen Unterschiede in der Reaktionsform des Organismus. Neuere Bioresonanz-Geräte machen eine solche Unterscheidung nicht mehr notwendig. Sie nehmen die Information vom Stör- oder Beschwerdebereich und leiten sie mit Hilfe einer Magentmatte auf die Alarmpunkte des Blasenmeridians entlang des Rückens (BICOM 2000, Fa. Regumed).
Wenn immer möglich, sollte man schon bei der Grundtherapie, jedenfalls aber bei der Folgetherapie, das entsprechende „körpereigene pathologische Sekret" mitlaufen lassen. Wir verwenden dazu Wattestäbchen mit Speichel, Tonsillensekret, Nasensekret, Eiter, Harn usw. des Patienten. Das Stäbchen wird (um eine Verunreinigung der Elektrode zu vermeiden) mit der beschickten Watteseite in ein frisches Pergamentsäckchen gegeben. Zur Aufnahme dient ein mit Plexiglas ummantelter Messingbecher, der am Eingang des Therapiegerätes angeschlossen ist.

Die Verwendung körpereigener Säfte, Sekrete oder Exkrete im Eingang des Gerätes hat sich sehr bewährt und zeigt dem Nicht-Eingeweihten so recht das Prinzip der Therapie mit physikalischen Signalen. Die Maßnahme hat den Sinn, in dem komplexen Eigenschwingungsspektrum des Patienten, welches ihm über Eingangskabel zugeführt wird, speziell den pathologischen Anteil zu verdeutlichen. Die Folge ist, daß auch im Therapiesignal dieser betonte Anteil deutlicher zum Ausdruck kommt. Die Therapie wird dadurch noch spezifischer und gezielter.
Ein weiteres, von der Theorie her hochinteressantes Phänomen, das im Rahmen der Bioresonanztherapie routinemäßig angewandt wird, ist die Möglichkeit, *eine physikalische Information auf eine Flüssigkeit aufzuprägen.*

Schon in den Anfängen der Entwicklung kam die Idee auf, die Therapiesignale, welche der Patient über das Ausgangskabel des Gerätes übermittelt bekommt, in irgendeiner Form abzuspeichern, um damit die Therapie über einen längeren Zeitraum „verlängern" zu können. Es zeigte sich, daß die dem Wasser innewohnende Gedächtnisfunktion für diese Zwecke ideal zu verwerten ist. Wassermoleküle haben bekanntlich, dank spezieller physikalischer Eigenheiten, die Fähigkeit, sich zu „Clustern" zusammenzufügen und auf diese Weise elektromagnetische Informationen zu speichern. Wird nun ein Fläschchen mit Wasser oder einer wäßrigen Lösung (in der Praxis wird meist verdünnter Alkohol verwendet) am Ausgang des Bioresonanz-Therapiegerätes angeschlossen, so werden die vom Patienten kommenden, im Gerät verarbeiteten Informationen der Flüssigkeit „aufgeschwungen", d. h. als Information gespeichert. Die Flüssigkeit enthält nun die für den Patienten in der Therapiesituation verwendete Schwingungsinformation, sie wird dem Patienten mitgegeben und soll an therapiefreien Tagen tropfenweise eingenommen werden. Nach physikalischen Gesetzmäßigkeiten können solche Schwingungsinformationen auch auf andere Datenträger gespeichert werden, wie z.B. auf Ferrit oder Eisenlegierungen. Im BICOM 2000 werden für diesen Zweck BICOM-Chips aus Edelstahl beaufschlagt, die sich der Patient auf eine therapierelevante Körperreflexzone klebt.
In der *Veterinärmedizin* wird diese Möglichkeit gerne und routinemäßig verwendet, wenn die Applikation der Therapie auf technische Schwierigkeiten stößt. Grundsätzlich sprechen Tiere besonders gut auf die Bioresonanztherapie an; in vielen Fällen genügt eine einzige Therapie und anschließend die Verabreichung der dabei erzeugten Therapietropfen, um rasche Heilung der verschiedensten Krankheitsbilder zu erzielen.
Das Therapiegerät muß gewisse Voraussetzungen erfüllen. Wir selbst haben viele Jahre mit dem von Morell selbst konzipierten „MORA-Gerät" gearbeitet, seit 1987 mit dem „BICOM-Gerät" (Fa. Brügemann), das gegenüber dem ursprünglichen Gerät zahlreiche Vorteile bietet.
Ein für die Kinderheilkunde wichtiger Vorteil ist die Möglichkeit der *Abschwächung der Schwingungsinformation*. Kinder sind im allgemeinen Patienten mit hohem elektrischem Leitwert und guter Reaktionsfähigkeit (nach der chinesischen Akupunkturlehre besteht ein Überschuß an Yang gegenüber dem Yin). Bei diesen Patienten können bereits sehr schwache Reize starke Reaktionen auslösen. Die Erfahrung hat gezeigt, daß in diesen Fällen eine mehr oder weniger starke Abschwächung der Eigenschwingungen bessere therapeutische Resultate bringt als die früher allein übliche Verstärkung.

Die BICOM-Technologie bietet die Möglichkeit, bestimmte Anteile des Gesamtschwingungsspektrums für die Therapie auszuwählen. Über einen „Separator" ist es möglich, die sogenannten *„harmonischen"*, also gesunden Schwingungen, von den *„disharmonischen"*, also krankhaften Schwingungen zu trennen. Die krankhaften Schwingungen werden in jedem Falle invertiert, und so in ihr Spiegelbild verwandelt. Die harmonischen Schwingungen können wahlweise getrennt verstärkt, oder aber zusammen mit den disharmonischen, invertiert werden.

Eine dritte wichtige Einstellmöglichkeit am Therapiegerät betrifft die Wahl des *Frequenzbereiches*, den der Patient aus seinem eigenen Schwingungsspektrum via Gerät wieder zugeleitet bekommt. Die Erfahrung vieler Bioresonanztherapeuten hat gezeigt, daß es meist wirksamer ist, jeweils nur einen *Teilbereich* der vom Patienten eingegebenen Schwingungen an ihn zurückzugeben, statt des gesamten Spektrums gleichzeitig.
Eine der wesentlichen Neuerungen des BICOM-Gerätes war es, jeweils nur einen *schmalen Frequenzbereich* an den Patienten zur Therapie zurückzugeben. Diese Konzeption entsprang der Beobachtung, daß die Therapie sich als umso wirksamer herausstellte, wenn das Therapiesignal so „spitz" oder so exakt wie möglich an den Patienten gegeben wurde. BRÜGEMANN vergleicht in seinem Buch „Bioresonanz- und Multiresonanztherapie" mit den Beobachtungen aus der Homöopathie, die immer wieder erkennen lassen, daß von den vielen möglichen Potenzen einer Arznei eine Potenz ganz besonders gut anspricht, während die anderen eine geringere oder gar keine Wirkung zeigen.
Die BICOM-Technologie bietet zusätzlich die Möglichkeit, über einen sogenannten *„durchlaufenden Bandpaß"* alle in Frage kommenden Frequenzen in einer wählbaren Geschwindigkeit zu durchlaufen. Nach einer von C. SMITH entdeckten Gesetzmäßigkeit, wonach *günstig wirkende Therapiefrequenzen sehr rasch ihre Wirkung entfalten, wogegen schädliche beträchtlich länger brauchen, um sich auszuwirken,* besteht bei richtiger Wahl der Geschwindigkeit des Frequenzdurchlaufes die Gewähr, daß alle günstigen Frequenzen ihre positive Wirkung entfalten können, wogegen alle ungünstigen überlaufen werden, noch bevor sie sich negativ auswirken können. Der besonders therapiewirksame Frequenzbereich der Patientenschwingungen kann sich also optimal auswirken, die weniger günstigen Therapiesignale bleiben unwirksam.
Für die Routinetherapie bedeutet der durchlaufende Bandpaß eine beträchtliche Vereinfachung gegenüber der früher notwendigen manuellen Wahl des Frequenzbereiches, bei gleichzeitiger Erhöhung der Sicherheit und der Effektivität.
MORELL hatte schon sehr früh die Beobachtung gemacht, daß die notwendigen Therapiezeiten verkürzt werden können, wenn während des Therapieablaufes jeweils kurze Pausen eingeschaltet werden. Offensichtlich ist es günstig, wenn dem Körper immer wieder eine Pause zum Ausregulieren der inganggesetzten Impulse gegönnt wird.
Aufgrund dieser Beobachtung wurde im Therapiegerät eine *Intervall-*

schaltung eingebaut, die zunächst variabel war und manuell gewählt werden konnte. Im Laufe der Jahre hat sich ein Rhythmus von 3 Sekunden Therapiezeit und 1 Sekunde Pause als günstigste Einstellung erwiesen, der nun fix im Gerät installiert ist. Für spezielle Indikationen besteht die Möglichkeit auf Dauertherapie umzuschalten.

Die *Therapiedauer* ist am Gerät wählbar, sie liegt bei erwachsenen Patienten meist zwischen 3 und 8 Minuten. Bei Kindern wird dem Alter entsprechend variiert: Säuglinge erhalten üblicherweise 1/4, Kleinkinder die Hälfte, Schulkinder 3/4 der für den Erwachsenen vorgesehenen Zeit.

Die Therapie wird also vom Therapeuten in einer individuell auf den Patienten und seine Krankheit zugeschnittenen Form geplant und durch folgende Daten am Gerät eingestellt:

1.	Die Art der an den Patienten aus seinem Gesamtspektrum zurückgeleiteten Schwingungen (harmonisch, disharmonisch oder beides, wahlweise invertiert, also als Spiegelbild)
2.	Verstärkung oder Abschwächung der einzelnen Signalqualitäten
3.	Frequenzwahl (Frequenzdurchlauf oder Einzelfrequenzeinstellung)
4.	Intervall- und Dauertherapie
5.	Therapiedauer

Eine gesonderte Einstellung all dieser Daten erübrigt sich, wenn eines der im Computer des BICOM-Gerätes eingespeicherten *Therapieprogramme* benützt wird.

Es ist nicht Sinn dieses Buches, alle Möglichkeiten und Facetten der Bioresonanztherapie bis ins letzte Detail zu beschreiben. Wer diese geniale Therapie in seiner Praxis anwenden will, muß sich in jedem Fall in entsprechenden Seminaren und Fortbildungsveranstaltungen das nötige „know how" holen. Nähere Informationen hierüber sind bei Fa. Regumed, D-82166 Gräfelfing, erhältlich.

Die wichtigsten, für das Verständnis der Methode notwendigen Grundlagen sind auf Seite 43 in Form von 10 kurzen Leitsätzen zusammengefaßt:

Leitsätze zum Verstehen der Bioresonanztherapie

1. Im und um den menschlichen Körper gibt es elektromagnetische Schwingungen. Diese sind den biochemischen Vorgängen übergeordnet und steuern sie. Zellverbände und Organe schwingen in bestimmten Frequenzbereichen. So entsteht ein **Schwingungsspektrum** des Organismus.
2. Außer den physiologischen Schwingungen gibt es bei jedem Menschen auch **pathologische Schwingungen,** hervorgerufen z. B. durch Toxinbelastungen, Verletzungen, Infektionen, unausgeheilte Krankheiten, iatrogene Schäden usw.
3. Physiologische und pathologische Schwingungen zusammen werden **patienteneigene Schwingungen** genannt.
4. Patienteneigene Schwingungen können von der Oberfläche des Körpers **abgegriffen** und **durch ein Kabel in ein Therapiegerät geleitet werden.**
5. Aus den patienteneigenen Schwingungen werden mit Hilfe moderner Elektronik **Therapieschwingungen** gemacht (BICOM-Gerät). Dies geschieht ohne Hinzufügung anderer oder technisch erzeugter Frequenzen.
6. Die zu Therapieschwingungen umgeformten patienteneigenen Schwingungen werden vom BICOM-Gerät an den Körper des Patienten zurückgeleitet. Die Therapiewirkung geschieht nicht im Therapiegerät, sondern **im Körper des Patienten.**
7. Die Therapieschwingungen verursachen im Körper des Patienten eine Therapiewirkung durch **Reduzierung und schließlich Eliminierung der pathologischen Schwingungen** einerseits, Anregung, bzw. Stärkung der physiologischen Schwingungen andererseits.
8. Ziel der Bioresonanztherapie ist es, die pathologischen Schwingungen zu reduzieren bzw. zu eliminieren und gleichzeitig die physiologischen Schwingungen zu stärken.
9. Den **Verbesserungen der biophysikalischen Energiesituation** folgt zeitlich eine **Verbesserung der biochemischen Abläufe** in Richtung **Normalisierung.**
10. Hauptziel der Bioresonanztherapie ist es, **die körpereigenen Regulationskräfte zu aktivieren** und von den störenden pathologischen Einflüssen in dem Maße zu befreien, wie es für eine Wiedergesundung notwendig ist.

5 Ausblick

„Wir leben in einem Ozean elektromagnetischer Wechselwirkungen, von denen wir eigentlich nichts wissen", so hat POPP einmal treffend formuliert.

Nun muß man bekanntlich nicht alles bis ins letzte Detail verstehen, um es praktisch anzuwenden. Jahrhundertelang fuhren Schiffe über die Meere, lange bevor ARCHIMEDES das Prinzip erkannte, warum sie nicht untergehen.

Die Regeln der chinesischen Akupunktur wurden begründet, ohne daß man wußte, was sich dabei physikalisch im Körper bewegt. Die Homöopathie erwies sich als wirksame Heilmethode, obwohl man den Zweiflern 200 Jahre lang die Wirksamkeit nicht erklären konnte.

Ganz allmählich öffnen wir Türen zu Bereichen, die zunächst phantastisch und unglaublich erscheinen mögen, deren Realität wir jedoch in der täglichen Praxis erleben. Die Phänomene der Elektroakupunktur, speziell aber die Bioresonanztherapie, lassen die Vision einer Medizin entstehen, die tatsächlich Krankheiten zu behandeln vermag, noch ehe sie ausbrechen, einer Medizin, die heilt statt nur zu therapieren und dies ohne Nebenwirkungen. Letztlich eine Medizin, die entlastet statt zu belasten, die einen Zustand der „Gesundheit" herbeiführt, der Harmonie in allen Bereichen des Lebewesens bedeutet und nicht nur „Abwesenheit von Krankheit".

Sicher werden Jahrzehnte vergehen, bis die Erkenntnisse der modernen Biophysik Teil eines neu zu formenden medizinischen Paradigmas sein werden. Der allgemeine Umdenkprozeß wird aber mit Sicherheit nicht aufzuhalten sein. Entwicklungen in Natur und Wissenschaft bahnen sich an, haben ihre Vorläufer und Wegbereiter und erst wenn die Zeit reif ist, setzen sie sich durch.

Von VICTOR HUGO stammt der Ausspruch:

> „Nichts ist stärker als eine Idee, deren Zeit gekommen ist."

Wir glauben, daß die entscheidenden Fortschritte der Medizin des 21. Jahrhunderts auf dem Gebiet der biophysikalischen Forschung liegen werden. Die Zusammenhänge im Bereich der Bio-Information sind momentan noch kaum ansatzweise verstehbar. Doch schon jetzt wird deutlich, welchen praktischen Nutzen Arzt und Patient aus den Erkenntnissen speziell der Quanten- und Biophysik ziehen können. Die physikalische Diagnose und Therapie von Allergien ist hierfür ein hervorragendes Beispiel.

Wir sind heute in der Lage, den Großteil allergischer Reaktionen mit ausschließlich physikalischen Methoden völlig zu eliminieren.

Das „Wie und Warum" wird uns in den nachfolgenden Kapiteln beschäftigen.

II Allergie als medizinisches Problem

1 Definition des Allergiebegriffs

Der Begriff **„Allergie“** ist nicht nur ein vielgebrauchtes modernes Schlagwort, er bezeichnet zugleich ein großes und bis heute kaum bewältigtes Problem unserer Zeit.

Die weltweit zu beobachtende Zunahme von Allergien gehört offenbar zu unserer heutigen Welt wie Luftverschmutzung, Waldsterben oder ähnliche unbewältigte Entwicklungen und auch die Ursachen dürften in derselben Richtung liegen.

Die Welt, in der wir heute leben, ist nicht mehr die, für welche wir geschaffen wurden. Unsere natürlichen Anpassungsmöglichkeiten sind längst erschöpft und überfordert. Wir sind einer Vielzahl von Belastungen ausgesetzt, für die wir keine von der Natur vorgesehenen Anpassungsmechanismen besitzen.

Die Klinische Ökologie spricht von **„Gesamtkörperbelastung“** („Total body load“) und meint damit die Summe aller über die Umwelt auf den Menschen einwirkenden chemischen, alimentären, physikalischen und psychischen Belastungen und Schädlichkeiten. Der Organismus reagiert darauf zwangsläufig mit vielfältigen Krankheitsreaktionen, die sich zum Teil – aber nur zum Teil – als **Überempfindlichkeiten vom Typ der Allergie** äußern.

Der Terminus „Allergie“, vor nahezu 100 Jahren von dem damals berühmten Pädiater KLEMENS VON PIRQUET geprägt, bedeutet in der klassischen – und von der wissenschaftlichen Allergologie auch heute noch anerkannten – Definition eine

> „veränderte Reaktionsweise auf eine Substanz, gegen welche vorher eine Sensibilisierung stattgefunden hat“.

Durch die zunehmende Popularisierung des Allergiethemas im Laufe der Zeit verlor der Begriff immer mehr an Präzision und wird heute ganz allgemein für nahezu jede Art von Überempfindlichkeit, Unverträglichkeit und Ablehnung gebraucht.

Auch in der Medizin wurde der Ausdruck immer unpräziser verwendet

und immer häufiger auch dort gebraucht, wo er gar nicht hingehört. Vor allem von den Anhängern der bereits erwähnten **„Klinischen Ökologie"**, einer speziell in den USA etablierten, vorwiegend auf empirischer Ebene arbeitenden Forschungsrichtung, wird der Allergiebegriff außerordentlich weitgefaßt. Man glaubt, daß Überempfindlichkeiten gegen Nahrungsmittel und Chemikalien zu den Hauptursachen chronischer Krankheiten und psychischer Störungen gehören (RANDOLPH, MACKARNESS, RUNOW etc.). Immer häufiger wird für alle, in irgendeiner Weise mit der Umwelt zusammenhängenden Schädlichkeiten und negativen Einflüsse (richtiger als *„klinisches Ökologiesyndrom"* bezeichnet) generell der Ausdruck „Allergie" verwendet, was nicht selten zu Verständigungsschwierigkeiten mit den Vertretern der klinischen Immunologie und Allergologie führt, die sich ihrerseits bemühen, den Allergiebegriff auf nachweisbar **immunologische Abläufe** zu beschränken.
Die Entdeckung des **Immunglobulins E** im Jahre 1967 machte die Zusammenhänge der „echten Allergie" durchschaubar.

„Allergische Reaktionen entstehen durch Interaktion des Allergens mit den an den Rezeptoren von Mastzellen und basophilen Leukocyten gebundenen IgE-Antikörpern mit anschließender Freisetzung von Mediatoren." (RING)

Die Hoffnungen, mit dem testmäßigen Nachweis eines IgE-vermittelten Mechanismus allergische Krankheiten klar als solche abgrenzen und deklarieren zu können, erfüllten sich nur zum Teil. Wir wissen heute aufgrund zahlreicher exakter und kontrollierter Studien, daß die Korrelation zwischen dem Nachweis spezifischer IgE-Antikörper (z. B. durch serologische- und/oder Hauttests) und der klinischen Symptomatik in vielen Fällen nicht ausreicht, um wirklich verbindliche Schlüsse ziehen zu können. Das trifft vor allem für die große Gruppe der *Nahrungsmittelallergien* zu, die infolge negativer Testergebnisse zu häufig als „nicht allergisch" oder „pseudoallergisch" eingestuft werden, obwohl alle übrigen Kriterien einer Allergie vorliegen.
Eine klare und wissenschaftlich *eindeutige Definition* des Allergiebegriffes bleibt also *schwierig*.
Die klinische Allergologie hilft sich oft mit dem Begriff **„atopische Allergien"** und bezieht dabei den genetischen Faktor mit ein. Der Ausdruck „Atopie", 1923 von COCA und COOKE geprägt, sollte ursprünglich unterschiedliche Erfahrungen bei menschlichen Allergien und den Beobachtungen am Tiermodell ausdrücken. Er hat sich schließlich eingebürgert als Bezeichnung für eine angeborene und ererbte Bereitschaft, gegen bestimmte Allergene sensibilisiert zu werden und mit festumrissenen

klinischen Erscheinungsbildern wie **allergisches Asthma, Urtikaria, Heuschnupfen, perennierende allergische Bronchitis** und **-Rhinitis und „atopische Dermatitis“** (= **Neurodermitis**) zu reagieren.
Alle diese Krankheitsbilder haben gemeinsam, daß sie unzweifelhaft allergischer Natur sind und (vorwiegend) bei genetisch disponierten Menschen („Atopikern“) einzeln oder miteinander kombiniert vorkommen. Der Nachweis spezifischer IgE-Antikörper ist zur Einordnung in diese Gruppe nicht unbedingt Voraussetzung, wie das Beispiel der Neurodermitis zeigt, die von den Dermatologen zwar wegen des Fehlens entsprechender Testbefunde als „Hautkrankheit bisher ungeklärter Genese“ angesehen wird, von vielen Allergologen aber, eben weil sie ganz offensichtlich zu den atopischen Krankheiten gehört, doch unzweifelhaft dem allergischen Formenkreis zugeordnet wird.
Ungefähr im Sinne der **„atopischen Allergien“** möchten wir den hier gebrauchten Allergiebegriff verstanden wissen. Wir folgen damit einerseits der klassischen Definition der klinischen Allergologie, legen das Hauptgewicht aber auf das **charakteristische** und **unzweifelhaft allergiebedingte klinische Krankheitsbild,** ohne eine enge Bindung an serologische oder anderweitige IgE-Nachweise zu fordern. Im Hinblick auf die Notwendigkeit einer klaren Definition des Allergiebegriffs sind wir jedenfalls mit dem englischen Immunologen D. FREED einig, der betont:

> „Es ist wichtig, daß jeder, der das Wort „Allergie“ gebraucht, auch sichergeht, daß sein Gesprächspartner es im gleichen Sinne versteht!“

2 Allergie im Spiegel der Medizingeschichte

Wenn man den Chronisten glauben darf, so ist die Geschichte der Allergien fast so alt wie die Geschichte der Menschheit selbst. Immer wieder tauchen in alten Schriften Berichte auf, die erkennen lassen, daß Allergien durchaus nicht eine Erfindung unserer Tage sind,wenn auch die Deutung der Symptome dem jeweiligen Zeitgeist und dem Stand der damaligen Zeit entsprach.
Die erste anaphylaktische Schockreaktion mit Todesfolge ist uns aus dem 3. Jahrtausend vor Christus überliefert: Der ägyptische Pharao MENES starb im Jahre 2540 an den Folgen eines Wespenstiches. Im Papyrus von EBERS – ca.1600 Jahre vor unserer Zeitrechnung entstanden – wird bereits eindrücklich das allergische Asthma beschrieben, den Ausdruck „Asthma“ prägte allerdings erst HIPPOKRATES, mehr als 1000 Jahre später.

Den Ärzten des klassischen Griechenland waren Allergien offenbar recht vertraut, auch wenn man die Ursachen der damals rätselhaften Reaktionen nicht kannte. PTOLEMAIOS prägte dafür den Ausdruck **„Idiosynkrasie“.** In der Sicht der damaligen Zeit sollte damit eine besondere Säftemischung bezeichnet werden, die weder dem gesunden Zustand der „Eukrasie“, noch dem der Krankheit = „Dyskrasie“ entsprach.
Auch die mächtigen Kaiser des alten Rom waren von Allergien nicht verschont. Von AUGUSTUS, ebenso wie von CLAUDIUS sind Symptome wie Asthma, chronische Rhinitis und atopische Ekzeme überliefert.
Von RICHARD III. berichtet die Chronik, daß er nach dem Genuß von Erdbeeren Hautausschläge und Ödeme bekam. Den Vorstellungen der damaligen Zeit entsprechend wurden diese Symptome als Folgen einer Vergiftung gedeutet, was dem König die offenbar willkommene Gelegenheit gab, einen unbeliebten Lord wegen versuchten Giftanschlages auf ihn hinzurichten.
Die typische Heuschnupfensymptomatik war bereits im Mittelalter gut bekannt, wegen des offensichtlichen zeitlichen Zusammenfalls mit der Rosenblüte sprach man von „Rosenfieber“. Auch „Emanationen von Heu und Gras“ wurden als Ursache des eigenartigen saisonal auftretenden Zustandsbildes vermutet. Im 19. Jahrhundert sprach man in England bereits von „hay-fever“, ohne jedoch die näheren Zusammenhänge zu kennen. Im Jahre 1873 konnte schließlich der englische Arzt C. H. BLACKLEY durch eindrucksvolle Selbstversuche den Nachweis erbringen, daß in der Luft schwebende Pollenkörner die Ursache der rätselhaften Krankheitserscheinungen sind.
Mit den exakten experimentellen Untersuchungen von BLACKLEY – er war auch der erste, der Haut- und Provokationstests durchführte – begann eine **neue Ära der Allergieforschung:** Die schrittweise Aufklärung der verschiedenen pathophysiologischen Mechanismen der Allergie durch wissenschaftliche Studien und Experimente. Die eigenständigen Fachgebiete der klinischen Immunologie und Allergologie entstanden und entwickelten sich bis zum Ende des 20. Jahrhunderts zu einem riesigen, kaum mehr überblickbaren Wissensgebiet.

3 Die klinisch-wissenschaftliche Allergologie

In nahezu einem Jahrhundert wissenschaftlicher Allergieforschung wurde bis heute ein fast unglaubliches und beeindruckendes Detailwisssen zusammengetragen, ein Wissen, von dem anzunehmen wäre, daß damit alle – oder zumindest die wichtigsten – praktischen Probleme im Zusammenhang mit dem Phänomen Allergie gelöst werden könnten. Erstaunlicherweise (vielleicht auch bezeichnenderweise) ist das bei weitem nicht der Fall.

Millionen Allergiker wissen nur zu gut, daß trotz vieler zeitaufwendiger, belastender, vielfach auch nicht ungefährlicher Therapieversuche eine echte Heilung ihres Leidens kaum zu erwarten ist. Auch hunderttausende Ärzte – und seien sie noch so spezialisierte Allergologen – erleben täglich das frustrierende Gefühl, eine entscheidende Hilfe für ihre Patienten nicht zur Verfügung zu haben.

W. ABERER, ein erfahrener klinischer Dermatologe und Allergologe, hat erst in allerjüngster Zeit resignierend festgestellt, daß „Allergien letzlich chronische Erkrankungen seien, die eigentlich nicht heilbar sind und für die die Medizin eben noch immer keine Patentlösung zur Verfügung hat". Deshalb – so klagt der Autor – „gehe der Trend auch immer mehr in Richtung Alternativmedizin, deren Motive bekanntlich nicht immer frei von kommerziellen Aspekten seien".

Praktische Schwierigkeiten und ungelöste Probleme gibt es für die klinische Allergologie bereits auf dem Gebiet der **Diagnostik.**

Zwar hat die Entdeckung der Immunglobuline E im Jahre 1967 (K. und T. ISHIZAKA, zeitgleich mit JOHANSSON und BENNICH) Möglichkeiten eröffnet, die für das allergische Geschehen relevanten Faktoren im Blut des Patienten nachweisen zu können. Die hochgespannten Erwartungen, daß nämlich der Nachweis spezifischer IgE-Antikörper automatisch eine manifeste Allergie gegen die betreffende Substanz bedeuten müsse, mußten aber bald beträchtlich reduziert werden.

Führende Fachleute der Allergologie sind sich inzwischen darüber einig, daß die Korrelation zwischen dem Nachweis spezifischer IgE-Antikörper und den klinischen Erscheinungen einer Allergie durchaus nicht immer ausreicht, um daraus wirklich verläßliche diagnostische Schlüsse ziehen zu können. So ergab z. B. eine breit angelegte Studie an einem zufällig ausgewählten Kollektiv von 5000 symptomfreien Personen bei mehr als einem Drittel aller Probanden positive Hautreaktionen auf eines oder mehrere der gängigen Allergene.

„Diese Menschen produzieren also spezifisches IgE, ohne allergische Symptome zu entwickeln." (ROITT)

Die Unverläßlichkeit von Haut- und Bluttests, vor allem bei den **Nahrungsmittelallergien,** ist allgemein bekannt (REIMANN, WAHN etc.). *„Wir haben für den Nahrungsmittelbereich keine guten Testmethoden. Das müssen wir ganz offen zugeben"*, formuliert W. ABERER und für die nicht seltenen Fälle, bei denen die in-vitro-Methoden zahlreiche verschiedene IgE-Antikörper beim selben Patienten nachweisen, stellt er fest: *„Mit schulmedizinischen Methoden kann man nicht nachvollziehen, welche davon relevant sind."*

Immer wieder wird die Bedeutung der **Anamnese** hervorgehoben, die nach RING bei Allergien gut 50 Prozent der Diagnose ausmacht (Abb. 9). ABERER schätzt sogar bis 80 Prozent. Es wird noch zu zeigen sein, daß bei den wichtigsten Nahrungsmittelallergien, nämlich den chronischen Formen mit täglicher Zufuhr des Allergens, der Patient infolge des Maskierungseffektes **gar nicht wissen kann,** daß er auf einen bestimmten Stoff allergisch reagiert.

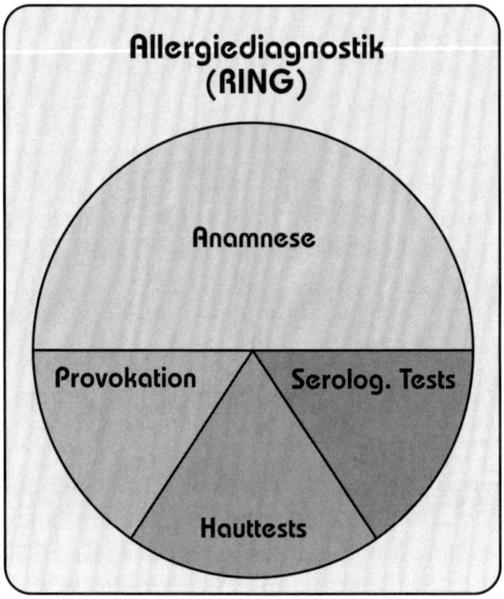

Abb. 9: Bedeutung der Anamnese in der Allergiediagnostik (nach RING).

Beweisend und entscheidend für eine Nahrungsmittelallergie seien nach RING vor allem in-vivo-Testverfahren im Sinne einer Elimination und Provokation. Sowohl die verschiedenen Eliminationsdiäten, als auch die Suche nach Allergenen durch provokatorische Zuführung verdächtiger Nahrungsmittel sind aber für den Patienten nicht unproblematisch. Sie sind langwierig, belastend und durchaus nicht zuverlässig.

Als Beispiel für die schwierige Situation der Diagnostik von Nahrungsmittelallergien, sei die von REIMANN entwickelte **intragastrale Provokationsmethode mit endoskopischer Kontrolle** (IPEC) genannt (Abb. 10). Dabei wird die als Allergen vermutete Testsubstanz unter endoskopischer Sicht auf die Magenschleimhaut appliziert und die Reaktion der Schleimhaut makroskopisch und mikroskopisch beurteilt. Gleichzeitig kann die Histaminfreisetzung in loco gemessen werden. Eine zweifellos heroische Methode, die nur entwickelt wurde, weil die herkömmliche immunologische Diagnostik bei Nahrungsmittelallergien durchwegs versagt.

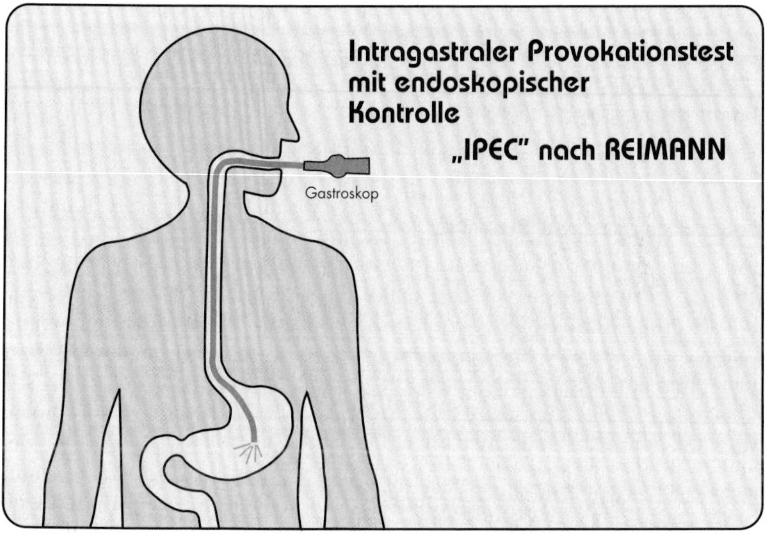

Abb. 10: Instragastraler Provokationstest mit endoskopischer Kontrolle („IPEC" nach REIMANN).

Es soll hier nicht gegen die ernsthaften Bemühungen der Allergologie zur Lösung der vielfältigen Probleme der Allergiediagnostik polemisiert werden, eine gewisse Ratlosigkeit und Hilflosigkeit ist bei kritischer Sicht aber nicht zu verkennen.

Serologische in-vitro-Methoden, ebenso wie die verschiedenen Haut- und Schleimhauttests gehören zwar zur täglichen allergologischen Routine und bilden für unzählige Ärzte, Kliniken, Fachabteilungen usw. die unverzichtbare Basis der klinischen Allergologie, was aber nicht besagt, daß die Ergebnisse auch wirklich relevant sind.

> Falsch negative, ebenso wie falsch positive Ergebnisse sind häufiger als im allgemeinen zugegeben wird.

Ein typisches Beispiel ist die in der Regel stark überschätzte Allergie gegen Hühnereiweiß. Nach einer Studie von HATTEWIG und Mitarbeitern sind spezifische IgE-Antikörper gegen Hühnereiweiß bei fast einem Drittel aller **gesunden** Kinder ab dem Zeitpunkt nachweisbar, in dem Hühnerei in die Kost des Kindes eingeführt wurde. Wohlgemerkt, es handelt sich dabei um Kinder, die bis zum Zeitpunkt der Untersuchung niemals irgendwelche Symptome einer Allergie gezeigt hatten.
Symptomatologisch stumme, aber im serologischen Test nachweisbare Sensibilisierungen gegen Hühnereiweiß wurden auch bei gestillten Säuglingen verhältnismäßig häufig durch die in der Muttermilch vorkommenden winzigen Mengen beobachtet (GERRARD). Bei Säuglingen und Kleinkindern genügt in vielen Fällen offenbar der erste Kontakt mit einem Stoff, um die Bildung spezifischer IgE-Antikörper anzuregen, die aber absolut nicht zwangsläufig ein sicheres Zeichen für eine manifeste Allergie sein müssen. Am Auftreten einer Allergie-Symptomatik sind ganz offensichtlich neben der Antikörperbildung noch andere Faktoren beteiligt. Aus dieser Erkenntnis ist ja die **„Theorie des allergischen Durchbruchs"** (KATZ) entstanden, die besagt, daß eine Allergie erst dann Symptome macht, wenn die Immunaktivität ein gewisses Maß überschreitet. Wann dieser Punkt erreicht ist, hängt von den Begleitumständen ab, wie Allergenexposition, genetische Prädisposition und der Bereitschaft zur IgE-Bildung *(„IgE-Low-Responder", „IgE-High-Responder")*. Daneben spielen verschiedene Umstände, wie etwa Virusinfektionen (welche die Freisetzung von Histamin aus Basophilen fördern können), eine vorübergehende IgA-Defizienz oder eine verminderte Suppressor-T-Zell-Aktivität eine Rolle (ROITT). Bezeichnenderweise wurde für den postulierten, zur Manifestation des allergischen Geschehens offenbar notwendigen, Faktor die Bezeichnung *„Faktor-X"* gewählt, um auszudrücken, daß es sich um einen hypothetischen, aber keineswegs noch völlig durchschaubaren Mechanismus handelt (Abb. 11).

Auch im Bereich der **Therapie** gibt es trotz weltweiter Forschungsprojekte und großem finanziellem Aufwand nicht minder ungelöste Probleme.
Therapeutisches Ziel jeder Allergiebehandlung ist, um den deutschen Immunologen W. MÜLLER zu zitieren, *„die Entwicklung einer immunologischen Toleranz (für das entsprechende Allergen) über Jahre"*.
Resignierend stellt derselbe Autor fest, daß *„dieses Ziel bisher noch mit keiner therapeutischen Maßnahme erreicht werden konnte, wenn auch das Verschwinden von Krankheitserscheinungen nach Allergenkarenz und erneuter Allergenexposition in einzelnen Fällen klinisch bekannt ist"*.
Wie unsere eigene Erfahrung inzwischen gezeigt hat, konnte bisher die Allergenkarenz nur in einem kleinen Teil der Fälle erfolgreich sein, weil die Bedeutung der – noch zu besprechenden – „Code-Karenz" nicht bekannt war und daher auch nicht berücksichtigt wurde.

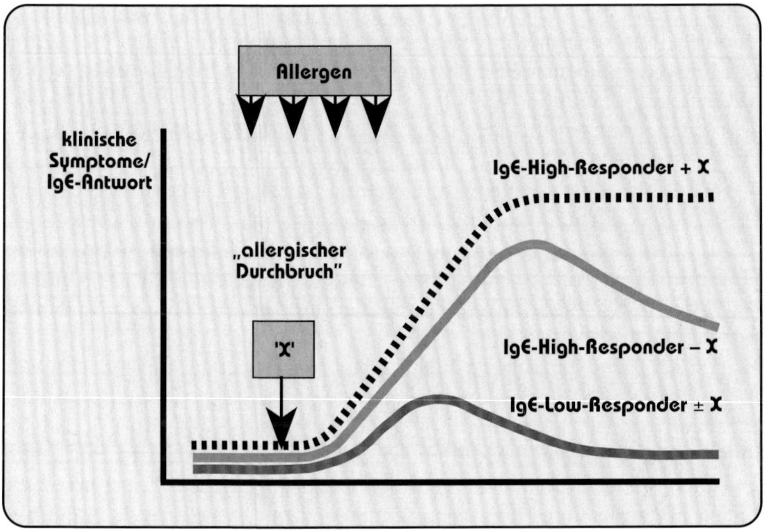

Abb. 11: Die Theorie des „allergischen Durchbruchs" (nach ROITT, J. M. BROSTOFF, J. und D. K. MALE: „Kurzes Lehrbuch der Immunologie", G. Thieme Verlag, Stuttgart 1987).

Das Gegenstück zu Karenzmaßnahmen bildet in der klinischen Allergologie die **Hyposensibilisierungsbehandlung.** Hierbei wird bekanntlich versucht, durch häufige Zufuhr kleiner Mengen des Allergens die Krankheitserscheinungen der Allergie möglichst zu verhindern bzw. zu erreichen, daß bei natürlichem Allergenkontakt eine höhere Allergendosis toleriert wird. Eine echte Heilung im obigen Sinne ist auch für die Hyposensibilisierungsbehandlung bisher nicht dokumentiert. Seit der ersten kontrollierten Studie von FRANKLAND und AUGUSTIN im Jahre 1954 bis heute ist die Frage der Wirksamkeit dieser Therapie Gegenstand der Diskussion (UHLMANN).

Der unter der Therapie häufig nachweisbare Abfall der IgE-Antikörper bei gleichzeitigem Anstieg der Immunglobuline der Klasse IgG (DJURUP et al. 1984) zeigt keine enge Korrelation mit der klinischen Symptomatik und ist in seiner Bedeutung im wesentlichen noch unklar.

Eindeutig nachgewiesen ist die Effizienz der hyposensibilisierenden Immuntherapie eigentlich nur bei der *Bienen- und Wespenstichallergie.* Dabei sind allerdings die Risiken für den Patienten so groß, daß heute allgemein nur mehr eine Durchführung unter stationären Bedingungen an Fachabteilungen mit spezieller Einrichtung und Erfahrung in dieser Richtung empfohlen wird.

Eine gewisse Erfolgsquote im Sinne einer Verminderung der Empfindlichkeit des Patienten ist bei der *Pollinose* dokumentiert, wobei freilich in der Regel mit sehr langen Therapiezeiträumen zu rechnen und gleichfalls das Risiko einer lebensbedrohenden anaphylaktischen Reaktion nie ganz auszuschalten ist.

Die mit geringerem Risko behaftete **orale Behandlung mit flüssigen Allergenextrakten** hat sich als völlig unwirksam erwiesen (URBANEK et al., WAHN et al.), wird aber in Ermangelung wirkungsvollerer Alternativen speziell in der Kinderheilkunde noch immer reichlich praktiziert.

Nahrungsmittelallergien, immerhin eine der wichtigsten Gruppen im Gesamtrahmen der Allergie, lassen sich durch Hyposensibilisierung *überhaupt nicht* behandeln. Ein dokumentierbarer Erfolg wurde bisher noch nie erzielt.

Hohen Anteil an der bisher eindeutig zu optimistischen Einschätzung der Hyposensibilisierung hat zweifellos die Industrie. Das Geschäft mit Allergenextrakten erzielt weltweit Milliardenumsätze. Kein Wunder, daß die in jeder Praxis regelmäßig auftauchenden Mitarbeiter der Allergenfirmen Optimismus verbreiten, die Hyposensibilisierung mit den Präparaten ihrer Firma als wirksame Therapiemethode preisen und alle in der Literatur erscheinenden weniger optimistischen Berichte wohl gelegentlich verschweigen.

Ähnliche Interessen verfolgt die oft vehemente Propagierung der **chemisch-medikamentösen Therapie,** wobei gerne übersehen oder verschwiegen wird, daß chemische Substanzen bei den hier in Rede stehenden IgE-vermittelten Allergien vom Typ I (nach dem Schema von COOMBS und GELL) ausnahmslos nur symptomverhindernd oder symptomunterdrückend wirken können, am eigentlichen Mechanismus der Allergie aber nicht das Geringste verändern. Das trifft sowohl für die verschiedenen **Antihistaminika** (H1-Rezeptor-Antagonisten), als auch für die eher vorbeugend eingesetzten **Mastzellstabilisatoren** (DNCG, NAA-Glutaminsäure) und schließlich auch für die potentesten, aber auch problematischsten Antiallergika – die **Kortikosteroide** zu.

Bei Auflistung aller verfügbaren Möglichkeiten wird erkennbar, daß die klinische Allergologie also bis heute lediglich über **zwei kausal angreifende Therapiekonzepte** (Allergenkarenz und Hyposensibilisierungsbehandlung) verfügt, wobei keine von beiden – trotz millionenfacher routinemäßiger Anwendung – in ihrer Wirksamkeit voll befriedigen kann. W. MÜLLER faßt die aktuelle Situation der Allergologie in folgender Bemerkung treffend zusammen: *„Die Gegenüberstellung solch unterschiedlicher Therapiemaßnahmen wie Allergenkarenz und Hyposensibilisierung unter derselben Zielvorstellung der Induktion einer immunologischen Toleranz des betreffenden Allergens, zeigt das* **therapeutische Dilemma der Allergologie.** *Bis heute bleibt unklar, ob einer der beiden Therapiewege mehr Aussicht auf Erfolg bietet."*

Vor diesem weltweit eher frustrierenden Hintergrund muß die Behauptung, man könne Allergien auf unglaublich einfache Weise mit ausschließlich physikalischen Mitteln im Sinne der oben zitierten Definition tatsächlich **heilen,** wie eine üble Provokation wirken. Sollte das beeindruckende Wissen der klinischen Allergologie tatsächlich umsonst zusammengetragen worden sein? Sollten sich viele tausend ernstzunehmende Forscher in ihren Experimenten und Schlußfolgerungen geirrt haben? Wie so oft in vergleichbaren Situationen erübrigt sich eine Antwort auf diese oder ähnliche Fragen, weil sie von einem **„Entweder-Oder"** ausgehen, wobei doch das **„Sowohl-als-auch"** gültig wäre.

> Das „Entweder-oder-Denken" ist eines der großen und scheinbar unausräumbaren Mißverständnisse zwischen Schulmedizin und den sogenannten „Alternativmethoden".

Gebraucht werden keineswegs Ärzte, die ihr erlerntes schulmedizinisches Wissen über Bord werfen. Immerhin hat dieses Wissen zu einer Verdoppelung der durchschnittlichen Lebenserwartung, zum Sieg über zahlreiche Krankheiten, Seuchen und sonstige Bedrohungen der Menschheit geführt.

> Gebraucht werden Ärzte, die aufgeschlossen und bereit sind, dieses Wissen durch neue Dimensionen zu **ergänzen,** auch wenn diese neuen Dimensionen zunächst neu, überraschend und unverständlich erscheinen.

Die nächsten Kapitel sollen einerseits verständlich machen, was gemeint ist, wenn wir von einem „neuen biophysikalischen Aspekt des Phänomens Allergie" sprechen und andererseits zeigen, welche erstaunlichen und bis heute noch völlig ungenutzten praktischen Möglichkeiten sich daraus ergeben.

III Allergie aus physikalischer Sicht

1 Der physikalische Code als ubiquitäres Prinzip

Eine der wichtigsten (und am schwersten verständlichen) Erkenntnisse der bereits erwähnten „Quantenrevolution" in der Physik ist das **Gesetz vom Dualismus von Teilchen und Welle,** das besagt, daß im Lichte der modernen Quantenmechanik

> jeder Stoff sowohl Materie, gleichzeitig aber auch Welle ist.

Der materielle Anteil ist unseren Sinnen unmittelbar zugänglich, wägbar und meßbar, daher bekannt und vertraut. Für den immateriellen Anteil mit dem Charakter physikalischer Schwingungen haben wir weder Sinnesorgane, noch (bis dato) entsprechende Meßgeräte. Dieser wichtige und für das Funktionieren unseres Kosmos unabdingbare Aspekt wird daher oft übersehen oder seine Existenz überhaupt bezweifelt oder negiert.
In den einführenden Kapiteln über die Bedeutung der Information für unser gesamtes Weltverständnis, aber auch speziell für eine moderne Medizin, wurde dieser Fragenkomplex bereits angeschnitten und aufgezeigt, daß es mit Hilfe entsprechender Techniken sehr wohl gelingt, diesen immateriellen Anteil erkennbar zu machen und für diagnostische und therapeutische Zwecke zu nutzen.

Auch hier gilt die Regel:

> Man muß nicht jedes Phänomen unserer Welt bis ins letzte Detail verstanden haben, um sich seiner zu bedienen!

Für das Verständnis vieler Techniken der sogenannten „Ganzheitsmedizin" – speziell der hier zu besprechenden Bioresonanzmethoden – hat sich die Vorstellung von einem ubiquitären physikalischen „Code" als bewußt vereinfachte, dafür aber praktikable Basisinformation bewährt.
Unter **„ubiquitärem physikalischen Code"** verstehen wir die Tatsache, daß jeder Stoff, aber auch jedes belebte oder unbelebte physikalische

System, vom subatomaren Teilchen bis zu den gewaltigsten kosmischen Galaxien, neben der chemisch-materiellen Seite auch einen von der Materie unabhängigen, mit ihr aber innig **verknüpften, physikalisch-informationellen Aspekt** hat.

Jedes Atom, jedes Molekül, jede Zelle, jedes Organ, jeder Organismus usw. stellt in physikalischer Sicht ein physikalisches System dar, ausgestattet mit bestimmten physikalischen Eigenschaften und einer, für dieses System hochspezifischen Schwingungsinformation, wobei es sich ganz offensichtlich um ein **Spektrum ultraschwacher elektromagnetischer Welleninformationen** handelt. Es setzt sich zusammen aus den einzelnen Schwingungsspektren aller Teile des Systems bis zum letzten subatomaren Teilchen. Der Biophysiker R. SHELDRAKE ist überzeugt, es handle sich ganz allgemein um physikalische **Feldphänomene** und spricht von einer „Hierarchie der physikalischen Felder", die sich für jedes System zu einem Summationsfeld kombinieren. R. O. BECKER, einer der führenden Experten der energetischen Medizin, charakterisiert die Situation sehr treffend mit dem Satz: *„Felder in Feldern in Feldern ....“*

Unabhängig vom Streit der Gelehrten über die physikalische Definition, erscheint es durchaus gerechtfertigt, diese systemspezifische Summationsinformation als **„biophysikalischen Code“** zu bezeichnen, handelt es sich doch um *eine einmalige, nur für dieses System zutreffende, hochkomplizierte Schwingungsinformation.* Es gibt inzwischen physikalische Methoden, welche es ermöglichen, ein beliebiges System (also eine beliebige Substanz, Lebewesen etc.) mit Hilfe exakt dieses Codes zu identifizieren.

Wir halten also fest:

> Jedes physikalische System in unserem Kosmos hat neben dem chemisch-materiellen Aspekt auch einen streng systemspezifischen (d. h. nur für dieses System zutreffenden) physikalischen Code in Form eines Spektrums ultraschwacher elektromagnetischer Schwingungen.

Die Kenntnis und Akzeptanz dieses Denkmodells ist wichtige Voraussetzung für das Verständnis aller weiteren Ausführungen zum Thema dieses Buches.

2 Allergie als Phänomen biophysikalischer Information

„Allergische Reaktionen entstehen durch Interaktion des Allergens mit den an den Rezeptoren von Mastzellen und basophilen Leukocyten gebundenen IgE-Antikörpern mit anschließender Freisetzung von Mediatoren!" So faßt der prominente deutsche Allergologe J. RING den Wissensstand der schulmäßigen Allergologie zum Thema Typ-I-Allergie in kürzestmöglicher Formulierung zusammen. Ein längst bewiesener, von allen Experten anerkannter Lehrsatz zu einem Mechanismus, der ohne jeden Zweifel ausschließlich im substantiellen biochemisch-immunologischen Bereich abläuft. Wie und wo sollte hier Platz für physikalische Mechanismen sein?

Wenn wir die Behauptung aufstellen, daß **Allergie trotzdem in hohem Maße ein biophysikalisch-informationelles Phänomen ist,** so erscheint das zunächst recht unglaubwürdig, zumindest wohl überraschend. Die Behauptung läßt sich aber sehr schlagkräftig **beweisen:**

1. Wäre Allergie ausschließlich materiell bedingt, so wären sämtliche Allergietests, welche auf der Informationsebene arbeiten, nicht denkbar. Zu diesen Testmethoden gehören z. B. die im Rahmen der Elektroakupunktur erarbeiteten Tests, aber auch die von dem französischen Arzt PAUL NOGIER im Rahmen der Auriculomedizin entwickelte Methode mit autonomen Gefäßsignalen (Reflex auriculo cardiale = RAC), die verschiedenen Techniken der Kinesiologie, selbstverständlich auch der von uns bevorzugte Allergenresonanztest.
2. Auch für die noch zu besprechenden Theapieerfolge bei ausschließlicher Anwendung physikalischer Methoden gäbe es keinerlei Erklärungsmöglichkeit.
3. Den wichtigsten und unwiderlegbaren Beweis erbringen aber die Ergebnisse der sensationellen Experimente von C. SMITH und seinem Team an der Salford-Universität in England. Er untersuchte die individuellen allergischen Reaktionen von Allergikern bei Kontakt mit ihren Allergenen. Es handelte sich durchwegs um hypererge Patienten, also Menschen mit extrem ausgebildeter Überempfindlichkeit gegenüber zahlreichen Substanzen.

Die Untersuchungen basierten zunächst auf Beobachtungen von J. B. MILLER, der schon in den siebziger Jahren entdeckt hatte, daß bei Pricktestung hochsensibler Allergiepatienten mit stufenweise gesteigerter Verdünnung des Allergens, die Hautreaktionen nicht – wie zu erwarten war – mit zunehmender Verdünnung immer schwächer wurden. Vielmehr gab es inmitten der Verdünnungsreihe mit positiven Hautreaktionen plötzlich eine Verdünnungsstufe, die keinerlei Reaktion auslöste.

Diese Beobachtung war reproduzierbar und es zeigte sich, daß exakt diese Verdünnung (sie wurde „neutralising dilution" genannt) des Allergens geeignet war, die Allergiesymptome zu beseitigen, wenn sie dem Patienten injiziert wurde.

In Anwendung dieser Technik machten zu Beginn der achtziger Jahre JEAN MONRO und ihr Team die erstaunliche Beobachtung, *daß dieselbe symptomneutralisierende Wirkung auch auftritt, wenn der Patient lediglich ein Glasröhrchen mit der für ihn zutreffenden neutralisierenden Verdünnungsstufe in der Hand hält, selbst dann, wenn der Inhalt des Röhrchens in einem Tiefkühlschrank eingefroren wurde.*

MONRO und SMITH fanden schließlich, daß viele hochsensible Allergiker neben ihren Überempfindlichkeiten gegen die verschiedensten chemischen Substanzen, Nahrungsmittel, Umweltgifte etc., auch auf bestimmte *elektrische Frequenzen* mit denselben Symptomen reagieren („electrical hypersensitivity").

SMITH experimentierte mit hochsensiblen Patienten, bei denen ihre meist spektakulären Symptome innerhalb weniger Sekunden nach Allergenkontakt auftraten. Solche Symptome waren z. B. starke Kopfschmerzen mit Sehstörungen, plötzliche Lähmung in den Beinen, Bewegungsunfähigkeit, Verwirrtheit, Unfähigkeit zu sprechen oder akute Schmerzen in Armen, Beinen, Gelenken usw. Diese Symptome traten sowohl nach Kontakt mit den durch Test bekannten chemischen Allergenen auf, als auch bei Einwirkung bestimmter elektrischer Frequenzen.

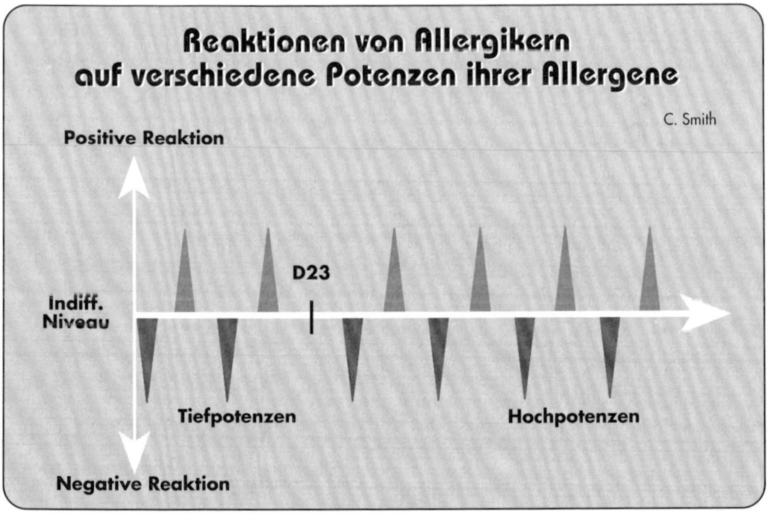

Abb. 12: Untersuchungen von C. SMITH an hyperergen Patienten mit homöopathischen Potenzen ihrer Allergene (schematisch).

Abb. 12 zeigt das Prinzip der Untersuchungen von SMITH, zunächst mit **nach homöopathischen Richtlinien potenzierten Verdünnungen des Allergens:**
Bei schrittweiser Erhöhung der Potenz zeigt sich zunächst, daß nicht nur die Allergene selbst, sondern auch deren **homöopathische Potenzierungen bis in den völlig materiefreien Bereich der Hochpotenzen Reaktionen zeigen.** Dabei tritt wieder das schon von MILLER beobachtete Phänomen auf, daß nämlich bei schrittweiser Erhöhung der Potenz zwischen den zu erwartenden negativen – also Allergiereaktionen auslösenden – Wirkungen auch Potenzstufen registriert werden können, die eindeutig ausgleichende (neutralisierende) Effekte zeigen. Die neutralisierenden Potenzen sind beim einzelnen Patienten reproduzierbar, von Patient zu Patient aber verschieden.

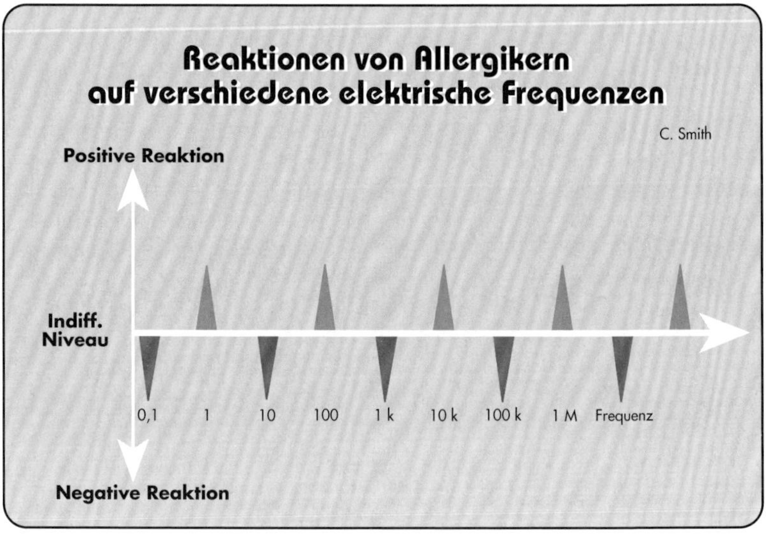

Abb. 13: Untersuchungen von C. SMITH an hyperergen Patienten mit elektrischen Frequenzen (schematisch).

Abb. 13 soll die Erfahrungen bei Testung auf **elektrische Überempfindlichkeit** („electrical hypersensivity") verdeutlichen. Getestet wurde mit einem einfachen Sinus-Oszillator, der es gestattet, beliebige kohärente Frequenzen zu erzeugen. Der Patient befand sich dabei in einigen Metern Abstand vom Oszillator, die Frequenzen wurden über einen kurzen Antennendraht ohne Berührung des Patienten abgestrahlt. Bei schrittweiser Steigerung der Frequenz zeigt sich praktisch dasselbe Verhalten wie bei dem

Experiment mit den homöopathischen Potenzen einer Allergensubstanz: Spezifische (und im Einzelfall reproduzierbare) *Frequenzen, welche das Vollbild der für den Patienten typischen Allergiereaktion auslösen, dazwischen aber wieder neutralisierende Frequenzen, die die Allergiesymptomatik in wenigen Sekunden aufheben.*

Das ursprünglich von MONRO und Mitarbeitern entdeckte Phänomen, daß die Information der neutralisierenden Verdünnung *(„neutralising dilution")* eines Allergens auch dann die bekannte Wirkung zeigt, wenn der Patient lediglich ein Fläschchen mit der entsprechenden Lösung in der Hand hält, zeigte sich – so erstaunlich das klingen mag – auch bei den Experimenten mit ausschließlicher Anwendung elektrischer Frequenzen. SMITH und sein Team experimentierten mit Wasser oder wässrigen Lösungen (z. B. Kochsalzlösung). Ein Glasröhrchen mit dieser Flüssigkeit wurde für 4 Minuten in einer an den Oszillator angeschlossenen Spule mit der entsprechenden neutralisierenden Frequenz „bestrahlt". Anschließend erwies sich diese Flüssigkeit bei Kontakt mit dem Patienten als ebenso wirksam wie die vom Oszillator erzeugte Frequenz im Zimmer des Patienten.

Alles in allem sensationelle Untersuchungen mit wichtigen Ergebnissen für die Medizin. Alle hier zitierten Experimente wurden im Rahmen der Salford Universität nach streng wissenschaftlichen Kriterien durchgeführt, durch Videofilme etc. dokumentiert und in der wissenschaftlichen Literatur publiziert. Selbst bei diesen Voraussetzungen ist aber das Echo in der wissenschaftlichen Welt bisher erstaunlich gering geblieben. Erkenntnisse, die so gar nicht in das gewohnte Bild passen, werden in der Regel zunächst einmal angezweifelt und schließlich einfach totgeschwiegen.

Welche grundlegenden Erkenntnisse vermitteln uns die Ergebnisse von C. SMITH?

1.	Beweis der Wirkungsmöglichkeit homöopathischer Hochpotenzen auch im immateriellen Bereich (jenseits der D23 = Loschmidt'sche Zahl).
2.	Beweis der Wirkungsmöglichkeit elektrischer Frequenzen in einem lebenden System.
3.	Beweis der Gedächtnisfunktion des Wassers für elektrische Frequenzen.
4.	Beweis einer physikalisch definierten Komponente des Phänomens Allergie, denn alle hier aufgezeigten Phänomene sind nur durch physikalische Mechanismen erklärbar.

Wir stehen damit vor zwei, sich scheinbar widersprechenden Aussagen zum Phänomen „Allergie“:

- Einerseits die unwiderlegbaren Erkenntnisse der klassisch-wissenschaftlichen Allergologie mit einer eindeutigen und beweisbaren **biochemisch-immunologischen Definition.**
- Andererseits die eben zitierten Ergebnisse von SMITH, die nicht anders erklärbar sind, als mit dem Wirken **physikalischer Information!**

Der scheinbare Widerspruch löst sich auf, wenn wir das bereits bekannte Denkmodell von zwei deutlich voneinander getrennten Funktionsebenen (Abb. 1) heranziehen und uns erinnern, daß grundsätzlich alles, was in unserem Organismus materiell **funktioniert,** durch physikalische Information gesteuert wird.

> Von der übergeordneten Informationsebene (= Steuerungsebene) kommt – wie in allen anderen Lebensbereichen auch – der Impuls, welcher die Vorgänge in der materiellen Ebene in Gang setzt und steuert.

Wenn wir diese grundsätzliche Gesetzmäßigkeit auf den Bereich Allergie anzuwenden versuchen, so scheint im Schwingungssystem des betreffenden Lebewesens eine Art biophysikalische **„Prägung“** erforderlich zu sein, eine fixierte Information, wonach das spezifische Schwingungsspektrum einer bestimmten Substanz als „Allergen“ registriert ist und deren Vorhandensein und Aktivierung die Voraussetzung bildet, daß allergische Mechanismen im Körper ablaufen.

Diese biophysikalische Prägung könnte durch wiederholten Kontakt mit einer, den Organismus in irgendeiner Weise irritierenden Substanz entstehen. Nicht jeder Mensch neigt dazu, Allergien zu entwickeln, d.h. derartige Prägungen zu bilden. Die Fähigkeit dazu scheint zumindest teilweise an eine gewisse erbliche Disposition, eine Art „Begabung“, gebunden zu sein.

Erst durch die Bildung dieser biophysikalischen „Prägung“ wird jedenfalls die betreffende Substanz für diesen Menschen zum Allergen.

Die einmal gebildete Allergie-Prägung bleibt erhalten, sie ist inaktiv, solange keine Allergenkontakt stattfindet; sie wird aktiviert durch die spezifische Information, für welche sie geprägt ist und löst dann durch Steuerimpulse über die bekannten Mechanismen (z. B. Antikörperbildung, Mastzellensensibilisierung, Histaminfreisetzung etc.) in der Substanzebene des Körpers die allergische Reaktion aus.

Typisch für eine derartige „Allergie-Prägung“ ist neben der **Spezifität** – sie ist ausschließlich für eine bestimmte Schwingungsinformation zuständig – die **Manipulierbarkeit** und die biophysikalische **Therapier-**

barkeit, d. h. es kann durch geeignete Informationen oder Techniken abgerufen, abgeschwächt oder ganz eliminiert werden.
Die „adäquate Information" für eine derartige „Allergie-Prägung" ist ausschließlich das biophysikalische Schwingungsmuster (= der physikalische Code) des Allergens. Mit Hilfe dieses spezifischen Signals läßt sich mit geeigneten Methoden die Prägungsinformation „abrufen", d. h. ihr Vorhandensein feststellen (z. B. mit Hilfe des Allergen-Resonanztests), aber auch therapeutisch beeinflussen.
Die hier skizzierten Vorstellungen sind (noch) nicht beweisbar und erheben keinen Anspruch auf Richtigkeit im naturwissenschaftlichen Sinne. Sie haben sich aber als **Denkmodell** bewährt, weil sie alle während der praktischen Arbeit am Patienten auftauchenden Phänomene verständlich machen.
Eine durch Allergenkontakt erfolgte Aktivierung der Allergie-Prägung wäre also Voraussetzung für die nunmehr in der **Substanzebene** ablaufenden biochemisch-immunologischen Abläufe. Sie setzen über die bekannten Mechanismen eine **Allergie-Reaktion** in Gang. Wir verstehen darunter die unmittelbar am Patienten auftretenden Symptome wie Haut- und Schleimhautreizungen, Juckreiz, Ödeme usw.
Bleibt es bei gelegentlichen Allergenkontakten (Modell der „akuten Allergie", siehe Kapitel V.1), so klingt die Allergie-Reaktion wieder ab, um beim nächsten Allergenkontakt neuerlich aufzutreten.

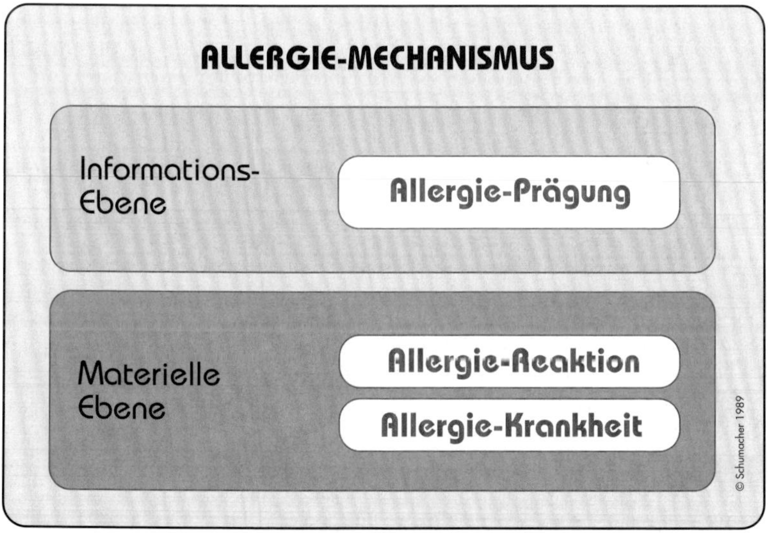

Abb. 14: Vereinfachtes Denkmodell zur Erklärung der physikalischen Allergie-Mechanismen (siehe Text).

Kommt aber der Patient ständig oder sehr häufig in Kontakt mit dem Allergen, besteht also mehr oder weniger eine allergische Dauerbelastung, so kann schließlich der gesamte Organismus in Mitleidenschaft gezogen werden. Aus der Allergie-Reaktion wird in zunehmendem Maße eine **Allergie-Krankheit,** die sich verselbständigen kann und den Zusammenhang mit dem Allergen immer weniger erkennen läßt (Beispiel: Neurodermitis, chronisches Asthma bronchiale). Wir werden auf diese Zusammenhänge bei der Besprechung der „chronischen Allergien“ noch zurückkommen (Kapitel V.2).
Die schematische Darstellung in Abb. 14 soll nochmals an die Hierarchie der „Ebenen“ erinnern und verdeutlichen, daß in jedem Falle ein Impuls von der Informationsebene erforderlich ist, damit in der materiellen Ebene die entsprechenden Reaktionen ablaufen.

IV Symptome allergischer Reaktionen

Allergische Reaktionen können sich im Körper so vielseitig auswirken, daß fast bei jedem medizinischen Symptom *auch* an eine Allergie gedacht werden muß!
Die häufigsten Symptome sind in nachfolgender Tabelle aufgelistet:

Häufigste Symptome allergischer Reaktionen
Allgemeinsymptome: Müdigkeit, Leistungsschwäche, Frieren, Schwindel
Hautsymptome: Exantheme (makulös, papulös, urtikariell, usw.) Quincke-Ödem, Juckreiz, Neurodermitis in allen Schweregraden
Schleimhautreizerscheinungen: Rhinitis, Niesreiz, Conjunctivitis, Augenbrennen, Husten, Asthma bronchiale
Magen-Darm-Symptome: Völlegefühl, Gastritis, Stomatitis, Durchfälle, Meteorismus, Roemheld-Syndrom, Colitis in verschiedenen Formen
Herz-Kreislauf-Symptome: Blutdruckschwankungen, Ohnmachtsanfälle, Tachykardie, Extrasystolie
Blasensymptome: Polyurie, Dysurie, Reizblase, Neigung zu Harnwegsinfekten
Muskeln, Gelenke: Muskelschmerzen, rheumatische Beschwerden
Psychische Symptome: Verstimmung, Innere Unruhe, Verwirrtheit, Benommenheit, Angst- und Panikzustände, Aggressivität, Hyperaktivität bei Kindern
Kopfschmerzen und Migräne
Gewichtsschwankungen
Anaphylaktischer Schock

Ort, Ausprägung und Zeitpunkt des Auftretens allergischer Symptome sind von verschiedenen Faktoren abhängig:

Allergiesymptomatik ist abhängig von:
- Genetischen Faktoren
- Art und Menge der Antigene
- Sensibilisierungsgrad des Patienten
- Aktuellem Zustand des Organismus

Voraussetzung ist in der Regel eine **ererbte Disposition.** Vererbt wird die **„Begabung"** zur Allergie, d. h. die Fähigkeit Allergie-Prägungen zu bilden, **nicht** aber die Art der Allergie und der Stoff, der sie auslöst.
Die **Allergenpotenz** der auslösenden Substanzen ist verschieden. Es gibt **aggressive Allergene,** d. h. Substanzen, welche sehr leicht Sensibilisierungen auslösen (z. B. Gräserpollen, Katzenhaare, Erdbeeren etc.). Dementsprechend häufig sind die durch diese Stoffe ausgelösten Krankheitsbilder.
Allergische Reaktionen können je nach dem Gesamtzustand des Organismus stark wechseln.
Jegliche **somatische Belastung** (anderweitige Krankheiten, Herdbelastungen, toxische- oder geopathische Belastungen) kann verstärkend wirken.
Besonders groß ist die Bedeutung **psychischer Spannungszustände** im weitesten Sinne. Jegliche psychische Belastung, wie Angst, Kummer, Aufregung, berufliche oder schulische Überforderung usw. können Auslöser oder Verstärker von Allergiesymptomen sein, umgekehrt können sich eben diese Symptome in entspannter, harmonischer Situation (z. B. im Urlaub) wesentlich bessern oder völlig verschwinden.
Die meisten Allergiker haben besondere **„Zielorgane",** an denen sich allergische Reaktionen bevorzugt manifestieren (speziell Haut, Bronchialsystem und Darmschleimhaut).

V Einteilung der Allergien

1 Typenschema nach Coombs und Gell

Die meisten Lehrbücher der klinischen Allergologie orientieren sich nach dem von Coombs und Gell im Jahre 1963 erstellten Typenschema (Abb. 15):

Die nach Pathomechanismen vorgenommene Einteilung bringt Ordnung in die Vielfalt der allergischen Erkrankungen, sie hat sich wissenschaftlich-didaktisch bewährt und wurde deshalb über nunmehr bereits 4 Jahrzehnte beibehalten:

Typ I: Er umfaßt die **allergische Sofortreaktion vom anaphylaktischen Typ** mit IgE-vermittelter Degranulation von Mastzellen und Freisetzung von Mediatoren. Wir finden hier die klassischen Allergiesymptome wie Heuschnupfen, Urtikaria, Quincke-Ödem, allergisches Asthma usw. (Abb. 16).

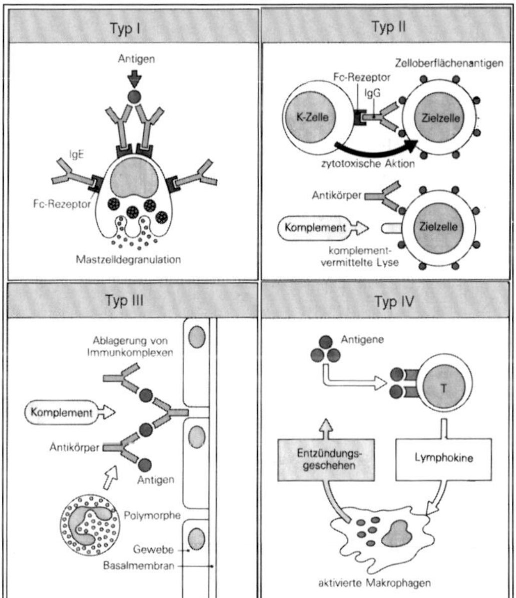

4 Typen der Allergie nach Coombs u. Gell:
Typ I: Reaktion vom Soforttyp (Anaphylaxie)
Typ II: Zytotoxischer Typ
Typ III: Immunkomplexvermittelter Typ
Typ IV: Zellvermittelte Reaktion vom verzögerten Typ

Abb. 15: Immunologische Mechanismen der vier wichtigsten Allergietypen (nach Roitt, J. M. Brostoff, J. und D. K. Male: „Kurzes Lehrbuch der Immunologie", G. Thieme Verlag, Stuttgart 1987).

Typ II – Zytotoxischer Typ: In diesem Falle bewirken Antikörper, die gegen Zelloberflächenantigene gerichtet sind, eine Zellzerstörung. Hierher gehören die Blutgruppenunverträglichkeiten, bestimmte Formen der

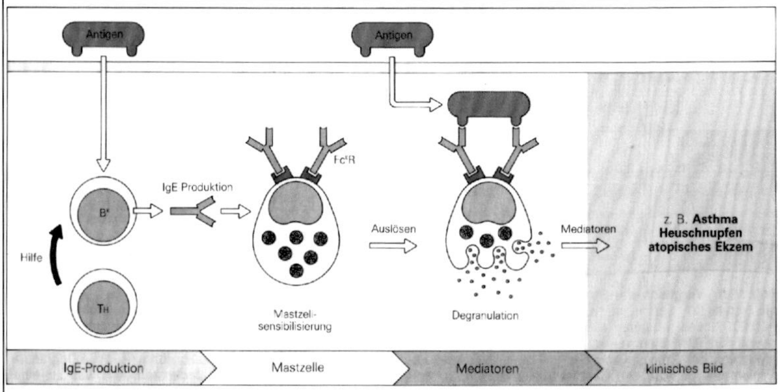

Typ I: Allergie vom anaphylaktischen Typ

Abb. 16: Immunologischer Mechanismus bei Typ-I-Allergie (nach Roitt, J. M. Brostoff, J. und M. D. Male: „Kurzes Lehrbuch der Immunologie", G. Thieme Verlag, Stuttgart 1987).

hämolytischen Anämie, die allergische Agranulozytose oder Thrombozytopenie etc.

Typ III – Immunkomplexvermittelter Typ: Durch zirkulierende Immunkomplexe kommt es zur Aktivierung des Komplementsystems sowie von neutrophilen Granulozyten und Thrombozyten. Als Sofortreaktion kommt es zur „Immunkomplex-Anaphylaxie", als verzögerte Reaktion zur „Serumkrankheit" und verwandten Reaktionen.

Typ IV – Zellvermittelte Reaktion: In dieser Gruppe werden Immunreaktionen zusammengefaßt, die durch sensibilisierte T-Lymphozyten vermittelt werden. Hierher gehören vor allem das allergische Kontaktekzem und eine Reihe von Arzneimittel-Exanthemen.

(In letzter Zeit wurden ergänzend noch zwei weitere Typen vorgeschlagen: Als *Typ V* gewisse granulomatöse Reaktionen z. B. nach Injektionen, als *Typ VI* eine „stimulierende Überempfindlichkeit", wie sie z. B. bei Autoimmunerkrankungen der Schilddrüse etc. vorkommt. Beide Typen dürften wohl nur für den hochspezialisierten klinischen Bereich von Bedeutung sein.)

Für die ärztliche Praxis kommt bei weitem die größte Bedeutung den Reaktionen vom **Typ I** zu. Sie werden uns daher auch in der Folge fast ausschließlich beschäftigen, wobei sich eine Unterteilung in **zwei große Gruppen** bewährt hat.

Wir haben in den letzten Jahren viele neue Gesichtspunkte zum Thema Allergie gewonnen. Dabei hat sich gezeigt, daß bei der Typ-I-Allergie die

Art und Häufigkeit des Allergenkontakts eine größere Rolle spielt, als bisher angenommen. Aus diesem Grunde wurde eine Abgrenzung der **„akuten"**, mehr oder weniger rasch und oberflächlich ablaufenden, von den **„chronischen"**, den Körper sehr zentral und tiefgreifend belastenden Allergieformen vorgenommen, was sich praktisch und didaktisch als sehr fruchtbar erwiesen hat.

2 Akute Allergieformen

Die akuten Allergieformen sind die eigentliche Domäne der klinischen Allergologie. Sie sind in der Regel der Diagnose mittels substantieller Tests zugänglich und die Zusammenhänge sind meist klar durchschaubar.

> Unter **akuten Allergieformen** verstehen wir allergische Reaktionen auf Substanzen, gegen welche eine Sensibilisierung erfolgt ist und die nur **zeitweise oder gelegentlich,** jedenfalls nicht dauernd, mit dem Körper in Kontakt treten.

Zu den akuten Allergieformen gehören die meisten **Inhalationsallergien,** wie Pollinose, Allergie gegen Tierepithelien, Chemikalien, Duftstoffe usw. Ebenso die akuten allergischen Reaktionen auf **Ingestion von Allergenen** (makulöse, papulöse, urticarielle Exantheme, ödematöse Reaktionen etc. nach Aufnahme z. B. von Erdbeeren, Pfirsichen, Medikamenten usw.). Abb. 17 zeigt ein typisches Beispiel aus der Praxis. Die genauere Besprechung der einzelnen Krankheitsbilder erfolgt im zweiten Abschnitt dieses Buches.

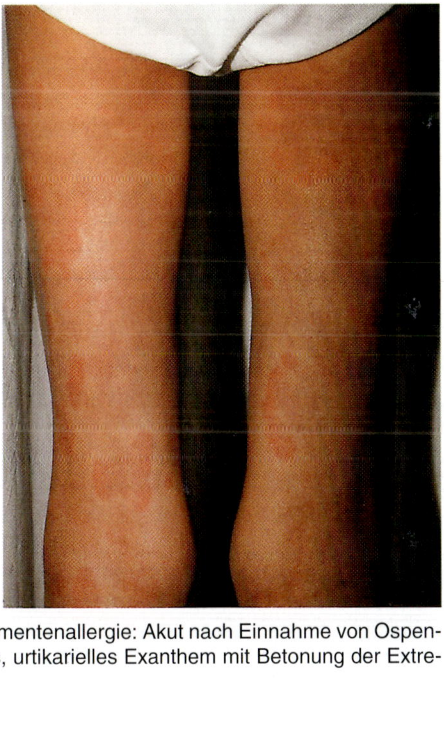

Abb. 17: Beispiel für akute Medikamentenallergie: Akut nach Einnahme von Ospen-Saft aufgetretenes, symmetrisches, urtikarielles Exanthem mit Betonung der Extremitäten.

3 Chronische (= „zentrale") Allergieformen

Hier geht es nicht um akute Reaktionen auf bestimmte Allergene, sondern vielmehr um die tiefgreifenden Wirkungen von Allergien gegen Substanzen, mit welchen der Körper mehr oder weniger dauernd in Kontakt ist.

„Chronische" Allergien entstehen (bei erbmäßig meist stark belasteten Menschen) oft schon in früher Kindheit durch Sensibilisierung gegen ein dem Körper **häufig, in der Regel täglich, zugeführtes Grundnahrungsmittel oder gegen eine Substanz, die dauernd im Körper vorhanden ist** (z. B. Candida bei chronischer Darmmykose, Quecksilber bei Trägern von Amalgamfüllungen).

Durch den häufigen oder dauernden Kontakt mit dem Allergen sind die Erscheinungen fast immer **maskiert,** d. h. ein unmittelbarer Zusammenhang zwischen Symptomen und Allergen ist meist nicht erkennbar.

Das erste Fremdeiweiß, mit welchem der Säugling in unserem Kulturkreis in Kontakt kommt, ist in der Regel die **Kuhmilch** (alle industriell hergestellten Babynahrungen mit Ausnahme der speziellen Diätnahrungen werden bekanntlich aus Kuhmilch hergestellt).

An zweiter Stelle steht der **Weizen.** Er ist in Form von Mehl, Grieß, Flocken etc. gleichfalls Bestandteil vieler Babynahrungen, ansonsten ab dem Ende des ersten Lebensjahres täglich genossenes Grundnahrungsmittel in Form von Brot, Gebäck, Teigwaren usw.

Hühnereier, die (vorwiegend aufgrund positiver Testergebnisse) häufig als allergieauslösendes Antigen angeschuldigt werden, spielen nach unseren Erfahrungen für die Auslösung zentraler Allergien nur in Ausnahmefällen eine Rolle. Die aufschlußreichen Statistiken von GERRARD, sowie von HATTEWIG und Mitarbeitern wurden bereits erwähnt. Sie bestätigen unsere Beobachtungen, daß viele Menschen zwar spezifische Antikörper gegen Hühnereiweiß gebildet haben (daher positive Tests aufweisen), aber nur wenige von diesen tatsächlich relevante Allergiesymptome zeigen.

Fleisch – von welcher Tierart auch immer – spielt interessanterweise als zentrales Allergen praktisch keine Rolle. MACKARNESS, einer der wenigen amerikanischen Ärzte, die diese Zusammenhänge durchschauen und anerkennen, meint, daß der Mensch ursprünglich als **Fleischfresser** konzipiert war und hunderttausende Jahre an eine vorwiegend aus fettem Fleisch bestehende Kost angepaßt war. Seine **„Steinzeitdiät"** zeitigte bei chronischen Nahrungsmittelallergien teilweise verblüffende Erfolge.

Unabhängig von der immer wieder aufflammenden Diskussion, ob der

Mensch ursprünglich Fleischfresser war oder nicht, erscheint es wichtig festzuhalten, daß derzeit **Kuhmilch** und **Weizen** bei weitem die wichtigsten Auslöser zentraler Allergien sind. Sie sind praktisch die einzigen Nahrungsmittel, die jeder von uns von frühester Kindheit an **täglich** zu sich nimmt. Dementsprechend häufig sind auch die durch sie verursachten Krankheitsbilder, nur sind diese in der Regel als solche – nämlich als **Milch-** oder **Weizenallergie** – nicht ohne weiteres erkennbar.
Es gehört zu den vielen Grotesken unserer Zeit, daß die wissenschaftliche Medizin trotz riesiger und aufwendiger Programme zur Erforschung z. B. der Neurodermitis, Colitis etc. an den tatsächlichen Zusammenhängen noch immer vorbeisieht. Der Hauptgrund ist zweifellos die Unzuverläßlichkeit der klassischen Testmethoden bei Nahrungsmittelallergien. Ein negativer Testausfall scheint aber Grund genug zu sein, alle weiteren Überlegungen in Richtung Allergie zu blockieren.

Was sind nun die Gründe,warum die Zusammenhänge bei den chronischen Allergien so schwer zu durchschauen sind? Der zentrale Begriff, der hier auftaucht, heißt **Maskierung.**
Der sehr treffende Ausdruck stammt von HERBERT RINKEL, einem amerikanischen Arzt, der das Phänomen in geradezu dramatischer Weise am eigenen Leibe erlebte und erkannte. Einer seiner Schüler, RICHARD MACKARNESS, schildert in seinem Buch „Allergie gegen Nahrungsmittel und Chemikalien" die Erlebnisse RINKELS in eindrucksvoller Weise. Wir geben seine Schilderung sinngemäß wieder:
RINKEL war als Medizinstudent nicht sehr begütert und ernährte sich mehrere Jahre hindurch praktisch nur von Eiern, die ihm sein Vater, ein Farmer aus Kansas, in großen Mengen schickte, um Haushaltsgeld sparen zu helfen.
In diesen Jahren wurde Rinkel immer kränker. Vor allem entwickelte sich ein ungewöhnlich starker Nasenkatarrh mit fast unglaublichen Schleimmengen, die aus seinen Nasenlöchern liefen und manchmal – so Rinkels Schilderung – bis auf den Fußboden reichten.
Durch die Lektüre der Publikationen von ROWE kam er schließlich auf die Idee, daß eventuell eine Nahrungsmittelallergie für seine chronischen Beschwerden verantwortlich sein könnte und dachte in erster Linie an die Eier. Er aß daraufhin sechs Eier so rasch als möglich und erwartete eine akute Reaktion, falls er empfindlich gegen Eier wäre. Als keine Reaktion erfolgte – er fühlte sich im Gegenteil wohler als sonst – resignierte er und vergaß die Theorie von der Eierallergie zunächst. Erst vier Jahre später, als er begonnen hatte, sich näher mit Allergien zu befassen, versuchte er den anderen Weg, nämlich die Eier aus seiner Kost wegzulassen. Nach einigen Tagen bemerkte er eine deutliche Besserung seines Befindens. Am fünften eierfreien Tag hatte Rinkel Geburtstag und bekam von seiner Frau den üblichen selbstgebackenen Geburtstagskuchen. Zehn Minuten,

nachdem er ein Stück davon gegessen hatte, brach Rinkel in tiefer Bewußtlosigkeit zusammen und kam mehrere Minuten nicht mehr zu sich.
Er schloß, daß er „auf irgendetwas in dem Kuchen außerordentlich empfindlich reagiert haben müsse“ und erfuhr auf Befragen von seiner Frau, daß in dem Kuchenteig drei Eier verarbeitet waren.
Seine Folgerung war, daß die fünf eierfreien Tage ihn hochempfindlich gemacht hatten, sodaß selbst die kleine Menge Ei, die in dem gegessenen Kuchenstückchen enthalten war, eine derart schwere allergische Reaktion ausgelöst hatte.
Der Gedanke erschien faszinierend, daher wiederholte Rinkel den Versuch, ließ Eier weitere fünf Tage aus der Kost weg, aß am fünften Tag eine kleine Menge Ei und erlitt eine weitere gleich schwere Reaktion!
Rinkel arbeitete daraufhin eine Methode zur Prüfung auf maskierte Nahrungsmittelallergie aus. Schließlich wollte er seine Erfahrungen in den „Annals of Allergy“ publizieren, wurde aber prompt abgewiesen. Voll Ärger über den Dünkel der etablierten Wissenschaftler beschloß er, seine Methode bis ins Detail auszuarbeiten und dann erst wieder der Öffentlichkeit vorzustellen.
Während acht Jahren führte er über 20.000 einzelne Nahrungsmitteltests an seinen Patienten aus und veröffentlichte schließlich die absolut überzeugenden Ergebnisse. *Das war im Jahre 1944, also vor nahezu 60 Jahren (!) und noch immer weiß die offizielle Medizin nichts davon!*

RINKEL definierte das Phänomen der Maskierung folgendermaßen: *„Wenn jemand ein Nahrungsmittel täglich oder fast täglich zu sich nimmt, kann er allergisch dagegen sein, ohne es je als Ursache seiner Krankheitssymptome zu verdächtigen. Gewöhnlich ist es so, daß man sich nach dem Verzehr dieses Nahrungsmittels wohler fühlt als vor der Mahlzeit.“*

> Maskierung einer Nahrungsmittelallergie:
>
> Die durch das Allergen verursachten Symptome **schwächen sich ab oder verschwinden,** wenn der Patient innerhalb einer gewissen Zeit (meist 1 bis 3 Tage) dasselbe Allergen wieder zu sich nimmt.

Der Test von RINKEL beruhte auf dem gezielten Weglassen von Nahrungsmitteln aus der Kost, ein Verfahren, das als „Weglaßdiät“ auch heute noch praktiziert wird. Der Effekt dieser Maßnahme ist ein zweifacher:

1. bessern sich (nicht selten nach einer anfänglichen Phase der Verschlechterung) die Allergiesymptome.
2. werden spätestens nach einigen Tagen die eigentlichen Zusammenhänge erkennbar, es kommt zur **Demaskierung** der Allergie.

Demaskierung einer Nahrungsmittelallergie:

Ein sonst **regelmäßig** gegessenes, als Allergen wirkendes Nahrungsmittel, löst dann eine akute allergische Reaktion aus, **wenn es vorher für 3 bis 4 Tage völlig aus der Kost weggelassen wurde.** (RINKEL)

Die echten chronischen Allergien (wir verwenden wegen ihrer tiefgreifenden Wirkungen auch gerne den Ausdruck **„zentrale Allergien"**) sind also weder für den Patienten, noch für den Arzt als Nahrungsmittelallergien zu erkennen.

Wenn in der wissenschaftlichen Literatur die „eingehende Anamnese mit dem Patienten" immer noch als Hauptstütze (50 bis 80% je nach Autor) der Diagnose von Nahrungsmittelallergien angegeben wird, so wird klar, daß hier auch bei genauester Befragung ausschließlich die – dem Patienten erkennbaren – akuten Allergieformen erfaßt werden können. *Die viel bedeutsameren chronisch-zentralen Formen bleiben infolge des Maskierungseffektes so lange verborgen, bis jemand – Arzt oder Patient – (bewußt oder unbewußt), eine Demaskierung der Allergie in die Wege leitet.*

Chronische Allergien spielen für den einzelnen Patienten, aber auch für die gesamte Medizin, eine außerordentlich wichtige Rolle. So bedeutsame und häufige Krankheitsbilder wie **Neurodermitis, chronisches „endogenes" Asthma bronchiale und Colitis ulcerosa** werden unzweifelhaft durch die hier geschilderten chronisch allergischen Mechanismen verursacht.

Diese Aussage ist nicht etwa eine auf Hypothesen beruhende Behauptung unsererseits, sie läßt sich anhand – inzwischen mehrerer hundert – Krankengeschichten chronisch kranker und teilweise schwer leidender Patienten, eindeutig belegen und beweisen.

Wir werden bei der Besprechung der einzelnen Krankheitsbilder noch ausführlich auf diese Zusammenhänge zurückkommen. Auch wenn wir mit unseren Aussagen in krassem Gegensatz zur geltenden Lehrmeinung stehen, sind wir doch glücklicherweise in der Lage, die Richtigkeit unserer Vorstellungen durch die Erfolge einer konsequenten Therapie beweisen zu können.

Abb. 18 und 19 zeigt – als Vorgriff auf die im zweiten Abschnitt dieses Buches erfolgte detaillierte Besprechung der verschiedenen allergischen Krankheitsbilder – ein Beispiel einer seit frühester Säuglingszeit bestehenden schweren generalisierten Neurodermitis, die durch Stellen der Diagnose „chronische Allergie gegen Kuhmilcheiweiß" mit anschließender exakter Kuhmilchkarenz und schließlich Beseitigen der Allergie durch

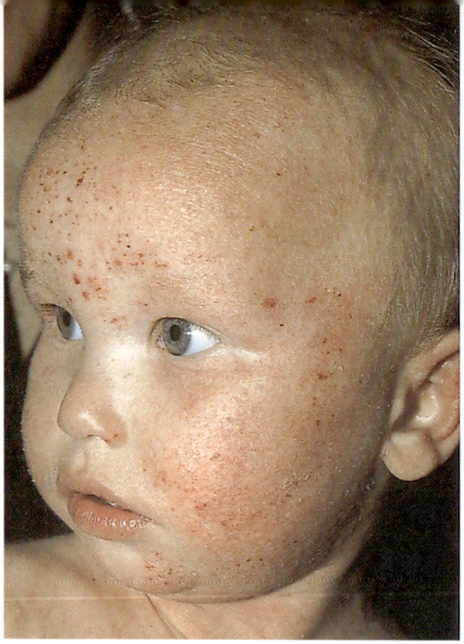

Abb. 18: „Kuhmilch-Neurodermitis". 16 Monate altes Kind, seit frühester Säuglingszeit generalisierte Neurodermitis, verursacht durch chronische Allergie gegen Kuhmilcheiweiß.

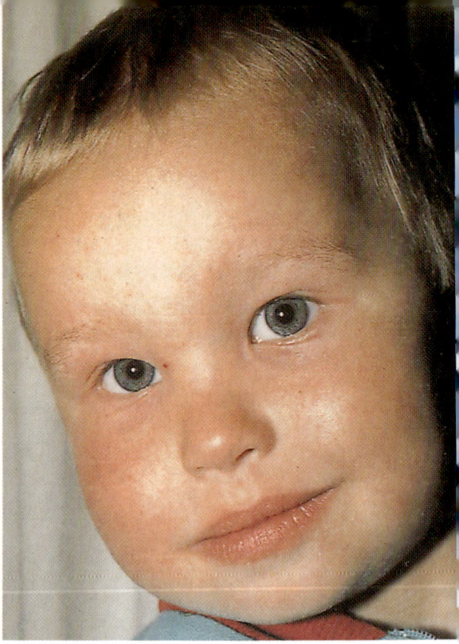

Abb. 19: Patient von Abb. 18 in geheiltem Zustand.

Bioresonanztherapie, völlig geheilt werden konnte. Das Kind ist nun bereits seit mehr als vier Jahren gesund und beschwerdefrei.

Es sollte also festgehalten werden: Die meisten Fälle von Neurodermitis, chronischem Asthma bronchiale und Colitis ulcerosa sind nicht – wie viele Patienten von ihren Ärzten immer wieder zu hören bekommen – ein „unabwendbares Lebensschicksal, das eben getragen werden muß", sondern **allergische Krankheiten, die durchaus heilbar sind!**

Dieses Ziel zu erreichen – nämlich eine bisher bestenfalls symptomatisch behandelbare, ansonsten aber kaum beeinflußbare Krankheit zu heilen – erfordert zwar von Arzt und Patient gleichermaßen viel Sachkenntnis und Geduld, aber schon die Gewißheit, einen sinnvollen und erfolgversprechenden Weg zu gehen, ist fast immer ausreichende Motivation, um mit allen Schwierigkeiten und Rückschlägen fertig zu werden.

Chronische Allergien sind – um es nochmals zu präzisieren – allergische Reaktionen gegen Substanzen, die dem Körper dauernd mit der Nahrung zugeführt werden, oder mit welchen er dauernd in Kontakt steht. Sie entwickeln sich vorwiegend bei Menschen mit atopischer Disposition und führen zu charakteristischen Krankheitsbildern

- an der **Haut:**
  Chronisches Ekzem, atopische Dermatitis, Neurodermitis,

- am **Bronchialsystem:**
  Rezidivierende spastische Bronchitis, Asthma bronchiale,
- am **Darm:**
  Rezidivierende Durchfälle, Enterocolitis, chronische Colitis.

Durch den ständigen Kontakt mit dem Allergen steht der Patient unter einer schweren **Dauerbelastung,** wobei durch den Maskierungseffekt Art und Ausmaß der Krankheitserscheinungen in keinem erkennbaren Zusammenhang mit der Zufuhr des Allergens stehen, also z. B. sich nicht unmittelbar verschlechtern, wenn der Milchallergiker besonders viel Käse oder Topfen (Quark) ißt oder der Weizenallergiker im Urlaub vorwiegend von Teigwaren lebt.

Die Ausprägung der Symptome hängt weitgehend davon ab, wie weit es dem Organismus gelingt, den allergischen Dauerstreß zu kompensieren. Aus diesen Gründen wirken alle **zusätzlichen Belastungen** körperlicher, aber auch seelischer Art (Krankheiten im weitesten Sinne, toxische, geopathische oder Herd-Belastungen, besonders auch psychische Spannungen und Konfliktsituationen) als Auslöser von Verschlechterungen.
Auch der Zustand der Ausscheidungsorgane, vor allem des **Darmes,** ist bei allen Patienten mit chronischen Allergien von ganz besonderer Bedeutung. Sehr häufig besteht eine **Pilzbesiedelung des Darmes** (vom Patienten selbst meist nicht bemerkt), die einen weiteren Belastungsfaktor darstellt.
Umgekehrt wissen viele Patienten, daß sich ihre Symptome in Zeiten genereller **Entlastung,** z. B. im Urlaub, meist wesentlich bessern. Jede Entlastung des Organismus kann sich bessernd und beruhigend auf Verlauf und Schwere der Symptome auswirken. Eine echte **Heilung ist aber nur möglich, wenn die Ursache der Krankheit – die Allergie – beseitigt wird!** Dazu ist aber unabdingbare Voraussetzung, daß zunächst das **Allergen** (wie bereits erwähnt ist es besonders häufig Kuhmilcheiweiß oder Weizen oder beides) als solches erkannt wird und völlig aus der Nahrung weggelassen wird. Das führt – spätestens nach 4 bis 5 Tagen – zur **„Demaskierung“** der Allergie!

Erst ab diesem Zeitpunkt werden die tatsächlichen Allergiezusammenhänge erkennbar und jederzeit auch beweisbar, weil ab diesem Tag jeder kleinste Fehler, also selbst die winzigste Spur einer Allergenzufuhr zu einer deutlichen Allergiereaktion führt (siehe das oben geschilderte eindrückliche Geburtstagserlebnis H. RINKELS).

Für die bei den chronischen Allergien ablaufenden Mechanismen mit einer zunehmenden Verselbständigung (also allmählichem Unabhängigwerden der Symptome vom Allergen) haben wir den Begriff **„Allergie-Krankheit“** geprägt und der akut ablaufenden, voll allergenabhängigen **„Allergie-Reaktion“** gegenübergestellt (siehe Abb. 13).

Die Allergie-Krankheit ist es, die tatsächlich zum Lebensschicksal für den Patienten werden kann, dann nämlich, wenn sie als solche (also als Ausdruck einer chronischen Allergie) nicht erkannt wird und aus diesem Grunde die einzig sinnvolle Therapie – die Behandlung der Allergie – unterbleibt.

Neben den klassischen Krankheitsbildern wie Neurodermitis, Asthma und Colitis, gibt es zahlreiche **oligosymptomatische oder asymptomatische Formen** chronisch allergischer Belastungen, die nur durch Test erkennbar werden. Sie sind dem Patienten meist gar nicht bewußt, können aber die Basis für die Entwicklung weiterer – **akuter** – Allergieformen bilden. Jedenfalls hat die Erfahrung gezeigt, daß bei den meisten **Multiallergikern** (also Menschen mit zahlreichen Allergien gegen die verschiedensten Substanzen, wie Pollen, Nahrungsmittel, Lebensmittelzusatzstoffe etc.) als zugrundeliegende Basis eine – meist schon in früher Kindheit erworbene – ganz oder teilweise symptomlos gebliebene, chronische Allergie nachweisbar ist. Die Beseitigung dieses zentralen Mechanismus durch Aufdecken und Behandeln der chronisch-allergischen Belastung bringt oft eine entscheidende Wende für diesen Patienten. Manche akute Allergien verschwinden von selbst, andere lassen sich durch kurzfristige Therapiemaßnahmen auf einfache Weise eliminieren.

Im Bereich der chronischen Allergien ergeben sich automatisch die meisten Überschneidungen mit den von der „Klinischen Ökologie" vertretenen Thesen. Ohne entsprechend aussagekräftige Testmethode ist es tatsächlich kaum möglich, eine „echte Allergie" von einer mengenabhängigen „pseudoallergischen Reaktion" oder einer reinen Unverträglichkeit abzugrenzen.

4 Pseudoallergische Reaktionen

Die **„echte Allergie"** ist für die klassische Allergologie bekanntlich ein im Immunsystem ablaufender, über Vermittlung spezifischer Antikörper zustandekommender Vorgang. In der Sicht der physikalischen Medizin ergibt sich der (übergeordnete) Aspekt einer Reaktion auf einen substanzspezifischen „Code", für welchen in der Informationsebene des Patienten ein „Allergie-Engramm" gebildet wurde.

Der Begriff **„Pseudoallergie"** hat sich im wissenschaftlich-allergologischen Sprachgebrauch eingebürgert für „Unverträglichkeitsreaktionen, die von der Klinik her allergischen Reaktionen stark ähneln, bei denen jedoch immunologische Mechanismen nicht nachweisbar sind" (Dukor und Mitarbeiter, Ring).

Im Hinblick auf die bekannte und bereits besprochene Unsicherheit immunologischer Diagnostikmethoden speziell bei Nahrungsmittelallergien, erscheint uns diese Definition, zumindest für den Gebrauch in der täglichen Praxis, wenig zweckmäßig.
Wir selbst verwenden den Begriff „Pseudo-Allergie" in einem anderen Sinne, nämlich zur Bezeichnung **mengenabhängiger Überempfindlichkeitsreaktionen.**

Die echte Allergie ist ein **qualitatives** Phänomen, d. h. die allergische Reaktion wird ausgelöst schon durch Kontakt mit einer winzigen Menge, u. U. nur mit der immateriellen Schwingungsinformation des Allergens.

Den Begriff „pseudoallergische Reaktion" verwenden wir für jene Überempfindlichkeitsreaktionen, bei welchen eindeutig ein **quantitatives** Phänomen erkennbar wird, d. h. die Reaktion tritt in der Regel erst bei Erreichen einer gewissen Menge der auslösenden Substanz auf. Sie betrifft besonders häufig chemische Nahrungsmittelzusatzstoffe, die – da vom Gesetz erlaubt – oft in unglaublichen Mengen den Nahrungsmitteln zugesetzt werden.

> Zum Unterschied von der „echten" Allergie ist die Pseudoallergie kein immunologisch-qualitatives, sondern ein toxisch-**quantitatives** Phänomen, d. h. es muß eine gewisse **Grenzmenge** erreicht werden, damit allergische Symptome auftreten.
> Auslösende Substanzen sind häufig chemische Nahrungsmittelzusatzstoffe.

Entscheidend für das Zustandekommen der pseudoallergischen Reaktion sind:

1. Die **individuelle Empfindlichkeit des Patienten.**
2. Die **Summationsmenge der Substanz,** die oft mit ganz **verschiedenen Nahrungsmitteln** und in verschiedener chemischer Zusammensetzung gleichzeitig zugeführt wird (z. B. Azofarbstoffe, Benzoate, Phosphate, PHB-Ester, etc.).

Ein typisches praktisches Beispiel zeigt Abb. 20: Bei einem 6jährigen Knaben trat seit vielen Monaten immer wieder, jeweils an derselben Stelle an der Innenseite des rechten Oberschenkels, ein juckendes, makulöses, teilweise auch urtikarielles Exanthem auf, das nach einigen Tagen wieder verschwand. Die genaue Befragung ergab, daß der Ausschlag praktisch nur nach Besuchen bei der Großmutter, einmal auch nach einer Kinderparty, aufgetreten war.
Die Allergietestung ergab eine Allergie gegen den Rotfarbstoff E 122

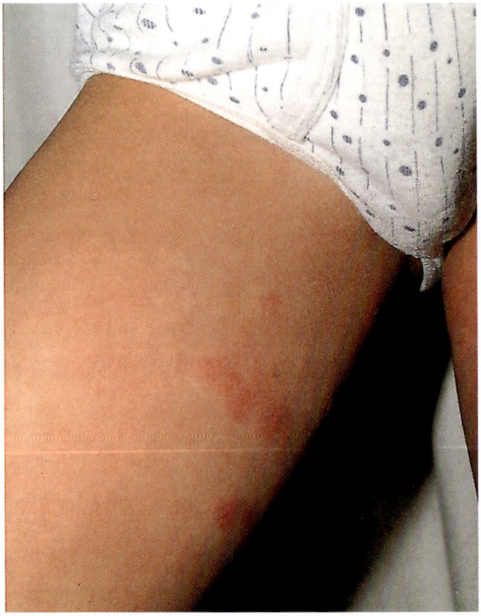

Abb. 20: Makulös-urtikarielles Exanthem an der Innenseite des rechten Oberschenkels, als mengenabhängige „pseudoallergische" Reaktion auf den Rotfarbstoff E 122 (Azorubin). Siehe Text.

(Azorubin), der bekanntlich in zahlreichen rotgefärbten Fruchtsäften, Marmeladen und Süßigkeiten enthalten ist.
Eine Nachfrage bei der Großmutter deckte den typischen Summationsmechanismus auf: Das Kind bekam bei seinen Besuchen jeweils reichlich Marmeladebrote oder Kuchen. In jedem Falle wurde dieselbe rotgefärbte Marmelade verwendet. Dazu gab es einen speziellen roten Kirschsaft. Auch bei der erwähnten Kinderparty konnte retrospektiv die Summation von Rotfarbstoffen eruiert werden: Es gab reichlich Himbeersaft, Gummibärchen und andere rotgefärbte Süßigkeiten.
Ein gelegentlich getrunkenes Glas desselben Himbeersaftes (der nachgewiesenermaßen E 122 enthielt) wurde reaktionslos vertragen. Offenbar – und eben typisch für diese Form allergischer Reaktionen – ist eine gewisse Grenzmenge des Allergens erforderlich, um die Allergie-Reaktion auszulösen.

Die Übergänge zur Allergie im eigentlichen Sinne sind fließend, da nicht wenige Nahrungsmittelzusatzstoffe auch **echte allergische Reaktionen** auslösen können. Diese zeigen dann aber deutlich die Kennzeichen der **qualitativen** Reaktion, d. h. sie werden **mengenunabhängig** ausgelöst.

5 Intoleranzreaktionen

Individuelle Unverträglichkeiten gegenüber Nahrungsmitteln und/oder chemischen Substanzen sind häufig. Ihre klinische Relevanz soll hier in keiner Weise bestritten werden, eine Abgrenzung gegenüber den echten allergischen Phänomenen erscheint aber notwendig. Im Abschnitt über die Definition des Allergiebegriffes wurde diese Problematik bereits besprochen und betont, daß Mißverständnisse zwischen den Vertretern der verschiedenen Lehrmeinungen nur dann vermieden werden können, wenn der Allergiebegriff in einer von allen Gesprächspartnern akzeptierten Form klargestellt ist. Wir sind von dieser Wunschvorstellung zwar noch ziemlich weit entfernt; die klassische Allergologie und die „klinische Ökologie“ – um nur die wichtigsten Kontrahenten zu nennen – sprechen immer noch sehr verschiedene Sprachen. Immerhin hat sich die wissenschaftliche Allergologie bereit gefunden, die zahlreichen, vorwiegend subjektiv faßbaren Befindensstörungen durch Nahrungsmittel unter dem Arbeitstitel „Klinisches Ökologie-Syndrom“ zusammenzufassen (Ring). Bekannte nichtimmunologische Ursachen von Unverträglichkeiten sind z. B. unzureichende Verdauung von Nahrungsmitteln infolge eines **Enzymmangels** oder der natürliche, bzw. durch Lagerung und Alterung vermehrte Gehalt an **Histamin** bzw. an histaminfreisetzenden Stoffen in der Nahrung. Manche Lebensmittel enthalten erstaunlich hohe Histaminkonzentrationen und können damit durchaus Symptome auslösen, die üblicherweise auf allergische Mechanismen zurückgeführt werden. (Alter Käse kann pro 100 Gramm bis zu 85 mg Histamin enthalten, Thunfisch bis zu 400 mg!)

Unabhängig von diesen faßbaren und erklärbaren Ursachen negativer Wirkungen von Nahrungsmitteln auf den Organismus gibt es für die meisten Menschen mehr oder weniger zahlreiche Nahrungsmittel oder Nahrungsmittelkombinationen, für welche sich im Laufe des Lebens auf die verschiedenste Weise eine mehr oder weniger ausgeprägte Unzuträglichkeit entwickelt hat.

Diese **„Intoleranzreaktionen“** (um einen neutralen Begriff zu verwenden), zeigen oft deutliche Parallelen zu dem von Selye postulierten „Anpassungssyndrom“. T. Randolph, der eigentliche Begründer der „Klinischen Ökologie“, setzte 1954 zum erstenmal die drei Stadien des Anpassungssyndroms von Selye mit dem bereits erwähnten „Maskierungsphänomen“ von Rinkel in Beziehung.

Auch bei Belastung mit einem unverträglichen Nahrungsmittel lassen sich die von Selye postulierten 3 Stadien der Anpassung

Alarmreaktion → Anpassungsreaktion → Erschöpfungsreaktion

beobachten. Der Maskierung entspricht das zweite Stadium des Syndroms, in dem eine gute Anpassung vorliegt. Nicht selten besteht in diesem Stadium sogar ein besonderes Verlangen nach dem betreffenden Stoff, weshalb immer wieder Parallelen zum Suchtproblem gezogen werden.

Wir wollen in die diesbezügliche Diskussion hier nicht eingreifen, auch die Thesen der Klinischen Ökologie nicht in Frage stellen, sind aber der Überzeugung, daß eine saubere Trennung der Begriffe „Allergie“ und „Intoleranz“, zumindest für das Verständnis der verschiedenen Pathomechanismen, notwendig wäre.
Eine der Hauptschwierigkeiten der Klinischen Ökologie betraf seit jeher die **Diagnostik,** d. h. das Feststellen der jeweils für diesen Patienten unverträglichen Substanzen. Die ursprüngliche Standarddiagnostik bestand in einer Eliminationsdiät mit anschließender Antigenexposition, wie sie RINKEL aufgrund seiner Erfahrungen entwickelt hatte („Challenge-Test“). Durch Weglassen einer unverträglichen Substanz kommt der Patient aus dem angepaßten Stadium II (nach SELYE) in das nichtangepaßte Stadium I zurück, durch den „Eßtest“ erfolgt die Demaskierung in Form einer Sofortreaktion. Die Methode ist leider umständlich und zeitraubend, speziell wenn es nicht nur um eine einzige unverträgliche Substanz geht.
Eine gewisse Bereicherung der diagnostischen Möglichkeiten brachte der von A. COCA inaugurierte „Pulstest“. Er beruht auf der Beobachtung, daß Nahrungsmittelunverträglichkeiten regelmäßig von Pulsbeschleunigungen begleitet werden. Wenige Tropfen einer Zubereitung des verdächtigen Nahrungsmittels werden unter die Zunge getropft und in den nächsten Minuten der Puls des Patienten registriert. Eine markante Beschleunigung der Pulsfrequenz ist ein Indiz für eine Intoleranz.
Eine wirkliche Verbesserung der Diagnostik – und damit auch eine sprunghafte Verbreitung der Klinischen Ökologie, speziell in Europa – brachten die mit der physikalischen Information arbeitenden Methoden wie die verschiedenen Techniken der Kinesiologie, der Elektroakupunktur (EAV, BfD, Vegatest) und der Auriculomedizin (RAC).
Alle diese Methoden verlangen eine gewisse Einarbeitung und Übung, erlauben aber ein wesentlich ökonomischeres Testen, indem viele Substanzen in relativ kurzer Zeit gestestet werden können. Ihre diagnostische „Feinfühligkeit“ ist sicherlich ein Vorteil, birgt aber auch die Gefahr in sich, daß unkritisch zu viele „positive“ Ergebnisse registriert werden, die teilweise für den Patienten gar nicht relevant sind.

Die Symptome der „Intoleranzreaktionen“ unterscheiden sich von denen der „echten Allergien“ vorwiegend in dem Sinne, daß viel mehr das Allgemeinbefinden betroffen ist. Müdigkeit und Abgeschlagenheit (auch im ausgeruhten Zustand), Nervosität und Konzentrationsstörungen, Angstzustände, depressive Verstimmung etc. stehen im Vordergrund. Kombinationen mit echten Allergien (z. B. Heuschnupfen, Asthma, Hautausschlägen auf bestimmte Substanzen etc.) sind natürlich möglich und in der Praxis häufig.

Eine strenge Trennung der Begriffe – so wichtig sie unter dem theoretischen Blickwinkel auch scheint – verliert zweifellos an Bedeutung, wenn wir sie aus der Sicht des Patienten sehen. *Wenn ein Patient Beschwerden hat und belastet ist, ist es für ihn nicht wichtig zu wissen, ob es sich nun im klassisch-klinischen Sinne um eine echte Allergie, oder eine Intoleranz, Unverträglichkeit oder Überempfindlichkeit handelt. Entscheidend ist, daß ein bestimmter Stoff eine krankmachende Wirkung auf ihn ausübt und wie er hiervon entlastet oder befreit werden kann.*

> Unter „Intoleranzreaktion“ verstehen wir eine, meist allmählich im Laufe des Lebens entstandene Unverträglichkeit gegenüber Nahrungsmitteln und/oder chemischen Substanzen.
> Immunologische Mechanismen sind nicht nachweisbar, die Symptome betreffen vorwiegend das Allgemeinbefinden.
> Kombinationen mit „echten Allergien“, (z. B. Heuschnupfen, allergischem Asthma etc.) sind nicht selten, aber nicht obligatorisch.
> Maskierungsphänomene sind die Regel, Beziehungen zu Suchtmechanismen sind gelegentlich erkennbar.

6 Kontaktallergie

Die Erfahrungen der letzten Jahre haben gezeigt, daß die Kontaktallergie eigenen Gesetzen unterliegt und daher auch im Rahmen der biophysikalischen Betrachtungsweise speziell erwähnt werden muß.

In der Klassifizierung, wie sie von COOMBS und GELL 1963 eingeführt wurde, wurden als „Typ IV“ alle jene Reaktionen zusammengefaßt, die sich erst nach 12 oder mehr Stunden entwickeln („Allergie vom verzögerten Typ“).

> Der eigentliche und wichtige Unterschied zu den anderen Allergieformen liegt aber offensichtlich nicht in der Reaktionszeit, sondern im zugrundeliegenden immunologischen Mechanismus, der bei diesen Allergieformen ausschließlich auf der zellulären Ebene abläuft.

(Sensibilisierte T-Lymphocyten setzen bei Kontakt mit dem Allergen über „antigenpräsentierende Zellen = APC" aktive Substanzen, sog. „Lymphokine" frei, die z. T. über eine Makrophagenaktivierung entzündliche Reaktionen auslösen. Siehe Abb. 21).

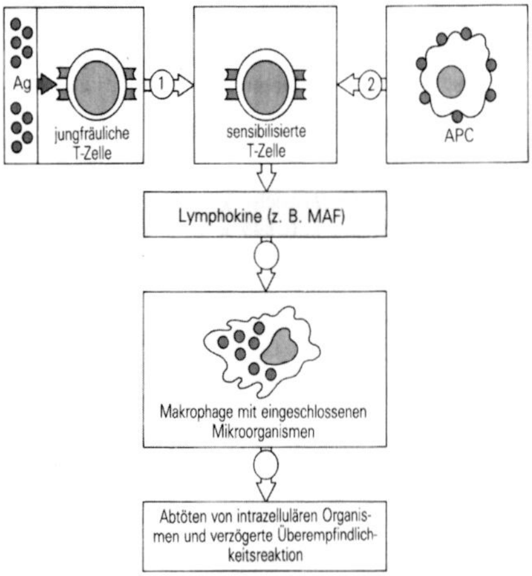

Allergie vom zellulären Typ
Sensibilisierte T-Lymphocyten setzen bei Kontakt mit antigenpräsentierenden Zellen (APC) Lymphokine frei, die z. T. über eine Aktivierung von Makrophagen entzündliche Reaktionen auslösen.

Abb. 21: Immunologische Mechanismen bei Typ-IV-Allergie (nach Roitt, J. M. Brostoff, J. und D. K. Male: „Kurzes Lehrbuch der Immunologie", G. Thieme Verlag, Stuttgart 1987).

Im Blut zirkulierende Antikörper sind nicht nachweisbar und nach unseren Erfahrungen scheint auch **keine physikalische Allergie-Prägung** gebildet zu werden, jedenfalls sind diese Allergieformen mit der normalen Inversschwingungstherapie erfahrungsgemäß nicht zu beeinflussen.

Die klassische Manifestationsform der zellulären Überempfindlichkeit stellt das **allergische Kontaktekzem** dar. Häufigste Auslöser sind Metalle (Nickel, Chrom, Kobalt), Gummi-Hilfsstoffe, Kosmetika, Desinfizientien, Konservierungsstoffe und Medikamente in medizinischen Externa etc., sowie pflanzliche Stoffe, jeweils bei direktem Kontakt mit der Haut (Abb. 22 zeigt ein typisches alltägliches Beispiel).

Neben den exogen-allergischen Formen, bei denen Sensibilisierung und Auslösung durch epikutanen Kontakt erfolgen, gibt es offensichtlich auch **endogene Formen** dieses Allergietyps, wobei entweder Sensibilisierung oder Auslösung durch systemischen Antigenkontakt erfolgen.
Mischformen mit Typ-I-Allergien kommen vor und scheinen häufiger zu sein als bisher angenommen. Speziell bei Atopikern (= erbliche Belastung plus eine oder mehrere Allergien vom Typ I) finden sich manchmal Typ-IV-Komponenten, die – wenn sie nicht als solche erkannt und gedeutet werden – bei Arzt und Patient zu erheblicher Verwirrung führen können. Sie werden erst erkennbar, wenn im Anschluß an eine – an sich

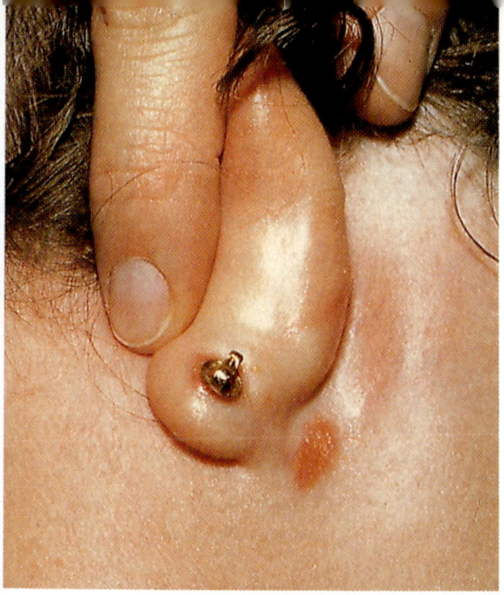

Abb. 22: Chronischer lokalisierter Ekzemherd retroaurikulär als Ausdruck einer Kontaktallergie gegen Nickel.

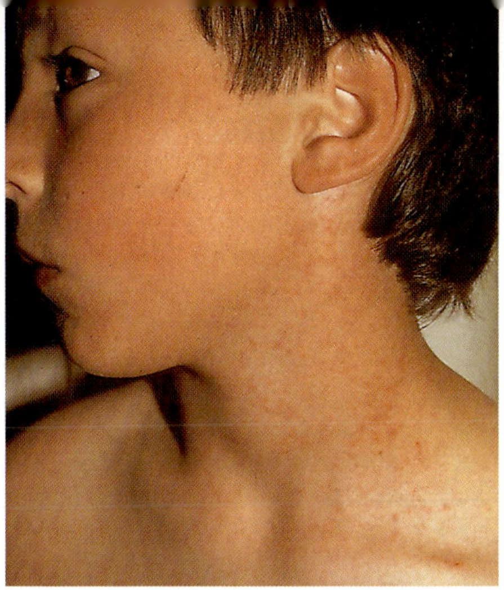

Abb. 23: Kontaktallergische Reaktion auf Katzenhaare als Restzustand nach erfolgreicher Therapie einer Typ-I-Allergie mit schweren Asthmareaktionen. Die Asthmareaktionen nach Katzenkontakt sind nach Therapie völlig verschwunden, geblieben ist eine Typ-IV-Komponente mit juckendem Hautausschlag nach intensivem Hautkontakt mit der Katze.

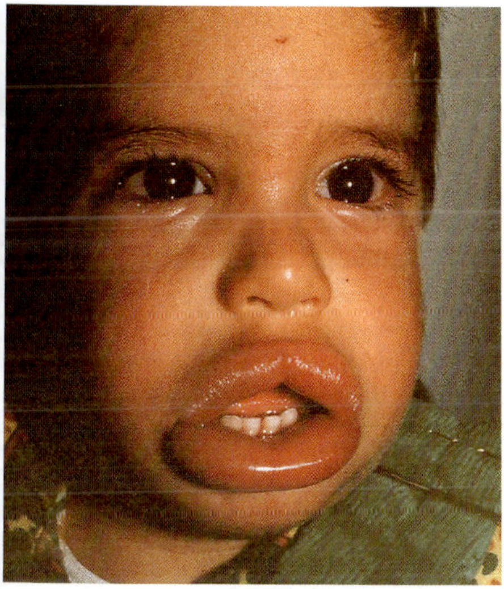

Abb. 24: Kontaktallergische Komponente als Restzustand nach Löschen einer Hühnereiweißallergie vom Typ I. Die vor der Therapie nach Ingestion von Hühnereiweiß regelmäßig aufgetretenen generalisierten allergischen Reaktionen (generalisiertes Exanthem und Asthmareaktion) sind verschwunden, als Restzustand bleibt eine Typ-IV-Komponente mit lokaler Schleimhautreaktion (Schwellung der Mund- und Lippenschleimhaut) nach Kontakt mit nativem Ei.

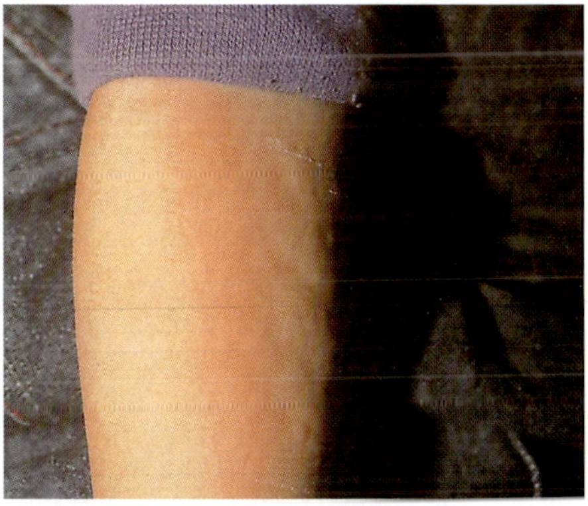

Abb. 25: Positiver Pflastertest mit nativer Kuhmilch bei einem Kind mit ausschließlicher Kontaktallergie gegen Kuhmilch. Haut- oder Schleimhautreaktionen treten nur bei direktem Kontakt mit nativer Kuhmilch auf, generalisierte Reaktionen fehlen völlig. Kuhmilch in verarbeiteter Form (z. B. in gekochten oder gebackenen Speisen) wird reaktionslos vertragen.

erfolgreiche – physikalische Therapie einer Allergie **offensichtliche Kontaktreaktionen persisistieren.** Als Beispiel sei ein Katzenasthmatiker genannt, der nach der Allergietherapie sein Asthma völlig verloren hat, aber bei intensivem Hautkontakt mit der Katze noch juckende Hautreaktionen bekam (Abb. 23).

Besonders interessant sind die (allerdings seltenen) **Kontaktkomponenten bei Nahrungsmittelallergien.** Wir kennen mehrere Patienten mit Kuhmilch-Neurodermitis, bei denen nach Milchkarenz und Allergietherapie die Neurodermitis völlig verschwand, bei Haut- oder Schleimhautkontakt mit unverdünnter Milch aber Schwellung und Rötung bis zum Bild des Quincke-Ödems auftraten. Ähnliches läßt sich auch bei Hühnereiweißallergie beobachten. Nach der biophysikalischen Therapie vertragen die Patienten zwar alle Nahrungsmittel, die Eier in verarbeiteter Form enthalten, bei Kontakt mit nativem Ei treten aber massive allergische Haut- oder Schleimhautreaktionen auf (Abb. 24).

Meistens ist bei diesen Patienten nach der Therapie der Allergen-Resonanztest negativ. Ein Epikutantest in Form eines Läppchentests, Pflastertests oder durch einfaches Einreiben der Substanz in die Haut, verläuft dagegen positiv (Abb. 25).

Bei Anwendung der bisher üblichen physikalischen Allergietherapie (Programm 999 im BICOM-Gerät) wurden die Typ-IV-Allergien meist nicht mit erfaßt.

Die neue Methode mit verstärkter Allergeninformation (siehe später) hat analog auf diesem Gebiet einen Wandel gebracht. Bei fachgerechter Anwendung sind damit auch Kontaktallergien häufig erfolgreich zu behandeln.

> Die Kontaktallergie ist ein rein substantielles Phänomen mit Ablauf ausschließlich im zellulären Bereich.
> Diagnose durch direkten Nachweis der Kontaktreaktion der Substanz an der Haut oder Schleimhaut (Epikutantest), nicht sicher aber durch Tests auf der Informationsebene (Allergen-Resonanztest, EAP-Test etc.).
> Kombinationen mit Typ-I-Allergien kommen vor (Restsymptome nach Behandlung einer Typ-I-Allergie).
> Therapie ist möglich über Allergenkarenz (Substanz-Karenz, keine Code-Karenz!), oder mittels Bioresonanztherapie mit verstärkter Allergeninformation.

VI Biophysikalische Allergiediagnose

1 Bedeutung der Diagnose für die biophysikalische Allergietherapie

Jede Allergiebehandlung (außer der reinen Symptomunterdrückung) ist gebunden an eine exakte Allergendiagnose. Das trifft grundsätzlich für jede Art der Hyposensibilisierungsbehandlung zu, erst recht natürlich für die biophysikalische Methode, bei welcher ausschließlich der spezifische physikalische Code des Allergens die Möglichkeit zur Beeinflussung und schließlichen Beseitigung der betreffenden Allergieprägung bietet.
Die **„Allergie-Prägung“** (als mögliches Denkmodell zur Erklärung der biophysikalischen Aspekte des Phänomens „Allergie“) wurde definiert als „eine biophysikalische Prägung, eine Art fixierte Information, wonach das spezifische Schwingungsspektrum einer bestimmten Substanz als ‚Allergen‘ registriert ist und deren Vorhandensein und Aktivierung Voraussetzung ist, daß allergische Mechanismen im Körper ablaufen“.
Eine biophysikalische Allergie-Diagnostik muß also in der Lage sein, alle im Informationssystem des Patienten geprägten Allergie-Prägungen festzustellen und in irgendeiner Weise meßbar, jedenfalls erkennbar zu machen.
Die für diese Zwecke geeigneten diagnostischen Methoden wurden bereits erwähnt, sie sollen hier nicht im Detail erörtert werden. Jeder Tester sollte für sich die Methode wählen, die seinen Neigungen und Möglichkeiten am ehesten entspricht. Wer mehrere Methoden beherrscht, hat den Vorteil der Selbstkontrolle.

> Entscheidend für den schließlichen Therapieerfolg ist nicht die Testmethode, sondern die Richtigkeit der Diagnose.

Wir selbst bevorzugen den in den letzten Jahren entwickelten „Allergen-Resonanztest“, ein technisch sehr einfaches Verfahren, das in einem Wochenendseminar leicht erlernbar ist und für die Praxis viele Vorteile bietet. Gerade durch die Entwicklung und Anwendung dieser Testmethode konnten zahlreiche neue und wichtige Erkenntnisse gewonnen werden, die sich schließlich auch in den Behandlungsergebnissen widerspiegeln. Das Prinzip der biophysikalischen Allergiebehandlung – Löschen der Allergie-Prägung mittels Spiegelbildschwingung des Allergens – trägt den automatischen Beweis der richtigen Diagnose bereits in sich, denn nur mit dem zutreffenden Allergen ist ein Therapieerfolg möglich. Nur diese einzige Schwingungsinformation, dieser streng spezifische physikalische Code, ist in der Lage das betreffende Allergie-Engramm „aufzurufen" und der Beeinflussung zugänglich zu machen. Jede andere Information geht wirkungslos daran vorbei. Im Lichte dieser Erkenntnis ist somit **bei jedem einzelnen erfolgreich biophysikalisch behandelten Fall die Richtigkeit der Diagnose durch den Therapieerfolg bewiesen.**

2 Testmaterial

Durch die Entwicklung der physikalischen Testmethoden wurden die Möglichkeiten der Allergiediagnostik entscheidend erweitert und verbessert. Es sind keine von der Industrie zur Verfügung gestellten Allergenpräparationen mehr erforderlich, vielmehr kann praktisch jede Substanz zum Test herangezogen werden, sofern ihre spezifische Schwingungsinformation – der physikalische Code – in irgendeiner Form zur Verfügung steht.

Jeder auf der physikalischen Ebene ablaufende Test – welche Methode auch immer Anwendung findet – beruht im Prinzip auf der Gegenüberstellung zweier Informationssysteme und der Feststellung ihrer Beziehung zueinander. Das Ergebnis kann über die Tonusveränderung eines Indikatormuskels **(Kinesiologische Testmethoden),** über autonome Gefäßsignale (Reflex auriculo-cardiale = **RAC** nach NOGIER), über Veränderungen eines elektrischen Meßwertes bei Anwendung der Techniken der **Elektroakupunktur** (EAV, BFD, Vegatest etc.) oder über die Schwingungsinformationen eines „Sensorelements" (beim **Allergen-Resonanztest**) abgefragt werden. In jedem Falle muß aber die Testsubstanz in einer, für die betreffende Methode geeigneten Form zur Verfügung stehen.

Alle physikalischen Testmethoden erlauben – bei entsprechender Übung des Testers – ein sehr ökonomisches Arbeiten, d. h. es können viele Substanzen in relativ kurzer Zeit geprüft werden. Dazu ist es wichtig, entsprechendes **Testmaterial** zu besitzen, um aus einer großen Zahl von Substanzen die für den Patienten zutreffenden selektieren zu können. Man sollte also eine nach den Erfordernissen der eigenen Praxis zusammengestellte **Allergensammlung** zur Verfügung haben, die einerseits alle in Frage kommenden Allergene enthalten sollte, andererseits aber auch möglichst übersichtlich ist und rasches Testen ermöglicht.

Wer mit Elektroakupunkturmethoden (Voll, Vega, BDF, etc.) arbeitet, braucht Allergenpräparationen, die nach homöopathischen Prinzipien mindestens bis zur D5 **potenziert** sind. Bei der Variante nach Morell wird die im MORA- oder BICOM-Gerät **invertierte Information** verwendet, daher werden für den Test die nicht potenzierten Nativsubstanzen benötigt.

Auch bei den meisten anderen physikalischen Tests (speziell auch beim „Allergen-Resonanztest") wird die **Originalinformation** getestet, die zum Testen verwendeten Allergene dürfen also nicht potenziert sein. (Ein geübter Tester kann erfahrungsgemäß auch noch bis zu einer Potenzierungsstufe von D4 Ergebnisse erzielen, es kommt dann aber relativ häufig zu Fehlmessungen.)

Die Erfahrungen und Bedürfnisse der Praxis führten im Laufe der Jahre zur Entwicklung spezieller **Testsätze,** die – ursprünglich für den Eigenbedarf gedacht – inzwischen vielen Kollegen gute Dienste leisten.

Zur Verfügung stehen inzwischen fünf Sätze mit je 80 bis 90 Testsubstanzen:

- Im Testsatz **„Nahrungsmittel"** sind die wichtigsten Nahrungs- und Genußmittel zusammengefaßt.
- Der Testsatz **„Inhalationsallergene"** enthält alle wichtigen Tierepithelien, Bettmaterial, Schimmelpilze und Milben.
- Im Testsatz **„Lebensmittelzusatzstoffe"** sind chemische Substanzen enthalten, welche zwar nach den Bestimmungen der EG erlaubterweise Nahrungsmitteln zugesetzt werden dürfen, die aber nach allgemeiner Erfahrung besonders häufig allergische oder pseudoallergische Reaktionen auslösen.
- Der Testsatz **„Pollen"** enthält ca. 90 Pollenantigene zur genaueren Diagnose und Therapie des Heuschnupfens.
- In einem als **„Identifikationstestsatz"** bezeichneten weiteren Testsatz sind Pestizide, Wohn- und Industriegifte, Cancerogene etc. zusammengefaßt.
  Nähere Informationen über die inzwischen über 400 Testsubstanzen finden sich in dem Buch *„Die Testsätze nach Dr. P. Schumacher"*, erschienen 1998 im Eigenverlag Dr. P. Schumacher, Innsbruck.

Wie auch immer der Einzelne seine persönliche Allergensammlung aufbaut: in jedem Falle ist es wichtig, die Testsubstanzen in möglichst übersichtlicher Form zu ordnen und aufzubewahren. In den oben erwähnten Testsätzen befinden sich die Einzelampullen in Gruppen geordnet in einer Schaumstoffschablone (Abb. 26). Wer bei diesem Prinzip bleiben möchte, hat die Möglichkeit, seine eigene Allergensammlung in gleicher Weise

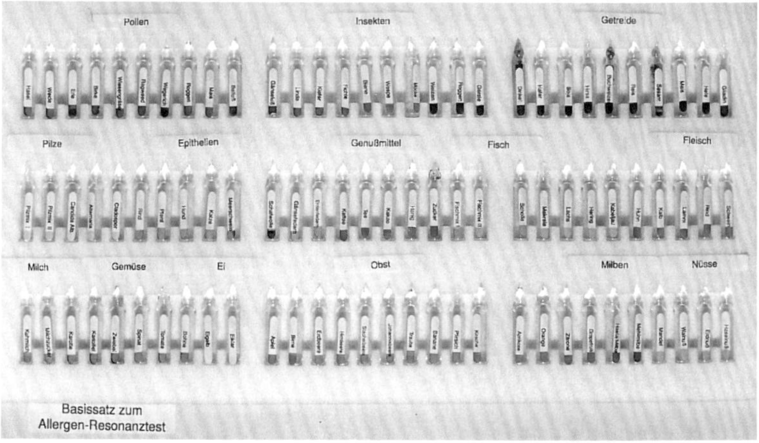

Abb. 26: Beispiel eines Testsatzes für die biophysikalische Allergietestung.

aufzubauen. Zu diesem Zweck stehen **Leertestsätze** mit derselben Schablone und ungefüllten Teströhrchen zur Verfügung.

Der Vorgang des Testens selbst kann mit Einzelallergenen erfolgen, z. B. indem die betreffenden Teströhrchen einzeln in eine **Elektroakupunktur-Wabe** gestellt werden. Die Wabe ist mit einem einfachen Kabel mit dem jeweiligen Meßgerät verbunden.

Wesentlich schneller und eleganter arbeitet man mit einer **drehbaren Tellerwabe** (z. B. „Selitest", Fa. Lichtenberg. Abb. 27).

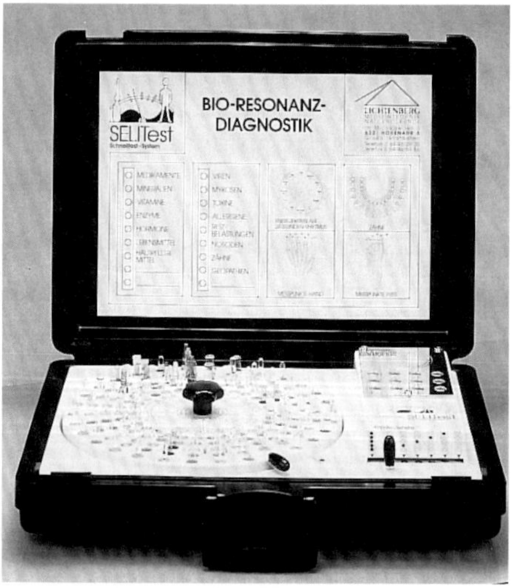

Abb. 27: Selitest-Schnelltestsystem (Fa. Lichtenberg). Die Testampullen (bzw. Allergenröhrchen) sind in radiären Reihen in einer Tellerwabe eingeordnet und können einzeln oder in Reihen abgerufen werden.

Hier sind die Testsubstanzen sehr übersichtlich in Tellern in radiärer Anordnung untergebracht; durch Drehen des Tellers kann eine radiäre Reihe von jeweils 5 Röhrchen abgerufen und damit getestet werden. Ergibt sich dabei eine positive Reaktion, so kann man innerhalb der Reihe jedes Röhrchen einzeln testen. Die Teller (Fassungsvermögen je 150 Röhrchen) sind mit einem Handgriff leicht auszuwechseln. Die Bestückung ist einfach, die Röhrchen der Testsätze sind verwendbar. Der Selitest M mißt mit integriertem Meßteil und wird mit einer modernen Mikro-Kausaltechnik betrieben.

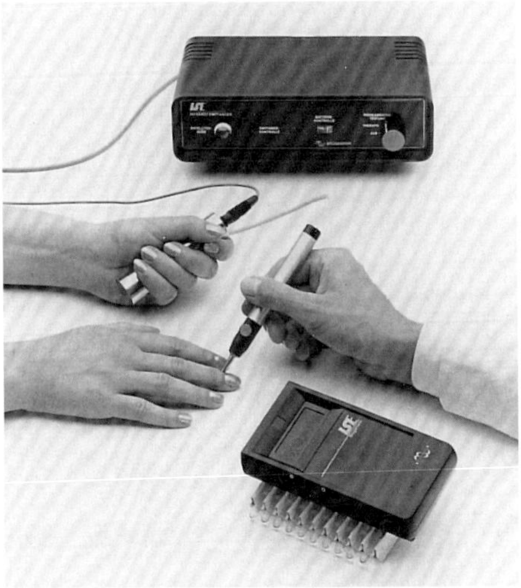

Abb. 28: ISE-System (Fa. Regumed). Die Informationen der Ampullen werden von einer Messingplatte an der Unterseite des Senderteiles aufgenommen und drahtlos zum Empfänger übertragen. Dieser ist per Kabel mit dem Patienten und einer entsprechenden Meßeinrichtung (in diesem Fall einem Elektroakupunktur-Meßgerät) verbunden. Außer der im Bild gezeigten mobilen Variante kann auch ein im BICOM-Gerät fix eingebauter Empfänger verwendet werden.

Eine weitere wertvolle und elegante Hilfe für die praktische Arbeit bietet ein **Sender-Empfänger-System.** Das von der Fa. Regumed neukonzipierte **ISE-System** hat sich für diesen Zweck sehr bewährt. Man hat die Wahl zwischen dem im BICOM-Gerät festeingebauten Empfänger und der mobilen Variante (Abb. 28). Der Senderteil ist für beide Gerätetypen gleich. Man legt ihn mit der (die Information aufnehmenden) Messingplatte auf das zu testende Material. Befinden sich mehrere Testsubstanzen unter der Platte, ergibt sich eine positive Reaktion, wenn mindestens ein, für den Patienten zutreffendes Allergen dabei ist. Dieses kann dann rasch mit Hilfe des zum Gerätesatz gehörenden Schiebers (Abb. 29) oder durch Einzeltestung selektiert werden.

Ein großer Vorteil des Senders ist die Möglichkeit, auf einfache Weise zugleich native Lebensmittel (z. B. in Originalverpackung), Textilien, Kosmetika, Kinderspielzeug, aber auch alle Oberflächen (z. B. von Einrichtungsgegenständen) testen zu können. Die Patienten erhalten damit die Gelegenheit, „verdächtige" Gegenstände aus ihrem Lebensbereich zum Testen mit in die Praxis zu bringen. Es hat sich bewährt, den Staubsack des Staubsaugers mitbringen zu lassen. Es genügt, den Sender auf die Probe zu legen; der Test zeigt, ob im häuslichen Bereich, z. B. bei Teppichen, Textilien etc. weitergesucht werden muß.

Obwohl die Diagnostik ein absolut zentrales Problem der physikalischen Allergietherapie darstellt – nur mit dem richtigen Allergen kann sinnvollerweise therapiert werden – ist das diesbezügliche Kapitel in diesem Buch kurz gehalten und enthält bewußt keinerlei methodische Darstellungen.

Jede einzelne der in Frage kommenden diagnostischen Methoden muß praktisch erlernt und geübt werden; eine rein beschreibende Darstellung in Kochbuchmanier würde nur zu unqualifizierten Testversuchen verführen und schließlich der Gesamtmethode mehr schaden als nützen.

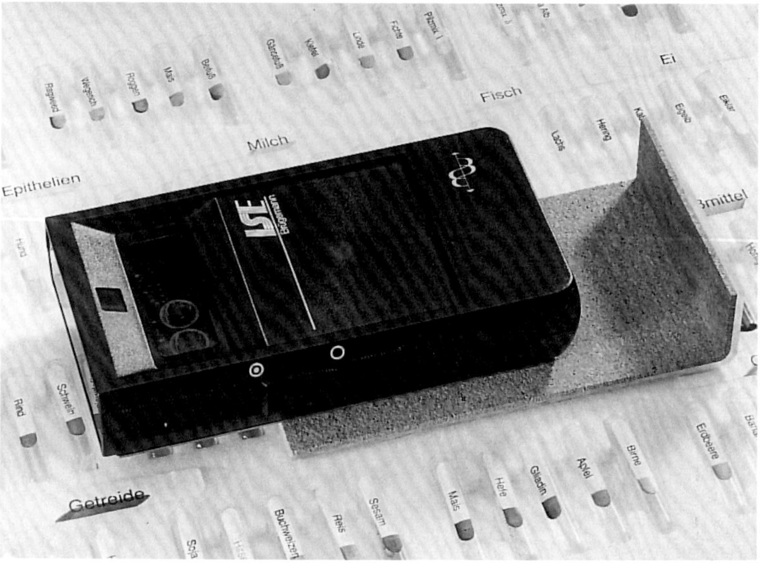

Abb. 29: Senderteil des ISE-Systems, Anwendung in Verbindung mit einem Allergen-Testsatz. Um beim Testen einzelne Röhrchen oder Röhrchengruppen selektieren zu können, wird ein Schieber aus Plexiglas mit Korkauflage verwendet. Nur die vom Schieber nicht bedeckten Röhrchen werden erfaßt.

VII Biophysikalische Allergietherapie

1 Angriffspunkte therapeutischer Maßnahmen

Erinnern wir uns zunächst nochmals an das im ersten Abschnitt erarbeitete Denkmodell des Allergie-Mechanismus: Eine in der Informationsebene gebildete stoffspezifische **Allergie-Prägung** wird durch Kontakt mit dem Allergen aktiviert und setzt die nunmehr in der Substanzebene ablaufenden biochemisch-immunologischen Abläufe der **Allergie-Reaktion** in Gang. Durch ständigen oder häufigen Allergenkontakt kann schließlich aus der Allergie-Reaktion eine sich zunehmend verselbständigende Allergie-Krankheit werden, die den gesamten Organismus erfaßt (siehe Abb. 14, S. 63).

In Abb. 30 sind die therapeutischen Möglichkeiten und ihre Angriffspunkte auf der Basis dieses Denkmodells schematisch dargestellt:

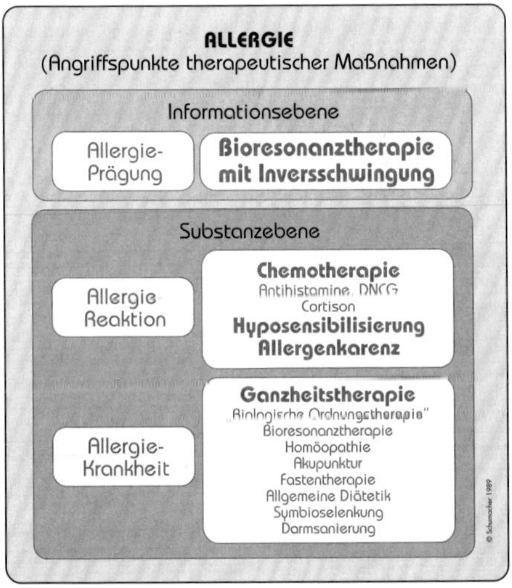

Abb. 30: Allgemeiner Überblick über die therapeutischen Möglichkeiten bei Allergien (siehe Text).

Auf einen Blick wird erkennbar, daß die Schulmedizin bisher eigentlich nur den kleinen Anteil zu nützen imstande ist, der die **„Allergie-Reaktion"** betrifft. Die schwierigen ganzheitsmedizinischen Probleme, die sich bei den chronischen Allergien ergeben – also der gesamte Themenkreis der **„Allergie-Krankheiten"** – sind bisher vorwiegend eine Domäne der Naturheilverfahren.
Die Therapie direkt an der **„Allergie-Prägung"** ist von ihren Denkansätzen her zwar noch zu neu und zu ungewohnt, um sich im

Bewußtsein der Menschen, speziell der Mediziner, so einfach etablieren zu können. Immerhin sollte jedem unvoreingenommenen Betrachter des Schemas Abb. 30 einleuchten, daß

> eine Therapie, die an der übergeordneten Ebene der Steuerungen und Regulationen ansetzt, jeder anderen Behandlungsmethode weit überlegen sein muß,weil sie wirksam ist, noch bevor irgendeine Reaktion im materiellen Bereich des Körpers einsetzt.

Das gilt für jede Therapiemethode auf der Informationsebene, speziell auch für den Gesamtbereich der Bioresonanztherapie.
Das Prinzip der eigentlichen Allergietherapie selbst ist unglaublich einfach und für denjenigen, der sich die Denkweise der biophysikalischen Medizin zu eigen gemacht hat, auf Anhieb zu verstehen:
Zentrale steuernde Instanz jeglichen allergischen Geschehens ist – wie wir versucht haben zu zeigen und zu begründen – die **Allergie-Prägung!** Sie ist geprägt für einen ganz bestimmten einmaligen physikalischen Code und nur über diesen Code zugänglich und – wie sich gezeigt hat – auch **beeinflußbar.**
Dazu bedarf es allerdings eines physikalischen Tricks, nämlich der Anwendung des Prinzips der **Spiegelbildschwingung.**

2 Die Inversschwingung als therapeutisches Prinzip

Ein allgemeingültiges physikalisches Gesetz besagt, daß

> jede Welle, unabhängig von Amplitude und Frequenz, bei Gegenüberstellung mit ihrem Spiegelbild, auf Null reduziert, d. h. ausgelöscht werden kann.

In Abb. 31 wird unschwer erkennbar, daß bei Überlagerung eines Wellenzuges mit seinem exakten Spiegelbild in jedem Moment die nach oben gerichtete (positive) Amplitude der Originalkurve durch dieselbe nach unten gerichtete (negative) Amplitude der Spiegelbildkurve aufgehoben wird.
Bei der physikalischen Inversion (= Umdrehung in das Spiegelbild) einer beliebigen Schwingung bleibt die Schwingungscharakteristik – d. h. das Frequenz-Amplitudenmuster – so kompliziert es auch immer sei –

unverändert. Exakt dieses Muster ist aber (ob Original oder Spiegelbild) der einzige spezifische Identifikationscode, der ein entsprechendes Engramm aufruft und der Beeinflussung zugänglich macht.

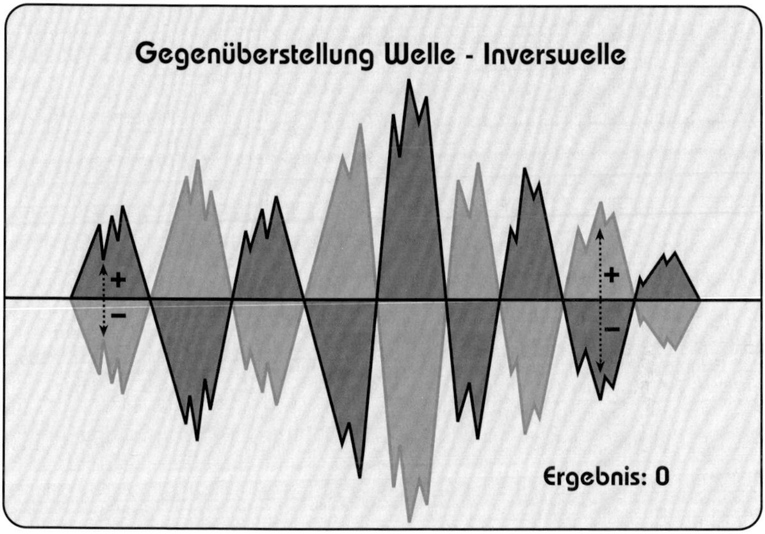

Abb. 31: Spiegelbildprinzip. Bei Überlagerung einer Welle mit ihrem exakten Spiegelbild wird die Welleninformation auf Null reduziert (= ausgelöscht).

Die geniale Idee, das Spiegelbild einer physikalischen Schwingungsinformation zur Therapie einzusetzen, hatte als erster Franz Morell. Er baute darauf die Methode der Therapie mit patienteneigenen Schwingungen auf, aus welcher die inzwischen vielfach bewährte allgemeine Bioresonanztherapie entstand.

3 Allergietherapie mit dem BICOM-Gerät

Bei der Anwendung des Spiegelbildprinzips zur Therapie von Allergien wirkte nach Morell auch die kreative Heilpraktikerin G. Otten mit, die 1978, also schon ganz zu Beginn der Entwicklung der Morell'schen Methode, die Beobachtung gemacht hatte, „daß allergische Belastungen durch den Einsatz des Allergens im Eingangsbecher des Therapiegerätes und Anwendung der Inversschaltung reduziert werden können“.
Aus diesen Erkenntnissen und Erfahrungen entwickelte sich in den darauffolgenden Jahren eine Methode, bei welcher jeweils alle für den

Patienten als unverträglich (oder als Allergen) getestete Substanzen in den Eingangsbecher des Gerätes gegeben wurden. Die eigentliche Therapie erfolgte dann über die Inversschaltung bei einer ziemlich generell angewandten achtfachen Verstärkung. Diese Methode erwies sich als durchaus erfolgreich im Sinne einer besseren Verträglichkeit der betreffenden Substanzen und Abschwächung der Unverträglichkeitssymptome, wenn auch völlige Heilungen damit nicht möglich waren. Erst viele Jahre später (Ende der achtziger Jahre) konnten wir aufgrund unserer eigenen Praxiserfahrungen feststellen, daß zur völligen Heilung einer Allergie bestimmte weitere Voraussetzungen erfüllt sein müssen.

Im Lichte der neueren Erkenntnisse läßt sich zunächst folgendes (hypothetische) **Erklärungsmodell** für die Wirkungsweise der biophysikalischen Allergietherapie erstellen:

> Wirkprinzip dieser Therapie ist ausschließlich die Inversschwingung (= Spiegelbildschwingung) des Allergens.

Sie wird mittels elektronischer Spiegelschaltung im Therapiegerät aus der Originalschwingung des Allergens erzeugt und in mehreren Therapiesitzungen über Kabel und Elektrode dem Patienten zugeleitet (Abb. 32).

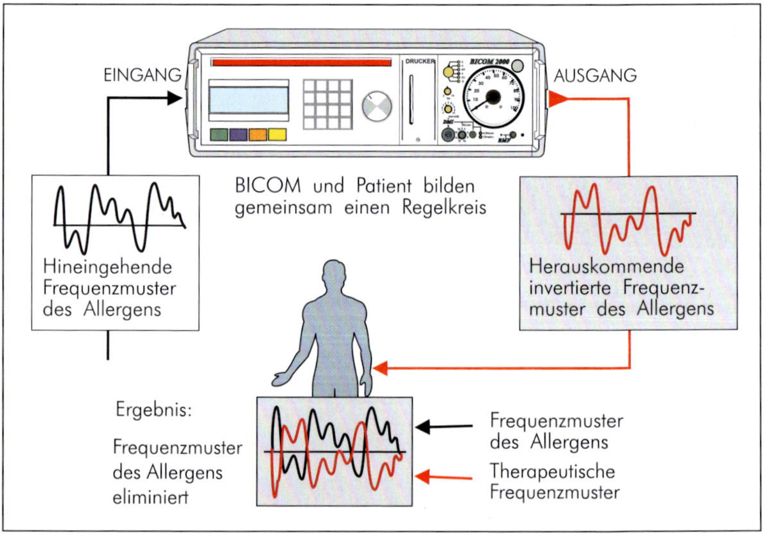

Abb. 32: Schema der biophysikalischen Allergietherapie mit Hilfe des BICOM-Gerätes. Die Schwingungsinformation des Allergens wird über Kabel dem BICOM-Gerät zugeleitet, dort elektronisch invertiert und als Spiegelbildschwingung dem Patienten zugeleitet.

Wird nun das vom Gerät kommende invertierte Muster dem Originalmuster im Schwingungssystem des Patienten gegenübergestellt, so kommt es – nach dem oben zitierten physikalischen Gesetz – **durch das Spiegelbildmuster zu einer Reduzierung des Originalmusters.**

Der eigentliche technische Vorgang ist sehr einfach und stellt lediglich eine Variante der Eigenschwingungstherapie dar, wie sie mit der BICOM-Technologie üblicherweise appliziert wird: Das Allergen befindet sich in einer Becherelektrode am Eingang des Gerätes. Es hat sich gezeigt, daß wirklich gute Ergebnisse nur dann zu erzielen sind, wenn **nicht mehr als ein einziges Allergen verwendet wird.**

Der Patient ist (im Gegensatz zur Eigenschwingungstherapie) bei der Allergiebehandlung nur am Ausgang angeschlossen. Er erhält die im BICOM-Gerät invertierte Information des Allergens über zwei Hand- oder Fußelektroden bzw. eine Magnetmatte, genannt **Modulationsmatte.**

Alle für die Allergietherapie notwendigen Geräteeinstellungen sind in einem eigenen Programm zusammengefaßt, das im integrierten Computer des BICOM-Gerätes gespeichert ist und auf einfachen Knopfdruck abgerufen werden kann.

4 Die Möglichkeit Allergien zu eliminieren

Die faszinierende Entdeckung, daß mit Hilfe der Bioresonanzmethode Allergien nicht nur in ihren Auswirkungen abgeschwächt, sondern tatsächlich völlig eliminiert werden können, machten wir im Frühjahr des Jahres 1988.

An einer ersten Serie von zunächst 100 Patienten stellten wir fest, daß bei Verwendung nur eines einzigen Allergens und Vermeiden jeglichen Allergenkontakts während der Therapiephase praktisch alle Patienten nach 6 bis 8 Therapien das Allergen reaktionslos wieder vertrugen.

Als Einstellungen am Therapiegerät wurden damals generell die schon von Morell angegebenen Parameter verwendet. Diese waren bei der Entwicklung der BICOM-Technologie übernommen und in einem eigenen Programm zusammengefaßt worden. Das Programm, unter dem Code 999 im BICOM-Computer abzurufen, beinhaltet folgende Einstellungen:

Programm 999

A-Inv. = Gesamtinformation invertiert
Alle Frequenzen
Dauerbetrieb
Verstärkung 8
Zeit 4 Minuten

Dieses Einstellungsmuster hatte sich bewährt und wurde viele Jahre hindurch von allen Bioresonanztherapeuten verwendet.
Auch bei unseren eigenen Studien zur biophysikalischen Allergietherapie fand ausschließlich dieses Programm Anwendung. Wie sich zeigte, war es damit möglich, Allergien verläßlich zu beseitigen. Um Dauererfolge zu erzielen, waren allerdings mehrere Therapien erforderlich, außerdem durfte der Patient während der Therapiephase keinerlei Kontakt mit seinem Allergen haben.
Das Schema in Abb. 33 soll die Zusammenhänge verdeutlichen:

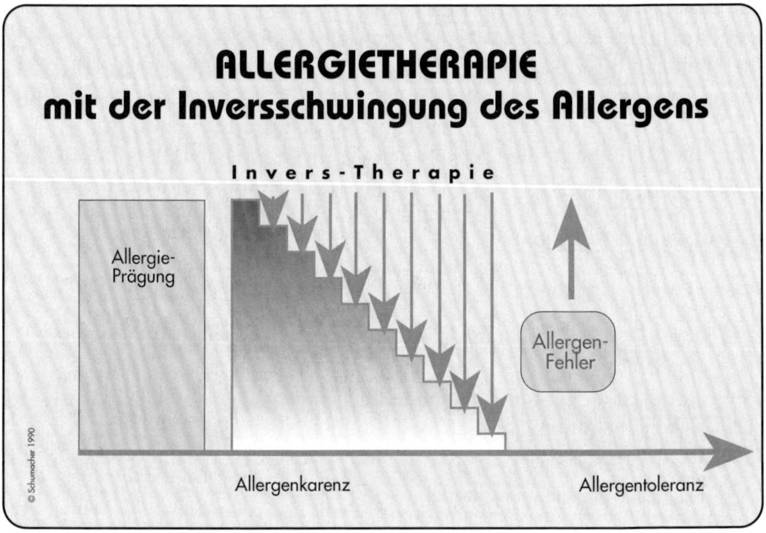

Abb. 33: Wirkungsweise der biophysikalischen Allergietherapie: Jede Therapie mit der Inversschwingung des Allergens bewirkt im Körper des Patienten eine schrittweise Abschwächung der Aktivität der Allergie-Prägung bis zu ihrer völligen Löschung. Ein Allergenfehler (d. h. Kontakt mit der Originalschwingung des Allergens) hebt die Wirkung der Inverstherapie ganz oder teilweise wieder auf und verhindert die völlige Löschung der Allergie-Prägung und damit die ab diesem Zeitpunkt bestehende Allergentoleranz.

Durch die Therapie mit der Spiegelbildschwingung des Allergens (achtfach verstärkt, wie in Programm 999 vorgegeben) erfolgt ein schrittweiser Abbau der Allergie-Prägung (abwärtsgerichtete Pfeile) bis die Allergie-Prägung schließlich völlig eliminiert ist, was bedeutet, daß das *Allergen ab diesem Zeitpunkt reaktionslos vertragen wird.*
Der Abbau der Allergie-Prägung durch die Inversschwingung wird aber unterbrochen oder sogar aufgehoben,wenn während der Therapiephase zu irgendeinem Zeitpunkt (oder dauernd) Kontakt mit der Originalschwingung des Allergens erfolgt (aufwärtsgerichteter Pfeil).

Dieser letzte Punkt, nämlich die Bedeutung einer verläßlichen Allergenkarenz als Voraussetzung für einen dauerhaften Therapieerfolg, hatte sich aus unseren Erfahrungen ergeben:
In einer Studie an 200 Patienten, bei welchen eine Allergietherapie in der oben gezeigten Form durchgeführt wurde (die Studie wird später noch eingehender besprochen) gab es *nur dann unbefriedigende Therapieergebnisse, wenn während der Therapiephase Karenzfehler zu verzeichnen waren.* Bei einem „Dauerfehler" (d. h. der Patient hatte aus irgendwelchen Gründen während der gesamten Therapiephase mehr oder weniger ausgeprägten Kontakt mit seinem Allergen) war die Therapie ohne jeden Erfolg. Bei nur gelegentlichen Kontakten mit dem Allergen, war der Therapieeffekt (Allergen jetzt verträglich, Test negativ) zwar zunächst vorhanden, nach verschieden langer Zeit kam es jedoch zu einem Rückfall, d. h. zu einem Wiederauftreten der Allergie.
Die hier geschilderte Therapie unter Anwendung des BICOM-Allergieprogramms 999 wurde von uns und vielen Therapeuten in den Jahren von 1988 bis 1992 routinemäßig durchgeführt. Die Ergebnisse waren ausgezeichnet, bei sachgemäßer Durchführung waren Heilungsquoten von 80% bis über 90% die Regel. Als entscheidender Nachteil wurden von Ärzten und Patienten die strengen **Karenzvorschriften** empfunden, ohne deren Einhaltung ein echter Therapieerfolg nicht möglich schien.
Die Einhaltung der notwendigen Allergenkarenz erwies sich in der Praxis als deshalb so schwierig, weil sich gezeigt hatte, daß absolute Allergenkarenz im Lichte der biophysikalischen Erkenntnisse **„Code -Karenz"** bedeutet. Es muß also nicht nur der Kontakt mit dem Allergen selbst, sondern **auch mit der immateriellen Schwingungsinformation** der betreffenden Substanz vermieden werden.
Um zu dieser Erkenntnis – nämlich der Bedeutung der echten „Code-Karenz" – zu gelangen, haben wir selbst mehr als zwei Jahre gebraucht. Gerade bei Patienten mit schweren Verlaufsformen der Neurodermitis kam es trotz glaubhafter und kontrollierter Einhaltung strenger Allergenkarenz immer wieder zu unerklärlichen Rückfällen mit teilweise dramatischen Verschlechterungen.
Die entscheidende und das Rätsel lösende Idee verdanken wir einem Bauernkind, dessen Krankengeschichte hier wiedergegeben werden soll:
Pat. S. M., geb. 1988: Seit früher Säuglingszeit Neurodermitis mit stark juckenden, teilweise nässenden Ekzemveränderungen an den Beugeseiten der Extremitäten, am Hals und zeitweise am ganzen Körper.
Die Diagnose „Kuhmilch-Neurodermitis" ergab sich aus dem eindeutigen Krankheitsbild und dem Testergebnis mit dem Nachweis einer Allergie gegen Kuhmilcheiweiß. (Näheres zum Krankheitsbild der „Kuhmilch-Neurodermitis" siehe bei Kapitel „Neurodermitis" im zweiten Teil des Buches.)

Die Familie wird genau informiert, das Kind erhält streng kuhmilchfreie Kost, die auch glaubwürdig eingehalten wird. Der Hautzustand bessert sich innerhalb weniger Wochen deutlich, doch kommt es immer wieder zu völlig unerklärlichen dramatischen Schüben der Neurodermitisveränderungen am ganzen Körper (Abb. 34).

Nach einiger Zeit fällt auf, daß die Verschlechterungen besonders häufig an Wochenenden auftreten, obwohl das Kind auch an diesen Tagen seine streng kuhmilchfreie Kost erhält. Wir forschen nach und erfahren, daß die bereits erwachsenen Geschwister unseres Patienten in guter Bauerntradition jeweils am Sonntag zur Mutter kommen, wo es regelmäßig Kaffee und Kuchen gibt. Dabei wird zwar streng darauf geachtet, daß der Kleine keinen Diätfehler macht, er hält sich aber natürlich in dem Raum auf, in dem für die großen Geschwister Milch gewärmt und Kuchen gebacken wird. An Wochentagen verwendet die Mutter für sich und das Kind nur Ziegenmilch, zur Familienjause am Sonntag gibt es aber (außer für den Kleinen) Kuhmilch.

Der Verdacht lag nahe, daß durch Hantieren und Erwärmen die Kuhmilch-Information im Raum wirksam wurde und bei dem stark sensibilisierten Kind zu den beobachteten Ekzemschüben führte.

Die Familientradition der Bauernfamilie wurde insofern geändert, als auch am Sonntag für alle Familienangehörigen nur Ziegenmilch verwendet wurde. Von diesem Moment an gab es keine Wochenendverschlechterungen mehr, die Haut heilte ab, nach der Therapie der Kuhmilchallergie war das Kind gesund und ist es bisher geblieben (Abb. 35). Milch wird seither reaktionslos vertragen.

Das Beispiel zeigt nicht nur die Bedeutung einer echten „Code-Karenz“ für einen hochsensibilisierten Organismus, es ist natürlich auch von theoretischem Interesse. Beweist es doch (ebenso wie die Ergebnisse der Forschungen von C. Smith) die **Existenz und Wirksamkeit immaterieller physikalischer Information in einem lebenden System und deren Bedeutung für das Zustandekommen allergischer Reaktionen.**

Wir selbst und viele Anwender der Bioresonanzmethode konnten inzwischen zahlreiche ähnliche Beispiele beobachten und uns davon überzeugen, daß es tatsächlich auf die spezifische Information, also den biophysikalischen Code ankommt, wenn es darum geht, wirklich exakte Allergenkarenz einzuhalten.

Die Situation schien zu diesem Zeitpunkt klar: Ein echtes Beseitigen einer Allergie war möglich, allerdings nur unter der Voraussetzung strenger Allergenkarenz (= „Code-Karenz“) während der Therapiephase.
Ein gewaltiger Fortschritt in der Therapie von Allergien, aber – wie sich zeigen sollte – eben doch noch nicht der Weisheit letzter Schluß.

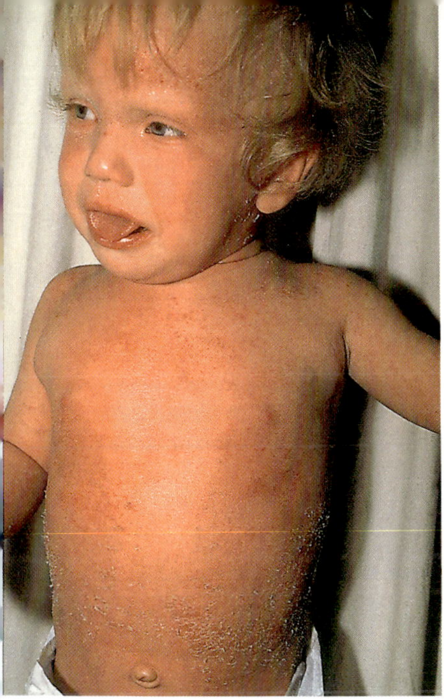

Abb. 34: „Kuhmilch-Neurodermitis“ im Zustand akuter Verschlechterung durch „Code-Fehler“ (siehe Text).

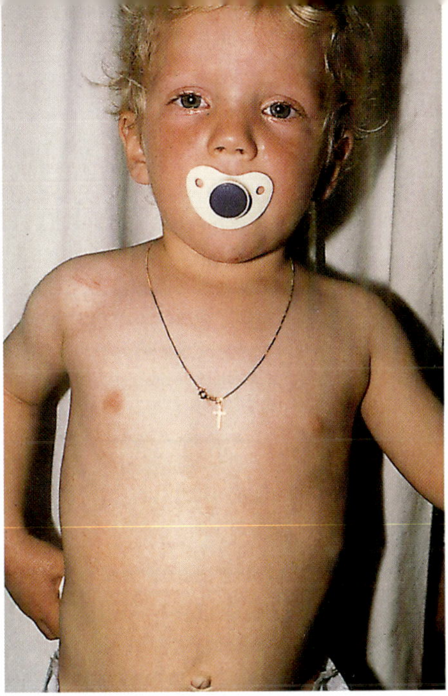

Abb. 35: Patient von Abb. 34 in geheiltem Zustand.

5 Biophysikalische Allergietherapie ohne Allergenkarenz

Im Herbst 1991 stellte der deutsche Arzt J. HENNECKE eine verblüffend einfache Methode vor, deren Technik eine völlig andere ist, als die bisher geschilderte, die aber gleichfalls das Beseitigen von Allergien ermöglicht. Ausgehend von Erfahrungen der Kinesiologie, speziell einer von dem amerikanischen Kinesiologen J. SCOTT ausgearbeiteten Methode, gelang es ihm, durch biophysikalische Beeinflussung gewisser Akupunkturmeridiane gleichfalls Löschungseffekte bei Allergien zu erzielen.
Es zeigte sich, daß bei Anwendung dieser Technik der Therapieeffekt meist schon durch eine einzige Therapie zu erzielen ist und dies, ohne daß der Patient strenge Allergenkarenz einhält.
Ein entsprechend aussagekräftiges Zahlenmaterial liegt bisher noch nicht vor. Wir selbst haben inzwischen mehrere hundert Allergiepatienten mit der Methode behandelt. Speziell bei akuten Allergien sind Löscheffekte durchaus voraussagbar. Ein großer Vorteil ist die Wirksamkeit auch bei

den meisten Kontaktallergien. Rückfälle scheinen etwas häufiger zu sein, ein Umstand, der aber durch das wesentlich einfachere und zeitsparendere Verfahren ausgeglichen wird.
Bei chronischen Allergien, speziell bei schwereren Formen der Neurodermitis, scheint aber Vorsicht am Platze zu sein. Nach unseren bisherigen Erfahrungen sollte bei diesen schwer zu behandelnden Krankheitsbildern eine für ausreichend lange Zeit eingehaltene und absolut exakte Allergenkarenz doch erforderlich bleiben.

> Der Versuch auch hier den kürzeren und wesentlich einfacheren Weg zu gehen, führt nicht selten zu einer akuten Verschlechterung des Krankheitsbildes.

Wir kommen auf diesen Punkt bei der Besprechung der Neurodermitis im zweiten Teil des Buches nochmals zurück.

Die **Technik** der Methode nach HENNECKE ist, zumindest für den Akupunktur-Insider, recht einfach:
Das Allergen wird (in einem Glasröhrchen) auf den Bereich unterhalb des Bauchnabels gelegt, bzw. mit Heftpflaster, Hosenbund oder Gürtel

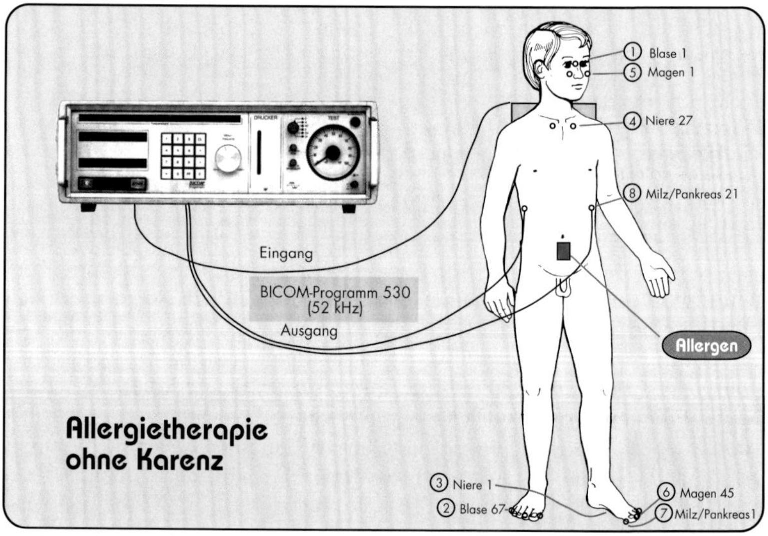

Abb. 36: Meridianbezogene Allergietherapie nach HENNECKE. Bei dieser Therapieform befindet sich das Allergen auf der Bauchhaut unterhalb des Nabels. Die Anfangs- und Endpunkte des Blasen-, Nieren-, Magen- und Milz/Pankreas-Meridians werden beidseits in dieser Reihenfolge mit einer Frequenz von 52 kHz (BICOM-Programm 530) behandelt.

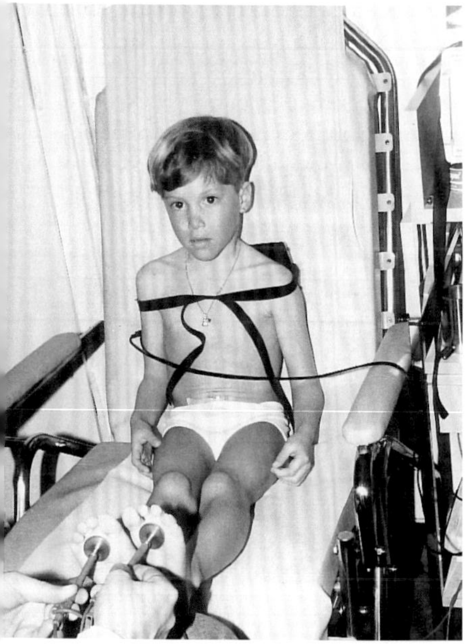

Abb. 37: Technik der meridianbezogenen Allergietherapie nach HENNECKE. Die entsprechenden Akupunkturpunkte (hier am Beispiel Niere 1) werden gleichzeitig mit zwei am Ausgang des BICOM-Gerätes angeschlossenen Elektroden für je 60 Sekunden behandelt (BICOM-Programm 530 = Frequenz 52 kHz.). Bei Kindern lassen wir die Therapie meist nach unseren Anweisungen von der Mutter durchführen.

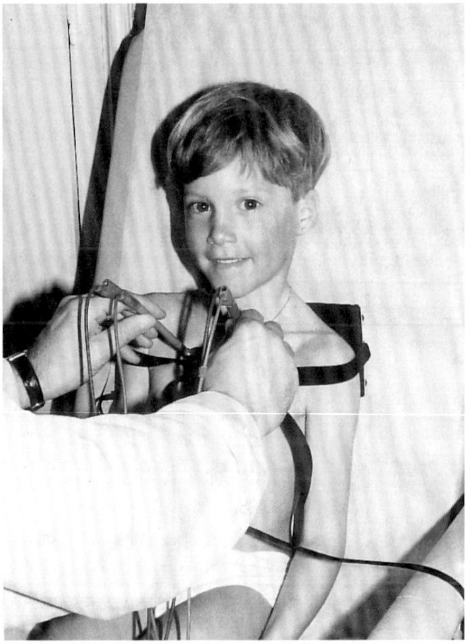

Abb. 38: Behandlung des Punktes Niere 27, gleichzeitig mit 2 Elektroden.

befestigt. Geeignet ist die native Substanz, nicht jedoch Potenzierungen. Die Röhrchen aus den Bioresonanz-Testsätzen sind geeignet.

Die Anfangs- und Endpunkte des Blasen-, Nieren- , Magen- und Milz-Pankreas-Meridians werden in dieser Reihenfolge mit einer Bandpaß-Mittel-Frequenz von 52 kHz für je eine Minute behandelt.

Verwendet wird hierzu das im BICOM-Gerät gespeicherte Programm No. 530. Als Eingangselektrode dient eine große flexible Elektrode im Schulter-Nackenbereich.

Die Akupunkturpunkte werden beidseits gleichzeitig mit zwei Knopfelektroden oder „Goldfinger“-Elektroden, jeweils für ca. 60 Sekunden, berührt (Abb. 36 bis 38). Der Patient kann dabei liegen oder sitzen.

Die Punkte im einzelnen:		
1.	Punkt „Blase 1“:	Innerer Augenwinkel
2.	Punkt „Blase 67“:	Äußerer Nagelfalz der kleinen Zehe
3.	Punkt „Niere 1“:	Mitte des Fußballens
4.	Punkt „Niere 27“:	Sternoclaviculargelenk
5.	Punkt „Magen 1“:	Wangenknochen unter der Augenmitte
6.	Punkt „Magen 45“:	Äußerer Nagelfalz der zweiten Zehe
7.	Punkt „Milz/Pankreas 1“:	Innerer Nagelfalz der großen Zehe
8.	Punkt „Milz/Pankreas 21“:	Axillarlinie, Mitte zwischen Achselhöhle und Höhe der Ellenbeuge

Auch bei dieser Methode sollte übrigens das Allergen in möglichst reiner Form vorliegen. Mischantigene zeigen keine oder jedenfalls deutlich geringere Wirkung.
Die Idee von HENNECKE, Allergien über Akupunkturmeridiane zu behandeln, wurde inzwischen von zahlreichen Therapeuten aufgegriffen und z.T. auch versucht abzuwandeln. Nach unseren eigenen bisherigen Erfahrungen scheint die von HENNECKE angegebene Punktauswahl durchaus auszureichen. Sie hat sich als effektiv erwiesen, ist leicht an Mitarbeiterinnen delegierbar und der Zeitaufwand liegt noch in einem für eine frequente Praxis vertretbaren Rahmen.

Gerade auf diesem Sektor sind die Dinge aber noch in Fluß und es ist mit der Entwicklung weiterer Varianten zu rechnen.

Der neue Gesichtspunkt, der hier zum Tragen kommt, ist die Möglichkeit, die Allergeninformation durch einfachen Kontakt direkt in den Körper einzugeben. Die Zone unterhalb des Nabels im Bereich des Konzeptionsgefäßes (Akupunkturpunkt KG 6) ist dazu offensichtlich besonders geeignet. Durch Positionierung einer Allergenampulle 2 Fingerbreit unterhalb des Nabels für die Dauer der Therapie scheint die Allergie-Information mit ausreichender Intensität in das Schwingungssystem des Patienten zu gelangen.

Der eigentliche Therapievorgang läuft auch hier über die BICOM-Technologie: Mittels großer flexibler Elektrode im Schulter-Nackenbereich wird das Gesamtschwingungsspektrum (einschließlich der Reaktion des Körpers auf die Allergeninformation) aufgenommen und über Kabel an den Eingang des BICOM-Gerätes gegeben.

Die BICOM-Technologie formt aus diesen Informationen die Therapieschwingungen. Diese werden beidseits und gleichzeitig den Anfangs- und Endpunkten jener Akupunkturmeridiane zugeleitet, die erfahrungsgemäß für die Allergietherapie relevant sind. Die Durchflutung dieser Meridiane mit den vom BICOM-Gerät kommenden Therapiesignalen scheint die entscheidenden Schaltungen im Organismus zu bewirken.

Die Therapievariante nach HENNECKE wurde sehr bald von vielen Bioresonanztherapeuten übernommen. Ihre entscheidenden Vorteile sind die rasche Wirkung schon nach ein bis zwei Therapien, vor allem aber die verläßliche Wirksamkeit auch ohne Allergenkarenz.

Ein kleiner Nachteil, der allerdings nur in einer sehr frequenten Praxis zum Tragen kommt, ist der etwas höhere Zeitbedarf (ca. 10 bis 15 Minuten pro Therapie) und die Notwendigkeit einer Hilfsperson zum Plazieren der Elektroden. (Um unsere Mitarbeiterinnen nicht allzusehr zu blockieren, wird in unserer Praxis bei Anwendung dieser Therapieform grundsätzlich eine Begleitperson mitbestellt.)

Eine weitere völlig neue Methode wurde im Frühjahr 1993 entdeckt. Sie ist eine Weiterentwicklung der ursprünglichen Methode mit dem Allergen im Eingangsbecher des BICOM-Gerätes und Anwendung des Programms 999.

Der deutsche Arzt THEODOR KLEIN hatte, in enger Zusammenarbeit mit PAUL SCHWEITZER, herausgefunden, daß bei Schaffung gewisser physikalischer Gegebenheiten und gleichzeitiger hoher Verstärkung der Spiegelbildinformation des Allergens sofortige und anhaltende Therapieergebnisse zu erzielen waren.

In zahlreichen Experimenten konnte nachgewiesen werden, daß man die seit Jahren unter Verwendung von Programm 999 praktizierte Methode entscheidend verbessern kann, wenn gewisse geometrische Gegebenheiten beachtet werden. So scheint es nicht gleichgültig zu sein, auf welche Weise die Information des Allergens dem Therapiegerät zugeführt wird. Werden **zwei Kabel** an den Eingangsbecher angeschlossen, so verbessern sich die Ergebnisse, vorausgesetzt der Anschluß erfolgt über zwei, im **rechten Winkel zueinander** stehende Bohrungen.

Die Positionierung der Ausgangselektroden im Raum schien zunächst gleichfalls eine wichtige Rolle zu spielen. Bei Verwendung von Plattenelektroden zeigten sich die besten Ergebnisse bei streng waagrechter Lage der Platten. Weitere Versuche ergaben, daß diese, in der Praxis nicht einfach einzuhaltende Forderung, nicht aufrechterhalten werden muß, wenn statt der Plattenelektroden **Messingkugeln** verwendet werden. Geeignete Kugelelektroden werden inzwischen, ebenso wie Eingangsbecher mit rechtwinklig zueinander stehenden Bohrungen, von der Fa. Regumed als Zubehör zum BICOM-Gerät angeboten (Abb. 39 und 40).

Der zweifellos wichtigste Faktor für eine noch effektivere Allergietherapie war jedoch eine massive **Verstärkung der Allergeninformation** im BICOM-Gerät.

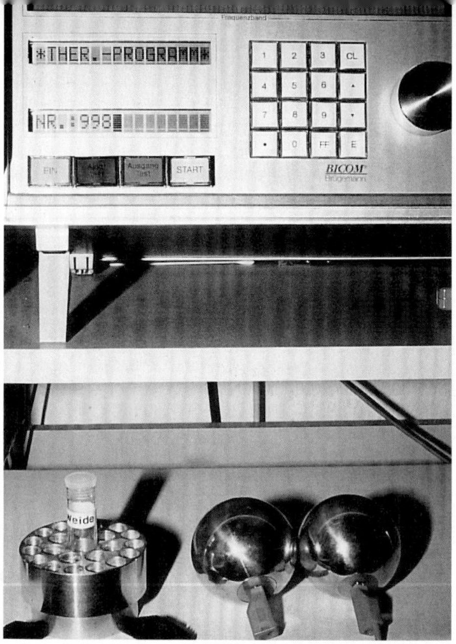

Abb. 39: Spezialelektroden für die Therapie mit der verstärkten Inversschwingung (nach KLEIN und SCHWEITZER). Die Eingangselektrode (Becherelektrode oder Elektroakupunktur-Wabe) muß zwei Bohrungen aufweisen, die im rechten Winkel zueinander stehen. Sie dienen der Aufnahme von 2 Eingangskabeln. Als Ausgangselektroden werden zwei Messingkugeln verwendet.

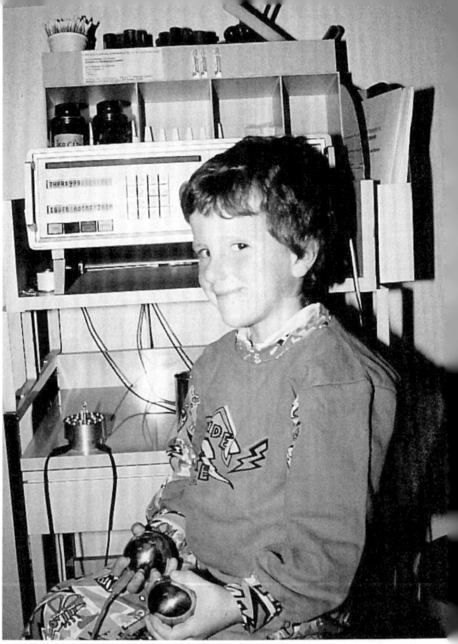

Abb. 40: Allergietherapie (nach KLEIN und SCHWEITZER). Das Allergen ist mit zwei Eingangskabeln am Gerät angeschlossen. Der Patient hält Kugelelektroden in beiden Händen.

Im Programm 999 ist – noch in Anlehnung an den von MORELL vorgesehenen Wert – eine Verstärkung von 8-fach fixiert. Wird dieser Wert auf das im BICOM-Gerät erreichbare Maximum von 64-fach erhöht, so scheint der Effekt der Inversschwingung wesentlich intensiver zu sein.

Seit 1994 steht ein neues Programm mit der Nummer 998 zur Verfügung, in welchem folgende Einstellungen fixiert sind:

Programm 998

A-Inv. = Gesamtinformation invertiert
Alle Frequenzen
Verstärkung 64-fach
Intervallschaltung
Therapiezeit 3 Minuten

Erstaunlicherweise hatte in den letzten Jahren niemand, auch wir selbst nicht, daran gedacht mit der Verstärkung des Allergens zu experimentieren. Man war zufrieden mit der, gegenüber früher und gegenüber allen anderen Methoden, sensationellen Möglichkeit, Allergien „löschen" zu können und nahm die Nachteile der Allergenkarenz und der häufigen Therapien in Kauf. Die Methode von HENNECKE hatte, auch wenn ihr völlig andere Gegebenheiten zugrundeliegen, erkennen lassen, daß auf dem Gebiet der physikalischen Allergietherapie durchaus noch nicht das letzte Wort gesprochen war.
Zahlreiche Kollegen begannen nun zu experimentieren und eigene Wege zu gehen (ALTROCK, CORNELISSEN, DUFKOVA, KRIMPLSTÄTTER, TJIANG). Es zeigte sich, daß Löscheffekte durchaus auch mit anderen Techniken, z. B. in Kombination mit Punkten der Ohrakupunktur, möglich sind. Alle diese Varianten sind zwar wirksam, in ihrer Anwendung aber zum Teil etwas kompliziert und zeitaufwendig.

Das Allergieprogramm 998 als damals neue Methode erwies sich dank der einfachen Handhabung bei sicherer Wirksamkeit sehr bald als besonders praktisch und wurde von vielen Therapeuten als Standardmethode übernommen. Seit den ersten Erfahrungsberichten im Frühjahr 1993 wurden in unserer Praxis inzwischen mehrere tausend Allergiepatienten erfolgreich damit behandelt.

Eine statistische Bearbeitung des Fallmaterials ist bisher nicht erfolgt. Die Wirksamkeit der Methode im Sinne einer völligen Aufhebung der Allergie ist aber so eindeutig, daß eine Erfolgsstatistik höchstens zur Glaubhaftmachung nach außen hin notwendig wäre. Für Insider, für die das Aufheben von Allergien bereits selbstverständlich und eigentlich nur mehr eine Frage der zu wählenden Therapieart ist, ist ein statistischer Wirksamkeitsbeweis längst nicht mehr notwendig.

Allergenkarenz ist beim Großteil der Patienten nicht erforderlich, doch gilt auch hier, wie bei jeder Variante der biophysikalischen Allergietherapie, die Regel: *Bei schweren und seit längerer Zeit bestehenden chronischen Allergien sollte über eine ausreichend lange Karenzphase der Organismus erst für die eigentliche Allergietherapie vorbereitet werden.*

Bei extrem sensibilisierten Patienten empfiehlt es sich, die Einstellungen am BICOM-Gerät individuell auszutesten. In allen übrigen Fällen – auch bei Säuglingen und Kleinkindern – können die Einstellungen von Programm 998 unverändert übernommen werden.

Wichtige weitere Entwicklungen verdanken wir vor allem HENNECKE, der zunächst feststellte, daß die schon bei der Meridiantherapie bewährte Frequenz 52 kHz sehr viel einfacher auch über Kugelelektroden appliziert werden kann und ganz besonders zur Behandlung „natürlicher"Antigene, speziell von Allergien gegen Nahrungsmittel geeignet ist. In der BICOM-

Version 4,1 wurde daher ein entsprechendes Programm vorgesehen (Programm 997). Auch bei diesem Programm befindet sich das Allergen im Eingangsbecher, der Patient hält zwei am Ausgang des Gerätes angeschlossene Kugelelektroden.

Eine weitere Entdeckung betraf die Verstärkung. Es zeigte sich, daß in manchen Fällen eine stufenweise Anhebung der Verstärkung während des Therapieablaufes der konstanten Einstellung überlegen ist. Diese Stufenanhebung bewährte sich sowohl bei Programm 998, als auch bei Programm 997 und wurde als wählbare Option gleichfalls in der BICOM-Version 4,1 einprogrammiert.
Weitere wichtige Verbesserungen brachte die **neue Version 4,4 des BICOM-Gerätes.** Sie steht seit Ende 1997 zur Verfügung.

Eine der damit verbundenen Neuerungen betrifft wieder die Verstärkung: Exakte Beobachtungen hatten ergeben, daß Patienten auf ganz besondere Verstärkungsstufen besonders intensiv reagieren. Gut testende Anwender haben mit jeweils ausgetesteten *individuellen Verstärkungseinstellungen* in der gleichen Therapiezeit mehr erreicht.

Der **automatische Verstärkungsdurchlauf** der BICOM-Version 4,4 berücksichtigt die beste, individuelle Verstärkung zwangsläufig: Während einer Therapie von 10 Minuten werden *alle Verstärkungsstufen von 0,025- bis 64-fach fünfzig mal durchlaufen* und „treffen" so immer wieder die am intensivsten wirkenden, individuellen Verstärkungsstufen. Bei mehrjährigen Beobachtungen zeigte sich dieser Durchlauf sowohl der konstanten Verstärkungseinstellung, als auch der oben erwähnten stufenweisen Anhebung gegenüber, als deutlich überlegen. Diese elektronische Schaltung bewährt sich sowohl in den Grundprogrammen (früher Programm 100 bis 105, neu Programm 130 bis 135), besonders aber auch bei den **drei neuen Programmen zur Allergietherapie.**

Drei Allergieprogramme deshalb, weil nach neueren Erkenntnissen ganz offensichtlich der Einsatz von **substanzspezifischen Frequenzbändern** die Therapiewirkung erhöht (Hennecke und Cornelissen). Jedes der neuen Programme ist auf ein spezielles Frequenzband programmiert:

Programm 977:

Vitalstoffe (im wesentlichen also Nahrungsmittel) sprechen am besten im **Frequenzband um 52 kHz** an (siehe auch Programm 530 und 997). Diese wird als Mittelfrequenz genommen, d. h. der Bandpaß pendelt um diese Frequenz.

Außerdem zeigt die Therapieart **„H+Di"** für Nahrungsmittel die günstigste Therapiewirkung. Cornelissen und Würthle erkannten nach langen Testreihen, daß es günstiger ist, einer hohen Verstärkung von „Di" die größte Abschwächung von „H" zuzuordnen. Aus diesem Grunde wurde elektronisch ein *reziproker Verstärkungsdurchlauf* entwickelt. Dieser ist wesentlicher Bestandteil von Programm 977.

Programm 978:

Dieses Programm arbeitet im **Frequenzband 24 kHz** und ist für Belastungen durch **Viren, Bakterien, Pilze und Pollen** am besten geeignet. Die Therapieart ist **„A-invertiert"**. Auch hier pendelt der Bandpaß über einen größeren Frequenzbereich um die Mittelfrequenz von 24 kHz. Der Verstärkungsdurchlauf von 0,025- bis 64-fach wiederholt sich während der Therapiezeit von 10 Minuten jeweils alle 12 Sekunden.

Programm 979:

Hier ist ein **Frequenzband von 11 kHz** einprogrammiert, d. h. der Bandpaß pendelt über einen größeren Frequenzbereich um 11 kHz herum. Die Therapieart ist gleichfalls **„A-invertiert"**. Dieses Programm ist für alle Belastungen oder Unverträglichkeiten durch **Chemie, Metalle und Umwelt** vorgesehen. Auch hier ist der Verstärkungsdurchlauf von 0,025- bis 64-fach in jeweils 12 Sekunden einprogrammiert.

Diese differenzierte Gestaltung der Programme erhöht die Treffsicherheit, verbessert deutlich die Therapiewirkung und erspart oft das individuelle Austesten der Therapie-Parameter.
Mit der Einführung des BICOM 2000, mit welchem die patienteneigenen und substanzeigenen Frequenzmuster über eine Magnetmatte an den Patienten zurückgegeben werden, wurden die Therapieergebnisse insgesamt erneut verbessert. Die vorher beschriebenen Therapie-Programme brauchten dabei nicht verändert zu werden.

6 Praxis der biophysikalischen Allergietherapie

Im zweiten Abschnitt dieses Buches werden die verschiedenen allergiebedingten Krankheitsbilder aus der Sicht der biophysikalischen Betrachtungsweise näher besprochen. Hier zunächst eine allgemeine Übersicht über das therapeutische Vorgehen bei den einzelnen Allergieformen:

6.1 Akute Allergien

Die einfachen akuten Allergien sind meist leicht zu durchschauen und leicht zu behandeln. Die Symptome treten in der Regel in erkennbarem Zusammenhang bei oder nach Allergenkontakt auf.

Bei Anwendung der neuen Therapiemethoden ohne Karenz kann, **sobald die Diagnose gestellt ist, sofort behandelt werden.** Das gilt auch für die saisonalen Allergien (z.B. den Heuschnupfen), aber auch für alle Allergien, bei welchen eine Vermeidung des Allergens nicht möglich ist, wie bei der Allergie gegen Hausstaubmilben oder Schimmelpilze in der Wohnung.

Bestehen bei demselben Patienten mehrere akute Allergien, so können diese **nacheinander** behandelt werden. Wir selbst behandeln am selben Tag nach Möglichkeit nur biologisch oder chemisch verwandte Allergene und bestellen den Patienten lieber nochmals zu weiteren Therapien.

Pro Allergen werden in unserer Praxis durchschnittlich 2 bis 3 Therapien an verschiedenen Tagen durchgeführt. In besonderen Fällen, etwa wenn der Patient einen weiten Anreiseweg hat, kann die Anzahl der Therapien bis auf eine reduziert werden. Im allgemeinen hat es sich aber bewährt, wenn wir den Patienten einige Tage bis Wochen nach der Ersttherapie in Kontrolle behalten. Der Therapieeffekt (und damit die Richtigkeit unserer Diagnose) kann auf diese Weise gut kontrolliert werden. Die bei dieser Gelegenheit durchgeführte nochmalige Therapie mit seinem Allergen, gibt dem Patienten außerdem ein erhöhtes Gefühl der Sicherheit.

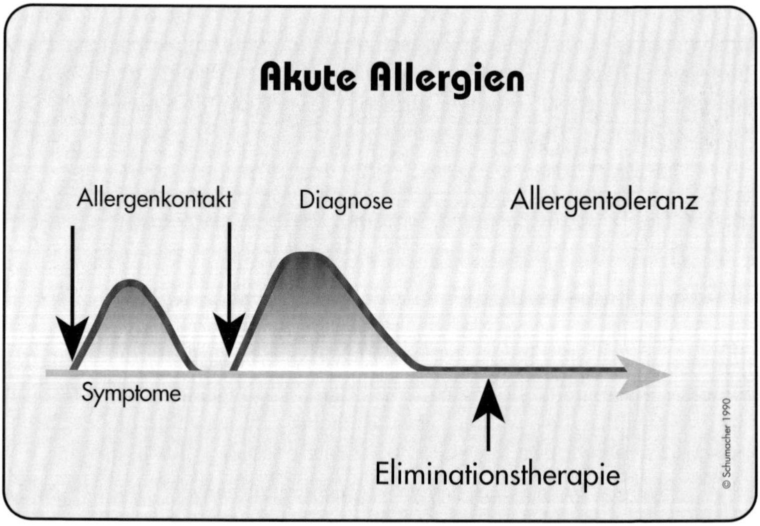

Abb. 41: Schema des Vorgehens bei akuten Allergien: Bei der akuten Allergieform treten jeweils nach Allergenkontakt Symptome auf, die – wenn kein weiterer Allergenkontakt mehr erfolgt – in wenigen Tagen wieder abklingen. Ist das Allergen identifiziert, kann die Allergietherapie sofort abgeschlossen werden. Bei richtiger Diagnose wird das Allergen anschließend und auf Dauer reaktionslos vertragen.

Als durchschnittlicher Standard hat es sich bewährt, jeweils eine Therapie mit dem „unspezifischen" Programm 998 (mit Verstärkungsdurchlauf) und – je nach Allergen – eine Therapie mit den substanzspezifischen Frequenzen (Programm 977, 978, oder 979) durchzuführen.
Abb. 41 zeigt unser Vorgehen bei akuten Allergien, zur Demonstration des Unterschiedes zu den chronischen Allergien (Abb. 42).

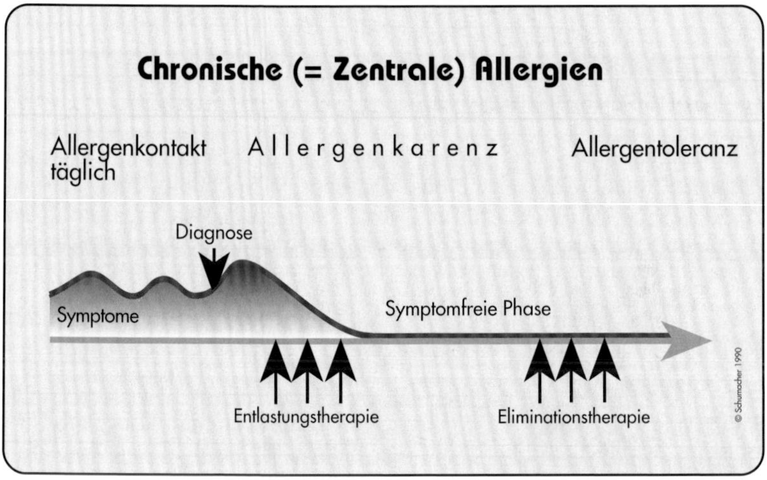

Abb. 42: Schema des Vorgehens bei chronischen Allergien: Bei den chronischen Allergieformen (Allergenkontakt täglich oder dauernd) ist die Ausprägung der Symptome verschieden. Sie kann je nach Gesamtzustand des Patienten und Wirksamwerden der verschiedensten zusätzlichen Belastungen in weiten Grenzen schwanken. Ein direkter Zusammenhang der Symptomatik mit dem Allergen ist infolge des Maskierungseffektes in der Regel nicht erkennbar. Bei Beseitigung des Allergens kommt es durch den Demaskierungseffekt zunächst zu einer Zunahme der Sensibilität (Karenzfehler wirken sich hier besonders dramatisch aus). Die anschließende Phase der Allergenkarenz ist zeitlich nicht begrenzt. Der Patient muß die fehlerfreie „Code-Karenz" zuerst erlernen, die Symptome der Allergie sollten sich deutlich bessern. In dieser Phase sind häufig „Entlastungstherapien" indiziert.
Die eigentliche Eliminationstherapie sollte nicht zu früh begonnen werden, die Symptome sollten weitgehend gebessert oder verschwunden sein. Im Anschluß an die Löschtherapie besteht Allergentoleranz, d. h. der Patient braucht das Allergen nicht mehr zu meiden.

6.2 Chronische Allergien mit geringem Sensibilisierungsgrad

Bei den chronischen Allergien (Allergie gegen ein täglich oder jedenfalls häufig zugeführtes Grundnahrungsmittel) richtet sich das therapeutische Vorgehen vorwiegend nach dem **Grad der Sensibilisierung** des Patienten.

Bei Patienten mit mäßiger oder geringer Sensibilisierung und wenig ausgeprägter Symptomatik kann in der Regel sofort behandelt werden. Eine leichte und erst seit kurzer Zeit bestehende Kuhmilchallergie mit nur geringfügigen Neurodermitissymptomen etwa, kann ohne weiteres den akuten Allergien gleichgestellt und auf dieselbe Weise, wie oben beschrieben, behandelt werden.

6.3 Chronische Allergien mit hohem Sensibilisierungsgrad

Naturgemäß finden sich in dieser Gruppe die am schwierigsten zu behandelnden Patienten. Die Symptome der Allergie sind meist schwer (**Neurodermitis, Asthma, Colitis** etc.) und belasten den Patienten oft bis an die Grenze des Erträglichen. Zudem ist durch viele erfolglose Therapieversuche oft auch eine resignierende Entmutigung eingetreten, die schon im ersten aufklärenden Gespräch mit dem Patienten berücksichtigt werden muß.

Viele Neurodermitispatienten sind **Hyperergiker** und reagieren zumindest im Beginn der Allergenkarenzphase schon auf unvorstellbar geringe Mengen ihres Allergens. Der Begriff der **immateriellen Allergeninformation** (= physikalischer Code der Substanz) **muß** diesen Patienten völlig klar sein, schon um die entsprechenden Situationen vermeiden zu können.

Die Hyperergie kann mit Hilfe eines Objektträgertests im Rahmen des Allergen-Resonanztests rasch und einfach nachgewiesen werden. Der Test hat sich sowohl zur Abschätzung des Sensibilisierungsgrades des Patienten, als auch zur Demonstration dem Patienten gegenüber sehr bewährt. Für den Patienten ist es immer eindrucksvoll, wenn er sieht, daß sogar die völlig unsichtbar auf einem sauberen Objektträger aufgedampfte Information seines Allergens für ihn ein hochpotentes Allergen darstellt.

Der erste und wichtigste Rat, den wir diesen Patienten geben, ist die **sofortige und lückenlose Elimination seines zentralen Allergens aus seinem gesamten Lebensraum samt Umfeld.** Das heißt nicht nur völlige Entfernung aller kuhmilch- oder weizenhaltigen Lebensmittel aus der Wohnung, auch alle mitwohnenden Familienangehörigen müssen sich notgedrungen denselben strengen Regeln wie der Patient selbst unterwerfen. Bei Besuch in fremden Wohnungen muß man darauf achten, daß nicht am selben Tag mit dem entsprechenden Allergen (Kuhmilch oder Weizen) hantiert, gekocht oder gebacken worden ist, alle Restaurants, Cafés, Konditoreien, Bäckereien, Lebensmittelgeschäfte etc. müssen gemieden werden, usw.! (Auf die Hyperergie wird bei Besprechung der Neurodermitis nochmals genauer eingegangen.)

Alle diese Richtlinien stellen einen extremen Eingriff in das Leben des Patienten und seiner Familie dar. Ihre Notwendigkeit wird aber sehr bald unter Beweis gestellt, wenn der erste Fehler zu einer massiven Verschlechterung des Krankheitsbildes geführt hat. Spätestens ab diesem Zeitpunkt ist in der Regel die Motivation stark genug, um alle Einschränkungen und Belastungen freiwillig auf sich zu nehmen.

> Für den Patienten ist vor allem wichtig, daß ihm endlich ein Weg gewiesen wurde, den er als sinnvoll erkennt und dessen Ziel er anstrebt.

Das Ziel ist schlußendlich die Eliminationstherapie, die freilich bei diesen hyperergischen Patienten meist erst nach mehreren Wochen – gewissermaßen als Belohnung und Schlußpunkt – durchgeführt werden kann.
In der Zwischenzeit und unabhängig von der späteren Allergietherapie haben sich zur allgemeinen Beruhigung und schrittweisen Senkung des Sensibilisierungsgrades Serien von jeweils **3 bis 6 Entlastungstherapien** mit dem BICOM-Gerät bewährt. Wichtig dabei ist, zumindest im Beginn, die Berücksichtigung der extremen Hypersensibilität des Patienten, der schon auf kleinste Reize überschießend reagiert.

Wir wählen zur allgemeinen entlastenden **Basistherapie** immer ein Programm mit „A-Invers", also Inversion des gesamten Schwingungsspektrums und einer Verstärkung von weit unter 1,0. In unserer Praxis hat sich das **Programm 101** bewährt, wobei wir Verstärkung und Zeit zuerst stark reduzieren (¼ bis ½ der ursprünglich programmierten Werte) und je nach Verträglichkeit langsam steigern. Wo immer möglich, sollten die Einstellungen individuell ausgetestet werden.
Im Anschluß an die Basistherapie folgt dann der **eigentliche allergieentlastende Therapiedurchgang mit Programm 999** (Allergen im Eingangsbecher, Patient mit 2 Elektroden und Kabeln am Ausgang) auch hier mit in Verstärkung und Zeit zunächst stark reduzierten (nach Möglichkeit ausgetesteten) Einstellungen, die dann je nach Verträglichkeit erst langsam gesteigert werden. Die Einstellungen, die wir für die Löschtherapie verwenden, sollten in diesem hochsensiblen Stadium vermieden werden. Auch von „Allergietropfen" (Tropfen mit der *aufgeschwungenen* Spiegelbildinformation des Allergens) ist in dieser Phase dringend abzuraten. Selbst bei vorsichtiger Dosierung können schwere Verschlechterungsreaktionen ausgelöst werden. Mit der eigentlichen **Eliminationstherapie** (in der Regel 2 bis 3 Therapien mit Programm 977 oder 998, eventuell nacheinander an verschiedenen Tagen) sollte nicht zu früh begonnen werden. Die besten Ergebnisse erzielt man, wenn man zunächst weitgehende Symptomfreiheit abwartet (Abb. 42).

Viele Patienten mit Neurodermitis oder Asthma sind **Multiallergiker,** d. h. sie haben neben ihrer zentralen Allergie auch noch Allergien gegen die verschiedensten **akuten Allergene,** seien sie nun im Lebensmittelbereich oder Inhalations- oder Kontaktallergene. Die Zeit bis zur Elimination des zentralen Allergens kann durchaus genützt werden, um diese oberflächlichen Allergien Schritt für Schritt und eine nach der anderen zu eliminieren. Die Reihenfolge kann der Patient selbst bestimmen, je nachdem wie weit er die einzelnen Allergien als behandlungsbedürftige Belästigung empfindet oder nicht.
Wie bereits erwähnt, behandeln wir akute Allergien nicht in größerer Anzahl in einer Therapiesitzung. Bei den hochsensiblen und zu Überreaktionen neigenden Patienten mit Neurodermitis, schwerem Asthma etc., sind wir auch bei diesen „Begleitallergien" besonders vorsichtig.

7 Faktoren, die das Behandlungsergebnis beeinträchtigen können

Die biophysikalische Allergietherapie ist von der Technik her im Grunde sehr einfach. Bei den akuten Allergien gibt es auch nur selten wirkliche Schwierigkeiten. Anders bei den chronischen Formen, speziell wenn diese schon seit langer Zeit bestehen und sich eine echte Allergiekrankheit entwickelt hat.
Geht es darum, z. B. eine Neurodermitis oder ein chronisch-allergisches Asthma bronchiale zur echten Abheilung zu bringen, so sind viele wichtige Gesichtspunkte zu beachten. Ohne ein perfektes Zusammenspiel von Arzt und Patient ist ein derart hochgestecktes Ziel kaum zu erreichen.

7.1 Fehler in der Diagnostik

Eine Allergietherapie auf der Informationsebene ist nur möglich, wenn das exakt **passende Allergen bekannt ist** und **als Information zur Verfügung steht.** Daraus ergibt sich die zentrale Bedeutung der Diagnostik für die Ergebnisse der Therapie.
Abgesehen von den nach wie vor schwierigen und die ganze ärztliche Kunst erfordernden chronischen Allergien, hat die biophysikalische Therapie mit der BICOM-Technologie heute einen derartigen Standard erreicht, daß echte Mißerfolge eigentlich fast nur mehr auf Fehldiagnosen beruhen können. Die Therapie ist tatsächlich zu einem nahezu aus-

schließlichen Problem der Diagnostik geworden. Es wird noch zu zeigen sein, daß hier eine der Hauptschwierigkeiten im Konsens mit der Schulmedizin liegt.

> Wer falsch diagnostiziert, wird trotz guten Glaubens an die eigene Diagnose mit der biophysikalischen Therapie auf keinen Fall gute Ergebnisse erzielen können!

Grundsätzlich können Fehler in der Diagnostik auf verschiedene Weise entstehen:

7.1.1 Fehleinschätzung immunologischer Testergebnisse

Abgesehen von ihren sonstigen Nachteilen (Umständlichkeit und Belastung für den Patienten) erfassen alle Tests der schulmäßigen Allergologie (Hauttests, Bluttests etc.) nur die Abläufe auf der **materiellen Ebene** und bringen für unsere Zwecke oft unbrauchbare Ergebnisse. Der Nachweis spezifischer Antikörper besagt nichts über die tatsächliche Relevanz des allergischen Geschehens.

7.1.2 Fehler seitens des Testers

Alle auf der Informationsebene arbeitenden Tests sind elegant, belastungsfrei für den Patienten und lassen ökonomisches Testen zu. Alle stellen jedoch relativ große Anforderungen an den Tester. Die Testmethode – welche auch immer angewandt wird – muß gründlich erlernt und geübt sein. Falsche Ergebnisse sind vor allem durch Unsicherheit, Zaghaftigkeit, mangelnde Konzentration oder Ermüdung des Testers möglich.

7.1.3 Die Begriffe „Allergie“ und „Unverträglichkeit“ werden verwechselt

Diese Fehlerquelle betrifft vor allem Techniken, die zwar auf der Informationsebene arbeiten, aber nur bei **spezieller Qualifikation des Testers verlässlich sind.** Dazu gehören z. B. die Elektroakupunktur, die Techniken der Aurikulomedizin und der Kinesiologie.
Einer der entscheidenden Nachteile dieser Methoden besteht darin, daß sich positive Testergebnisse auch dann ergeben, wenn die entsprechende Substanz im Augenblick des Tests aus den verschiedensten Gründen eine

Belastung für den Patienten darstellt. Man erhält auf diese Weise **zu viele positive Ergebnisse,** eine Differenzierung in echte Allergien und Belastungsreaktionen im eher toxikologischen Sinn erfordert viel Erfahrung.
Wie problematisch fehlerhafte Diagnostik für den Patienten sein kann, soll folgendes Beispiel demonstrieren:

Pat. L. A., geb. 1987:
Seit früher Säuglingszeit Neurodermitis. Im Verlaufe des 3. Lebensjahres werden von einem Kollegen aufgrund von Elektroakupunkturtests mehrere physikalische „Löschtherapien" durchgeführt, die jedoch keinerlei Effekt zeitigen.
Im Alter von 4 Jahren tritt zusätzlich zunehmendes Asthma bronchiale auf. Ein schließlich konsultierter weiterer Bioresonanzarzt findet 70 Allergene (!), was begreiflicherweise zu einer völligen Verunsicherung der Familie führt, zumal eine **Gewichtung der Allergene in die krankheitsentscheidenden zentralen und die im Grunde unwichtigen akuten Allergene nicht erfolgt.**
Der Patient kommt schließlich zu uns und bietet das Bild einer typischen Kuhmilch-Neurodermitis mit Ekzemveränderungen speziell im Gesicht und an den Extremitäten. Zusätzlich ausgeprägtes Asthma bronchiale. Im Test Kuhmilch und Hühnereiweiß positiv, daneben Pferdeepithelien und Schafwolle. Im Stuhl Candida positiv.
Auf rektale Ozontherapie zur Beseitigung der Candidabesiedelung des Darmes, exakte Kuhmilchkarenz und schließliche Allergietherapie, bessert sich der Hautzustand innerhalb einiger Wochen dramatisch, asthmatische Beschwerden treten nicht mehr auf.
Bei diesem Patienten wurde offensichtlich zuerst eine falsche Diagnose gestellt, daher war keinerlei Effekt auf physikalische Therapie zu beobachten. Die Diagnose des zweiten Kollegen beinhaltete zwar die richtigen Allergene, diese waren aber versteckt in einem völlig verwirrenden Wust fälschlich positiver Testergebnisse, mit denen schließlich weder Patient noch Therapeut etwas anzufangen wußten.

Fehler in der Diagnostik bewirken totale Mißerfolge der Therapie. Der Patient wird mit einem nicht zutreffenden Allergen behandelt, daher kann sich an seiner Allergie nicht das Geringste ändern.
Andere Faktoren können das Ergebnis einer an sich richtigen Allergietherapie in Frage stellen. In den meisten Fällen zeigt sich die Allergie zunächst als gelöscht, macht sich aber nach einigen Wochen oder Monaten wieder bemerkbar:

7.2 Geopathische Belastung

„Geopathie" – für manche ein Reizwort, für viele Menschen heute schon ein selbstverständlicher Umweltfaktor, der durchaus unser Leben und unsere Gesundheit zu beeinflussen vermag. Schon vor mehr als 4000 Jahren galten in China kaiserliche Gesetze, wonach menschliche Bauwerke oder Behausungen nur dort gebaut werden durften, wo zuvor der Standort von einem Priester oder Arzt auf das Vorhandensein oder Fehlen „böser Erdgeister" untersucht worden war.
Wir wollen in diesem Rahmen weder auf Details eingehen, noch in die unvermindert rege Diskussion zwischen der „reinen Naturwissenschaft", der Radiästhesie als parawissenschaftlich eingestufter Disziplin und der energetisch-physikalisch orientierten Medizin eingreifen.

> Wer aber mit feinsten physikalischen Energien und Informationen zu arbeiten und zu therapieren gewohnt ist, kann nicht umhin, den Faktor „Geopathie" zumindest zu berücksichtigen.

Unter „geopathischen Belastungen" versteht man standortbedingte Einflüsse, die – so zeigt die Erfahrung – durchaus krankmachende Auswirkungen im Organismus entfalten können. Solche, vom Standort abhängige Einflußfaktoren können sein:

- Sogenannte **„Erdstrahlen"**, wie sie z. B. durch „Wasseradern", aber auch durch Lagerstätten von Erz, Kohle oder Mineralen oder durch geologische „Verwerfungszonen" verursacht werden.
- Das Globalgitternetz, das in regelmäßiger gitterförmiger Anordnung den Erdball von Nord nach Süd und von Ost nach West überzieht (sogenanntes „Hartmann-Gitter"). Seine Lage ist nicht stabil, daher kommt es als chronischer Belastungsfaktor nur ausnahmsweise in Frage.
  Das zweite Gittersystem, nach dem deutschen Arzt M. Curry als **„Curry-Gitter"** benannt, verläuft diagonal zum Hartmann-Gitter. Es ist stabil und kann sehr wohl als Störfaktor in Frage kommen. Wirksam sind vor allem Kreuzungen der Gitterstreifen untereinander, bzw. mit den durch die obengenannten „Erdstrahlen"-Einflüsse verursachten Störstreifen.
- Als dritter Faktor kommt in zunehmendem Maße die **„elektromagnetische Umweltverschmutzung"** (R. O. Becker) hinzu. Die ganze Welt ist heute umspannt von Radio- und Fernsehsignalen, Mikrowellen, Radar, Hochspannungsleitungen, usw. Ganz abgesehen von den elektromagnetischen Belastungen aus dem ganz persönlichen Umfeld durch elektrische Geräte, Uhren, Neonröhren, Fernseh- und Radiogeräte, Funktelefone, elektrische Leitungen usw.

Allen diesen Störeinflüssen ist gemeinsam, daß sie in mehr oder weniger starkem Ausmaß auf elektrischer, magnetischer, elektromagnetischer, elektrostatischer oder radioaktiver Ebene das Energie-, Schwingungs- und Informationsgeschehen in lebenden Systemen zu beeinflussen vermögen. Beim stabilen, ansonsten unbelasteten Menschen, sind die Auswirkungen in der Regel unmerklich und werden von den natürlichen Ausgleichsmechanismen aufgefangen. Erst bei Dauerbelastung durch viele Jahre bis Jahrzehnte (z. B. durch einen gestörten Schlafplatz) oder bei Extremsituationen (z. B. Kreuzung mehrerer Störstreifen oder bei extremer elektromagnetischer Belastung) macht sich die krankmachende Wirkung bemerkbar. Das Beschwerdebild ist in der Regel uncharakteristisch:

- Bei Kindern stehen im Vordergrund: Schlafstörungen, Pavor nocturnus, Bettnässen, aber auch Schulprobleme. (Die Lehrerin und gleichzeitig Radiästhetin KÄTHE BACHLER hat mit ihrem Buch „Erfahrungen einer Rutengängerin" auf diesem Gebiet Pionierarbeit geleistet.)
- Bei erwachsenen Patienten: Hier stehen neben den Schlafstörungen die typische morgendliche Zerschlagenheit, Reizbarkeit, Kopfschmerzen in verschiedenster Form und Ausprägung und Konzentrationsstörungen im Vordergrund, daneben alle Beschwerdeformen des rheumatischen Formenkreises und schließlich die vieldiskutierte Beteiligung an der Krebsentstehung im Sinne einer „cocarzinogenen Wirkung".

Je mehr ein Patient durch anderweitige Faktoren belastet ist, umso mehr und umso eher werden sich auch geopathische Störfaktoren auswirken.
Allergiker sind von Natur aus nie völlig unbelastete Menschen, sie sind ja schon mit ihrer Allergie belastet, ganz abgesehen davon, daß in den meisten Fällen ein ganzes Mosaik von Störfaktoren zusammenwirkt.
Die Erfahrung hat nun gezeigt, daß die biophysikalische Behandlungsmöglichkeit von Allergien erschwert oder auch völlig blockiert sein kann, wenn eine relevante geopathische Belastung nicht bemerkt, nicht beachtet und jedenfalls nicht beseitigt wird.
Ein **Geopathietest** – mit welcher Methode auch immer durchgeführt – gehört unseres Erachtens zur Standarddiagnostik bei jedem Allergiepatienten. Er dient ganz allgemein dem Nachweis einer geopathischen Belastung am Patienten, ohne zunächst auszusagen, worin diese Belastung besteht.
Bei positivem Testausfall wird von uns immer ein erfahrener Radiästhet eingeschaltet, der nach Möglichkeit auch die nötigen Meßgeräte zur Feststellung einer Elektrobelastung zur Verfügung haben sollte. Erst nach Abklärung der Situation und Beseitigung der Störung – kontrolliert durch einen neuerlichen Geopathietest – beginnen wir mit der Allergietherapie. Wir kennen viele Fälle, bei denen auf dem Umweg über die Allergiedia-

gnose eine bislang unbekannte geopathische Belastung aufgedeckt und zum Segen des Patienten ausgeschaltet wurde.

Hierzu ein Beispiel, das besonders reizvoll ist, weil es gleichzeitig vier Patienten betrifft: Es handelt sich um vier Geschwister, zwei Mädchen und zwei Buben, alle 1985 am gleichen Tag geboren, also um viereiige Vierlinge.
Sie kamen im Alter von 3 Jahren erstmals in unsere Praxis (Abb. 43).

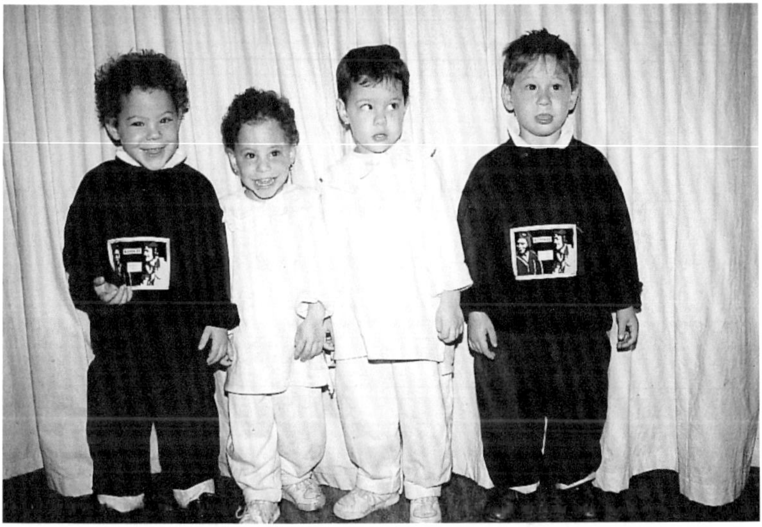

Abb. 43: Viereiige Vierlinge, alle vier sind geopathisch belastet, drei davon haben auch Allergien. Am schwersten belastet ist das Mädchen links von der Mitte, das gegenüber seinen gleichaltrigen Geschwistern deutlichen Minderwuchs zeigt.

Der Bub ganz rechts in der Abbildung war als einziger gesund und frei von Allergiesymptomen, wenn auch in Länge und Gewicht unter der Altersnorm. Am schwersten betroffen war eines der Mädchen (zweite von links). Sie hatte seit ihrer Säuglingszeit eine schwere Neurodermitis, in den letzten Monaten zusätzlich zunehmende Asthmasymptome. Die schwere allergische Belastung hatte sich auch in der körperlichen Entwicklung ausgewirkt. Sie war seit jeher die Kleinste und Schwächlichste der vier Geschwister.
Auch die beiden anderen Geschwister hatten Allergiesymptome in Form von Urticarianeigung, chronisch allergischem Husten und Pollinose.
Von allen Kindern wurde berichtet, daß sie nachts unruhig seien, oft aufweinen und zu nächtlichen Kopfschweißen neigen.

Die biophysikalische Diagnostik erbrachte neben mehreren Allergien bei allen vier Kindern einen positiven Geopathietest, d. h. ein Indiz für eine relevante geopathische Belastung bei allen vier Geschwistern.
Geopathische Belastungszonen treten fast immer in Form von Störstreifen auf. Es ist daher eher ungewöhnlich, wenn mehrere Insassen einer Wohnung gleichzeitig Belastungszeichen aufweisen, es sei denn, sie haben ihre Schlafplätze alle im Bereich dieses Störstreifens. Im Falle unserer Vierlinge wurde exakt diese Situation durch den radiästhetischen Befund erwiesen. Alle vier Kinder hatten ihre Schlafplätze an einer Wand aufgereiht und alle lagen im Bereich einer breiten linkszirkulären Wasserzone, die noch durch einen nahezu parallel dazu verlaufenden Streifen des Curry-Gitters verstärkt wurde (Abb. 44).

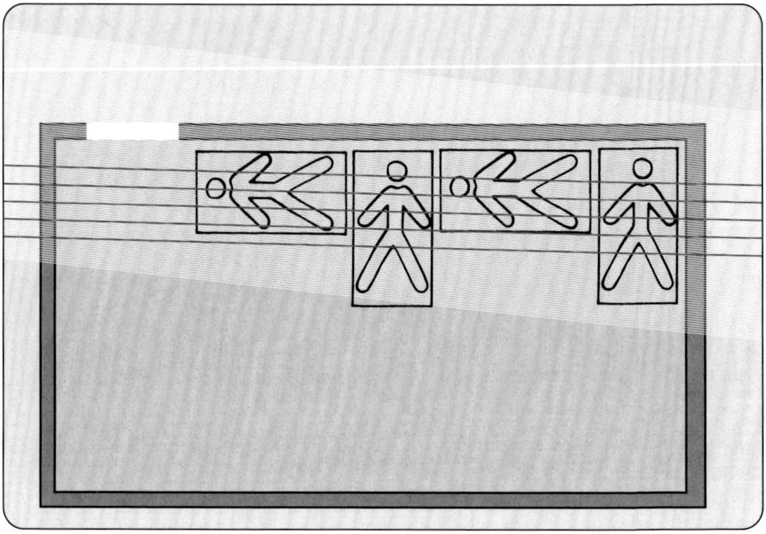

Abb. 44: Radiästhetischer Befund der Kinder von Abb. 43: Alle vier Kinder liegen aufgereiht im Einflußbereich einer linkszirkulären intensiven Wasserzone. Diese wird noch zusätzlich durch einen parallel verlaufenden Streifen des Curry-Gitters belastet.

Die Schlafplätze der Kinder wurden umgehend in die störungsfreie Zone des Zimmers verlegt. Die verschiedenen Allergien bei den einzelnen Kindern wurden der Reihe nach behandelt: Bei dem Buben in der Abbildung links eine Gänsedaunenallergie, anschließend eine Haselpollinose.
Das größere Mädchen litt unter rezidivierender Urtikaria, als deren Ursache eine Allergie gegen Azofarbstoffe eruiert wurde. Es wurde nacheinander mit Tartracin (E102) und dem Rotfarbstoff E124 behandelt.

Am schwierigsten und langwierigsten gestaltete sich begreiflicherweise die Therapie bei dem am schwersten belasteten Mädchen mit Neurodermitis und Asthma. Nach Beseitigung der geopathischen Belastung wurde zunächst der Darm saniert (es fand sich eine massive Candidabesiedelung des Darmes), anschließend exakte Karenz der beiden nachgewiesenen zentralen Allergene Kuhmilch und Weizen und schließlich Löschtherapie, zuerst mit Kuhmilch, später mit Weizen. Im Laufe der nächsten zwei Jahre wurden noch einige akute Allergien (Katzenepithelien, Walnuß, Wiesengräser, Pferdeepithelien) therapiert. Die ursprünglich nachweisbaren Allergien gegen Zitrusfrüchte, Pfirsiche und Kiwi waren nach Therapie der zentralen Allergene von selbst verschwunden.
Wir betreuen die Kinder inzwischen durch mehr als drei Jahre. Sie sind nun alle gesund, in den letzten zwei Jahren frei von Allergien. Auch das Mädchen mit der ursprünglichen Neurodermitis und Asthma ist gesund. Die Haut ist gelegentlich noch etwas rauh und anfällig für Mykosen, das Bronchialsystem reagiert bei Infekten noch manchmal mit angedeuteter Spasmusneigung.
Interessant ist der Entwicklungsverlauf dieses Mädchens, dargestellt an der Gewichtskurve während der ersten fünf Lebensjahre (Abb. 45).
Die Gewichtskurve verläuft während der ersten drei Lebensjahre durchwegs deutlich im Bereich unter der, den Normbereich nach unten begrenzenden 3% Percentilenkurve. Im vierten Lebensjahr (Beseitigung der geopathischen Belastung und Beginn der Allergietherapie) ist ein deutlicher Knick der Kurve nach oben mit einem Percentilensprung von mehr als 10% zu erkennen.
Die Krankengeschichte dieser vier Geschwister zeigt nicht nur die Bedeutung einer geopathischen Belastung (ohne Geopathiediagnose wäre der Verlauf mit Sicherheit ungünstiger gewesen). Sie gibt auch ein gutes Beispiel für die segensreichen Möglichkeiten, mit Hilfe der biophysikalischen Therapiemethoden ganze Familien zu sanieren, deren Atopikerschicksal ohne unsere Möglichkeiten mit Sicherheit anders verlaufen wäre.

7.3 Erworbene Belastungsfaktoren

Je einfacher die Technik der Allergietherapie wird, umso mehr besteht die Gefahr, **die zu behandelnde Allergie als allzu isolierte Störung zu sehen,** deren Beseitigung wenig Schwierigkeiten macht, sodaß es kaum mehr nötig erscheint, sich auch mit dem Menschen als Ganzes näher zu befassen.
Nur zu leicht wird übersehen, daß der Träger dieser Störung ein Mensch unserer Zeit ist, belastet mit vielen Schädlichkeiten unserer Welt, denen wir uns schon längst nicht mehr entziehen können. Ein Mensch, der

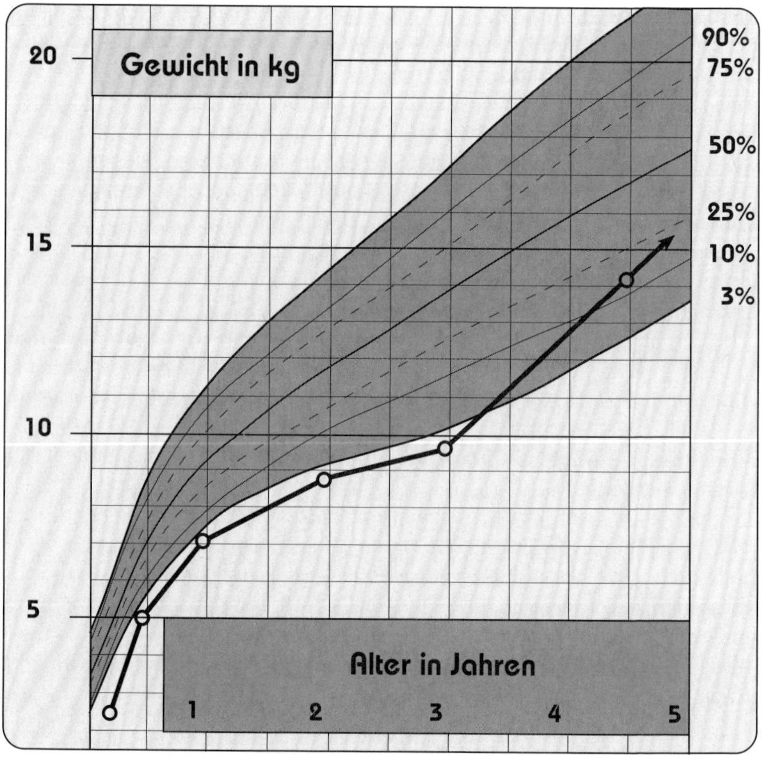

Abb. 45: Gewichtskurve des Vierlingsmädchens mit schwerer Neurodermitis und Asthma. In den ersten drei Lebensjahren liegt die Gewichtskurve immer unter der – den äußersten Normbereich markierenden – 3% Percentilenkurve.
Mit Aufdeckung und Korrektur der geopathischen Belastung und gleichzeitigem Beginn der Allergietherapie (Beginn des 4. Lebensjahres) kommt es zu einem deutlichen Knick in der Gewichtskurve nach oben mit einem Percentilensprung von mehr als 10 Prozent innerhalb eines Jahres. Im weiteren Verlauf steigt die Kurve kontinuierlich an und liegt im 6. Lebensjahr bereits in der Nähe der 25% Percentile.

diese Allergie möglicherweise gar nicht entwickelt hätte, wäre sein Gesamtsystem so frei und unbelastet schwingend, wie es eigentlich von Natur aus programmiert wäre.

Natürlich ist das Ausmaß der **erworbenen Belastungsfaktoren** auch stark abhängig vom Lebensalter. Bei Kindern spielen sie meist noch eine relativ geringe Rolle, deshalb haben wir dort die besten Erfolge und die geringsten Schwierigkeiten.

Bei erwachsenen Patienten dagegen ist es unerläßlich, die vielen möglichen Einflüsse zu erkennen und zu behandeln, wie sie z. B. aus einer jahre- oder jahrzehntelang praktizierten **unvernünftigen Lebensführung** resultieren können oder die von **früheren Be- oder „Mißhandlungen" des Patienten** herrühren.

„Wer die biophysikalische Allergietherapie als Einzelaktion durchführt und die vielfältigen sonstigen Belastungsbesonderheiten des Patienten außer acht läßt, wird kaum die sonst möglichen Therapieerfolge erzielen!"

Noch bevor die eigentliche Allergietherapie begonnen wird, sollten (neben der bereits erwähnten und besprochenen Geopathie) folgende Belastungsfaktoren erkannt und therapeutisch angegangen werden:

- **Darmdysbiose,** speziell Befall des Darmes mit Candida
- **Narbenstörfelder,** besonders im Kopf- und Nackenbereich
- **Mängel im Mineral- und Nährstoffhaushalt**
- **Belastungen durch Toxine** (Amalgam, Wohngifte etc.)
- **Virale Belastungen**

Alle diese Belastungen erfordern **ganzheitliche Therapieansätze,** wobei wiederum die harmonisierende, entlastende und entgiftende Wirkung der **klassischen Bioresonanztherapie** mit den verschiedensten Enlastungs- und Entgiftungsprogrammen eingesetzt werden kann.

Wir empfehlen schon vor Beginn der Allergietherapie eine oder mehrere Grundtherapien mit der Bandpaßtechnologie, wenn nötig auch individuell ausgetestete Folgetherapien, zu applizieren.

Neben der gekonnten und differenzierten Anwendung der Bioresonanztherapie halten wir ein ganzheitliches **„In-Ordnung-bringen"** aller (oder zumindest der wichtigsten) gestörten Funktionen und Regulationen für wichtig. Je nach eigenem Wissen und Können wäre hier einzusetzen:

- Sanierung des Darmes
- Einführung einer gesunden, vollwertigen Ernährung
- Sanierung des Milieus der Schleimhäute (Symbioselenkung)
- Gekonnte homöopathische Konstitutionstherapie

7.4 Psychische Faktoren

Die Bedeutung des psychischen Bereiches im Rahmen der Allergieproblematik ist bekannt und unbestritten, wird aber häufig stark überschätzt. Aus der Sicht der Psychoanalyse wird selbst ein derart klar durchschaubares Krankheitsbild wie der Heuschnupfen auf frühkindliche Beziehungsstörungen zurückgeführt. Bei Nichtbewältigung dieser Störungen entstünde eine Situation, als müsse sich das Ich gegenüber einem Allergen zur Wehr setzen. *„Das Allergen werde schließlich zum Stellvertreter für die als gefährlich phantasierten bösen Bezugspersonen der frühesten Erlebnisperiode.“* (R. MATTHEIS)

Wer Allergien biophysikalisch behandelt und dabei täglich die voraussagbare Wirkung dieser völlig unkomplizierten Therapie erlebt, wird diesen Vorstellungen kaum beipflichten können.

Trotzdem wird wohl kein Therapeut, der auch nur einigermaßen ein Gespür für die Gesamtproblematik seiner Patienten hat, die Einflüsse psychischer Faktoren auf die Symptomatik allergischer Krankheitsbilder leugnen. Sie wirken auf jeden Fall als „Labilisierungsfaktoren“ in dem Sinne, als das gleiche Allergen beim selben Patienten verschieden starke Reaktionen aulösen kann, je nachdem in welchem Seelenzustand sich der betreffende Mensch gerade befindet. **Seelische Spannungen, Konfliktsituationen, Überforderungen, familiäre, schulische oder berufliche Schwierigkeiten** usw. wirken verstärkend. In Zeiten seelischer Ausgeglichenheit, glücklicher und harmonischer Lebensumstände können die Symptome trotz Allergeneinwirkung fast oder völlig verschwinden (z.B. Besserung einer Neurodermitis in einem erholsamen Urlaub, trotz extremer Allergenbelastung).

Auf einer völlig anderen Ebene liegt ein Faktum, das immer wieder als schlagkräftigster Beweis für die psychogene Auslösung allergischer Reaktionen angeführt wird. Bekanntes Beispiel: Ein Pferdeallergiker bekommt einen Asthmaanfall, wenn sein Blick auf das Foto eines Pferdes fällt.

Die Erklärung dieses spektakulären Verhaltens liegt mit Sicherheit nicht im Bereich des Themenkreises Allergie, sondern eindeutig in der Fähigkeit jedes Lebewesens, **bedingte Reflexe** zu entwickeln. Der Pferdeallergiker verhält sich beim Anblick des Pferdefotos genauso wie der berühmte, von PAWLOW beschriebene Hund beim Anblick des Futters. Eine durch Erfahrung vorgebahnte „Schiene“ wird aktiviert und eine spezifische somatische Reaktion ausgelöst.

Wieder anders zu werten ist ein Problem, das gelegentlich auftaucht und sich als echtes Therapiehindernis auswirken kann: Die **psychogene Selbstblockade des Patienten.**

Das Phänomen, daß der Patient, obwohl er die verschiedensten therapeutischen Maßnahmen über sich ergehen läßt, in seinem Unterbewußtsein eigentlich gar **nicht gesund werden will,** ist häufiger als gemeinhin angenommen.

Je nach psychischer Konstitution des Patienten, seinen Lebensumständen und dem Charakter seiner Krankheit, kann es eigentlich bei jedem Krankheitszustand zutage treten. Es kann harmlos und vorübergehend sein (z.B. wenn die Krankheit willkommener Anlaß ist, irgendwelchen persönlichen Problemen aus dem Wege zu gehen).

Bei chronischen Krankheiten mit entsprechendem Leidensdruck kann das Phänomen der „psychologischen Therapieumkehrung" zu einem sehr zentralen Problem werden und jegliche Therapiebemühungen von vornherein zunichte machen.
Gerade die chronischen Allergien und die daraus resultierenden **„Allergiekrankheiten"** wie Neurodermitis, chronisches Asthma bronchiale und die verschiedenen Colitisformen haben **neben der primär auslösenden allergischen Komponente** fast immer einen komplizierten individuell psychologischen Unterbau.
Je länger die Krankheit besteht, um so mehr wird der psychische Bereich in das Krankheitsgeschehen miteinbezogen und kann schließlich – zumindest scheinbar – dominant werden. Viele Theorien, die sich mit der psychogenen Verursachung allergischer Krankheitsbilder beschäftigen, beziehen aus dieser Tatsache ihre Argumente.
In vielen Fällen chronischer Allergien ist die seit frühester Kindheit erfahrene **Überbefürsorgung durch die Familie** Ursache komplexer, höchst ambivalenter, teils bewußter, zum Großteil aber unbewußter intrapsychischer Strömungen und Verhaltensmuster.
Besonders die Ambivalenz gegenüber den entscheidenden Bezugspersonen – Mutter, Vater, Ehepartner – kann groteske Formen annehmen. Die Rebellion gegen die eigene Krankheit, die einerseits als notwendig empfundene, im Laufe der Zeit aber immer unerträglichere Überbefürsorgung durch die Umgebung, kann durchaus zu selbstzerstörerischen Tendenzen, aber auch zu Bestrafungstendenzen den Bezugspersonen gegenüber führen.
Diese Patienten haben zwar die selbstverständliche und ihnen bewußte Sehnsucht, irgendwann einmal gesund zu werden. Sie suchen deshalb auch einen oder viele Ärzte, Therapeuten, Gesundbeter usw. auf. Ihr Unterbewußtsein wehrt sich aber gegen jede Möglichkeit, eine Besserung oder Heilung herbeizuführen und das um so mehr, je größer die Hoffnung auf einen endgültigen Erfolg ist. Aus diesem Grund kommt das Phänomen der psychologischen Therapieumkehr auch dort besonders augenfällig zum Tragen, wo Therapien eingesetzt werden, die wirklich berechtigte Hoffnung auf echte Heilung rechtfertigen.
Bei Kindern ist die echte psychologische Therapieumkehr eher selten. Die komplexe intrapsychische Konfliktverarbeitung braucht in der Regel viele Jahre, bis sie sich nach außen in dieser Form bemerkbar macht.
Bei besonders gelagerten Fällen, wobei häufig eine neuropathische Konstitution des Kindes mit einer besonders komplizierten Familiensituation zusammentrifft, kann es aber auch schon bei Kleinkindern dazu kommen.

Dazu ein Beispiel: Pat. E. C., geb. 1989

Seit dem Abstillen in der 8. Lebenswoche besteht eine, vorwiegend im Gesicht und in den Gelenkbeugen lokalisierte Neurodermitis. Das Kind

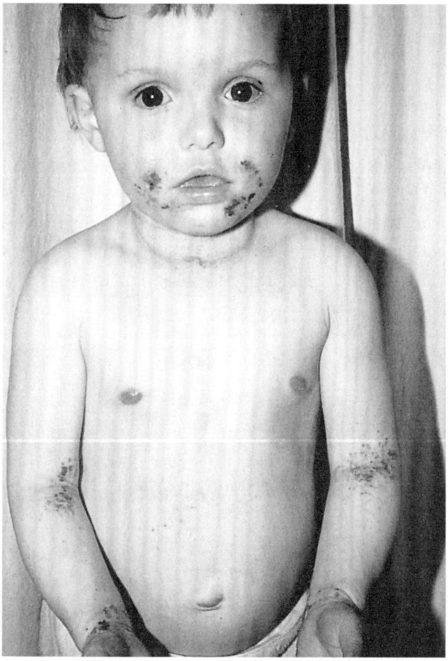

Abb. 46: Kuhmilch-Neurodermitis ohne Besserungstendenz. Therapie-Umkehr durch komplexe Familienverhältnisse mit stark ambivalenter Mutterbeziehung. Im Vordergrund stehen die, in keinem Verhältnis zur Schwere der Erkrankung stehenden, Kratzeffekte und Artefakte.

kam im Alter von 2 Jahren in unsere Behandlung, es wurde eine chronische Kuhmilchallergie bei gleichzeitiger Candidamykose des Darmes diagnostiziert und entsprechend (Allergenkarenz, Darmsanierung, Allergietherapie) behandelt. Die Haut besserte sich zunächst, bald begann das Kind aber (mehr oder weniger unabhängig vom Hautzustand) exzessiv zu kratzen. Der weitere Verlauf war gekennzeichnet von diesem Verhalten: Kaum zeigte sich eine leichte Besserung des Hautzustandes, kratzte das Kind solange, bis exzessive Blutkrusten zutagetraten (Abb. 46).
Im Laufe der Zeit stellte sich heraus, daß die Familie in einem starken Spannungsfeld lebte. Eine dominante Großmutterfigur stand in Konkurrenz zu der eher schwachen Mutter des Kindes. Die Krankheit des Kindes mit gegenseitigen Schuldzuweisungen spielte in den Auseinandersetzungen meist eine große Rolle. Eine Familientherapie wurde abgelehnt, zahlreiche weitere Behandlungsversuche bei diversen Handauflegern und Gesundbetern blieben gleichermaßen erfolglos.

8 Ergebnisse der biophysikalischen Allergietherapie

Für den einzelnen Patienten, dem sein Allergen als Auslöser lästiger bis lebensbedrohender Krankheitserscheinungen nur zu gut bekannt ist, ist die Tatsache, daß er diesen Stoff nach der Therapie auf Dauer reaktionslos verträgt, ein ans Wunderbare grenzendes Erlebnis und bedarf keines weiteren Beweises.

Unser eigenes Erfahrungsgut umfaßt inzwischen weit über 1000 derartige Einzelpatienten, von denen jeder die völlige Elimination seiner Allergie – in welcher Form auch immer sie sich ausgewirkt hatte – erlebt hat. Dazu kommen die vielen Patienten, die von anderen Kollegen behandelt wurden. Diese Kollegen – Ärzte und Heilpraktiker – haben die Methode in unseren Seminaren erlernt und wenden sie teilweise schon seit mehreren Jahren erfolgreich in ihren Praxen an. Ein zahlenmäßiger Überblick ist schwer zu gewinnen, doch zeigen die zahlreichen Rückmeldungen an uns, daß die Methode auch andernorts mit großem Erfolg angewandt wird.
Unabhängig von diesem persönlichen Erfahrungsgut erschien es uns, zumindest am Beginn dieser Entwicklung, notwendig, ein entsprechendes **statistisch bearbeitetes Zahlenmaterial** vorzulegen.
Ein völlig neuartiges Therapiekonzept als Methode glaubhaft zu machen, ist ohnehin ein schwieriges Unterfangen, weil Vorurteile und Ungläubigkeit in allen Bereichen der Wissenschaft, nicht zuletzt in der Medizin, nach wie vor unausrottbar sein dürften.
Um wenigstens einen Versuch zu wagen, aber auch um selbst einen Überblick über unsere Therapie-Ergebnisse zu gewinnen, wurde in den Jahren 1989/90 eine **zahlenmäßig ausgewertete Studie** konzipiert. Anwendung fand die damals mehr oder weniger allein gültige Methode der Allergietherapie mit Programm 999 unter Beachtung strenger Allergen karenz.
Die Ergebnisse wurden 1991 publiziert und sollen hier nur in den wichtigsten Details wiedergegeben werden.
Die **Auswahl der Patienten** erfolgte in der Weise, daß **alle** während eines Zeitraumes von 6 Monaten in unserer Praxis einer Allergietherapie unterzogenen Patienten, unabhängig von Alter, Diagnose, Schwere des Krankheitsbildes und Art des Allergens in einer Liste erfaßt wurden.
Voraussetzung zur Aufnahme in die Studie war eine **gesicherte Allergendiagnose.** Dazu wurde nicht nur der eindeutig positive Ausfall eines oder mehrerer Allergietests (wir selbst bevorzugen, wie bereits erwähnt, den „Allergen-Resonanztest") gefordert, in jedem Falle mußte außerdem

der Zusammenhang zwischen Allergen und Allergiereaktion (z. B. Hautausschlag, Husten, Bronchospasmus usw.) durch deutliche Besserung oder Verschwinden der Symptome durch Allergenkarenz, in vielen Fällen auch durch deutlich erkennbare Verschlechterung auf Karenzfehler (im Sinne einer ungewollten Provokation) bewiesen sein.
Bei allen Patienten wurde einheitlich und ausschließlich eine biophysikalische **Allergietherapie mit der Inversschwingung des Allergens** (bei Anwendung von BICOM-Programm 999) durchgeführt. Eine sichere und fehlerfreie Allergenkarenz war Bedingung, um mit der Therapie zu beginnen.
Nach Abschluß der Therapieserie und negativem Ausfall des vor der Therapie positiv gewesenen Allergietests wurde die **Allergenkarenz beendet,** d. h. der Patient mußte ab diesem Zeitpunkt den Kontakt mit der betreffenden Substanz nicht mehr vermeiden. Er erhielt Anweisung über eventuell in der Folge neuerlich auftretende allergische Erscheinungen zu berichten.
In einer **Fragebogenaktion** wurden schließlich alle Patienten über Verträglichkeit und eventuelle Nebenwirkungen der Therapie, den weiteren Verlauf nach Abschluß der Therapieserie, eventuelle Rückfälle und schließlich über ihre **Gesamtbeurteilung des Behandlungserfolges** befragt. Die Befragungsaktion wurde 5 Monate nach Abschluß der obenerwähnten, über sechs Monate geführten Patientenliste, gestartet. Die Zeitspanne zwischen dem Ende der Therapie und der Befragung betrug also maximal elf, minimal fünf Monate.
Wurden beim selben Patienten innerhalb des Befragungszeitraumes Therapien gegen **mehrere Allergene** durchgeführt, so erhielt der Patient für jedes behandelte Allergen einen gesonderten Fragebogen, sodaß jede Therapieserie einen eigenen Behandlungsfall darstellte und vom Patienten gesondert beurteilt wurde.
Insgesamt wurden im Rahmen dieser Studie **204 Behandlungsfälle bei 164 Patienten** erfaßt. Von den 204 ausgesandten Fragebogen erhielten wir 200 ausgefüllt zurück, das entspricht einer **Rücklaufquote von 98%!**
Bei den behandelten Krankheitsbildern handelte es sich – wie erwähnt – nicht um eine von uns getroffene Auswahl, sondern um das spontane Patientengut an Allergietherapien innerhalb einer Zeitspanne von 6 Monaten.
Erwartungsgemäß fand sich ein Überwiegen der allergischen Manifestationen an der **Haut** (Hautausschläge, Ekzeme, Neurodermitis), gefolgt von **inhalationsallergischen Manifestationen** wie Asthma, spastische Bronchitis, perennierender Husten etc.
Die Häufigkeitsverteilung der Allergene ließ deutlich ein Überwiegen jener Stoffe erkennen, mit welchen die Menschen unseres Kulturkreises üblicherweise täglich in Kontakt kommen: Bei den Nahrungsmitteln standen **Weizen und Kuhmilch** weit im Vordergrund, interessanterweise

gefolgt von den (gleichfalls bereits zu unserer täglichen Nahrung gehörenden) **chemischen Zusatzstoffen** wie Azofarbstoffen und Konservierungsmitteln.
Bei den Inhalationsallergenen zeigte sich, entsprechend der in unserer Bevölkerung üblichen Verwendung von Federbetten und -kissen, interessanterweise ein deutliches Überwiegen der **Gänsedaunen.** Das Hausstaubmilbenantigen, dem von der klassischen Allergologie eine so große Bedeutung zugemessen wird, ist in unserer Statistik dagegen nur ein einziges Mal vertreten. Auf die sehr deutlichen Differenzen zwischen unserer Zusammenstellung und den üblicherweise publizierten Allergiestatistiken wird später noch näher eingegangen.
Der **Heuschnupfen** wurde aufgrund seiner speziellen Besonderheiten aus diesem Konzept ausgeklammert und in einer eigenen Studie bearbeitet, diese wird im zweiten Abschnitt näher erörtert.
Nach Abschluß der Therapieserie wurde bei jedem Patienten eine **Kontrolle des Allergen-Resonanztests** durchgeführt, die ausnahmslos ein negatives Ergebnis zeigte.
Die **Beurteilung des Behandlungserfolges** wurde in unserer Studie bewußt dem Patienten selbst überlassen. Sechs Monate nach Abschluß der Therapie wurde er (bzw. die Familie) detailliert befragt, wobei folgende Möglichkeiten zur Auswahl standen:

- Die Allergie ist eliminiert, d.h. der Patient hat seit Abschluß der Therapie das Allergen reaktionslos vertragen. Die vorher beobachteten allergischen Reaktionen sind trotz Allergenkontakt nicht mehr aufgetreten.
- Die Allergie ist gebessert, d.h. die Erscheinungen der Allergie sind noch erkennbar, aber graduell wesentlich weniger ausgeprägt.
- Die Allergie besteht unverändert weiter, d.h. ein Therapieerfolg ist nicht erkennbar.
- Es ist ein Rückfall eingetreten, d.h. nach anfänglicher Löschung ist die Allergie gegen dasselbe Allergen wieder aufgetreten.
- Der Therapieerfolg ist derzeit nicht beurteilbar, z.B. weil inzwischen kein Allergenkontakt stattgefunden hat.

Die Auswertung der von den Patienten zurückgesandten Beurteilungen zeigt Abb. 47.

Erinnern wir uns nochmals an die Situation, der ein allergiegeplagter Patient und ein allergiebehandelnder Arzt gleichermaßen heute üblicherweise gegenüberstehen: Noch immer gilt der Satz des deutschen Immunologen MÜLLER, wonach eine echte Heilung einer Allergie (im Sinne einer bleibenden immunologischen Toleranz für das entsprechende Allergen) **bisher noch mit keiner therapeutischen Maßnahme erreicht werden konnte!**

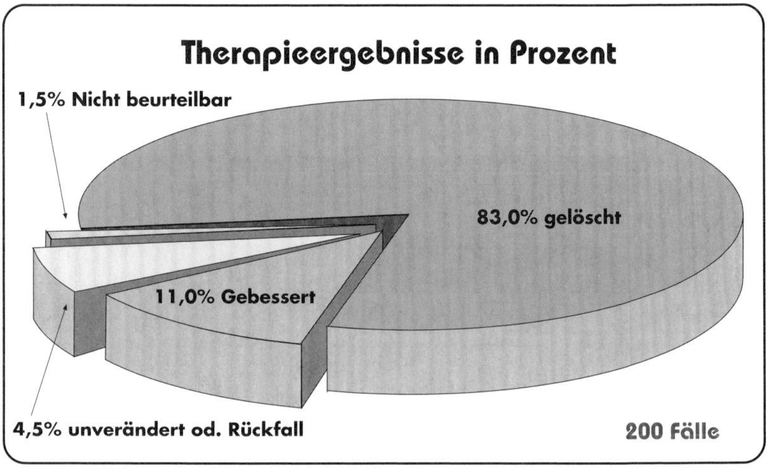

Abb. 47: Ergebnisse der 1991 veröffentlichten Studie zur Wirksamkeit der biophysikalischen Allergietherapie.
Bei mehr als 80% der behandelten Patienten bestand nach Ende der Therapie absolute Allergentoleranz, d. h. das Allergen wurde unbeschränkt und auf Dauer reaktionslos vertragen.
Bei den 4,5% Therapieversagern wurden ausnahmslos Karenzfehler während der Therapiephase festgestellt.
Die Aussage „nicht beurteilbar“ bedeutet, daß während des Beurteilungszeitraumes kein Allergenkontakt stattgefunden hatte (es handelte sich ausschließlich um Insektenstichallergien).

Wir glauben mit unseren Ergebnissen beweisen zu können, daß dieses Ziel sehr wohl erreichbar ist, jedenfalls spricht eine Erfolgsquote (= echte **Heilungsquote**) von mehr als 80% doch eine sehr deutliche Sprache. Dabei ist bei genauer Analyse der einzelnen Fälle die Erfolgsquote noch höher anzusetzen, als es sich bei oberflächlicher Auswertung der Fragebogen ergibt:
Eine Analyse der 22 Fälle, bei welchen der Therapieerfolg mit **„gebessert“** beurteilt wurde, läßt erkennen, daß in fast allen Fällen Fehldeutungen zugrundeliegen, **Fehldeutungen** von Symptomen, die mit der behandelten Allergie bestenfalls mittelbar verknüpft sind.
Die größte Gruppe dieser 22 Fälle betrifft acht Neurodermitispatienten, bei welchen die allergie-induzierte Neurodermitis zwar abgeheilt war, auch das betreffende Allergen wieder reaktionslos vertragen wurde (also eindeutiger Therapieerfolg), an den früher von der Neurodermitis befallenen Hautpartien aber noch **„Restmykosen“** bestanden. (Der Begriff „Restmykose“ wird in Abschnitt zwei bei der detaillierten Besprechung der Neurodermitis ausführlich erläutert.) Der Ausdruck „Restmykose“ ist

sinngemäß erst dann berechtigt, wenn die Neurodermitis von der Ursache her wirklich geheilt ist. Wer die Zusammenhänge aber nicht kennt, glaubt an ein Weiterschwelen der Neurodermitis, zumal die Pilzherde in der Regel an den vorwiegend von der Neurodermitis befallenen Hautstellen (Gelenkbeugen, Hals, Hände etc.) lokalisiert sind.

Bei 5 Patienten aus der Beurteilungsgruppe **„Allergie gebessert"** stellte sich bei Nachkontrolle heraus, daß **unspezifische Symptome mit allergiebedingten Erscheinungen verwechselt** wurden. Das betraf vor allem unspezifischen Infekthusten bei Asthmapatienten, deren Allergiekomponente gelöscht war oder gelegentliche unspezifische Bauchschmerzen nach abgeheilter allergischer Colitis.
Ähnliche Verwechslungen konnten bei weiteren 4 Patienten aus dieser Gruppe festgestellt werden. Alle waren Multiallergiker und hatten nach Elimination eines Allergiemechanismus naturgemäß restliche **Symptome von seiten noch unbehandelter Allergien.**
Nach erfolgreich absolvierter Therapie wurde von allen Patienten das betreffende Allergen wieder unbeschränkt reaktionslos vertragen. Lediglich bei 4 Patienten (2%) wurde in weiterer Folge eine gewisse **mengenabhängige Unverträglichkeit** dieser Substanz beobachtet, die aber nie zu einem echten Rückfall führte.

Die **echten Rückfälle nach abgeschlossener Therapie** (7 Fälle = 3,5%) sind leicht zu analysieren: In jedem einzelnen Fall konnte bei nachträglicher Befragung ein **Karenzfehler** während der Therapiephase ermittelt werden, sei es, daß die Trennung von Katze oder Meerschweinchen nicht streng genug gehandhabt wurde, heimlich Kuchen gegessen wurde usw.
Es verbleiben 2 Fälle, bei welchen die **Therapie erfolglos** war, d.h. die Allergiesymptome nach Therapieende unverändert weiterbestanden. In beiden Fällen wurde ein **Dauerfehler während der Therapiephase** als Ursache der Unwirksamkeit der Therapie ermittelt.

Erfreulicherweise gab es **keinen einzigen Therapieversager infolge falscher Allergendiagnose!** Wir werten dies als Bestätigung unseres Diagnosekonzepts und der strengen Kriterien vor Beginn der Löschtherapie. Unter genauer Berücksichtigung aller Fakten wird also eine **echte Erfolgsquote von über 90%** erreicht, ein Wert, der für eine Therapiestatistik unglaublich klingt, aber anhand des Patientenmaterials eindeutig dokumentierbar ist.

Die Studie wurde 1991 publiziert. Das Echo war erwartungsgemäß kontrovers. Breite Zustimmung gab es bei den Insidern der Bioresonanztherapie und verwandter Methoden. Hier wurde die Studie sogar mit einem Forschungspreis prämiert.

Die Schulmedizin reagierte begreiflicherweise durchwegs negativ. Sofern die Studie überhaupt zur Kenntnis genommen wurde, reichten die

Urteile von *„unglaubwürdig"* über *„unbrauchbar"* bis zur Bewertung als *„reiner Betrug"*. Von einem Lehrstuhlinhaber der Medizin wurde die Methode in den Bereich der *„Semiotik"* verwiesen, von anderer Seite wurde folgende Formulierung gewählt: „Die Methode muß als Spekulation und Irreführung des Patienten gelten. Die Vorstellung über die Wirkungsweise stammt aus der *Mystik* (Erkrankungen werden angeblich durch körpereigene elektromagnetische Schwingungen hervorgerufen)." Zum Teil wird der Vorwurf erhoben, in den Patienten würden falsche Hoffnungen erweckt, die statistischen Angaben über die Wirksamkeit der Methode seien in keiner Weise belegt. Es gäbe auch keine Angaben darüber, „auf welche Weise die elektromagnetischen Schwingungen erfaßt und invertiert werden" usw.

Insgesamt lassen sich zwei festzementierte Gewohnheiten der „wissenschaftlichen Medizin" erkennen:

- Ein neuer Denkansatz wird nur akzeptiert, wenn er perfekt in das herkömmliche Paradigma paßt. Ansonsten sind Zeit und Mühe zu schade, sich damit zu befassen.
- Statistische Dokumentation, die auf irgendeine Weise nicht den weltweit anerkannten strengen „Regeln der Wissenschaftlichkeit" entspricht, wird von vornherein nicht zur Kenntnis genommen, auch wenn hier Phänomene bearbeitet werden, die der wissenschaftlichen Medizin bisher unbekannt sind und offensichtlich andere Bewertungsmaßstäbe erfordern.

Im Laufe des letzten Jahres sind immerhin an einigen Universitäten Bestrebungen erkennbar, sich mit dem Phänomen der biophysikalischen Therapierbarkeit von Allergien näher zu befassen und klinische Vergleichsstudien – hie schulmäßige Allergologie, hie biophysikalische Methoden – zu projektieren. Interessanterweise geschieht das ausschließlich an Orten, wo qualifizierte Kollegen erfolgreich mit der Methode arbeiten und wo die (geheilten) Patienten offensichtlich einen gewissen Druck auf die Öffentlichkeit, auf die Krankenkassen und schließlich auch auf die Universitätsinstitute ausüben.
Die bisher erkennbaren Ansätze lassen – so erfreulich sie an sich sind – einige **Befürchtungen** aufkommen, die vorwiegend mit den **grundverschiedenen Grundlagen der beiden Methoden** zusammenhängen.
So muß z. B. jedes klinisch wissenschaftliche Studienprojekt zunächst Kriterien festlegen, nach denen die für die Studie in Frage kommenden Patienten ausgewählt und in die Studie aufgenommen werden.
Das setzt – im Falle einer vergleichenden Allergiestudie – eine Allergiediagnostik voraus, die für beide Therapieansätze relevante Ergebnisse

bringt. Nun hat sich aber gezeigt – und ist auch den Vertretern der klinischen Allergologie bewußt –, daß in vielen Bereichen, speziell auf dem Sektor der Nahrungsmittelallergien, die klassischen klinischen Testmethoden wenig verläßlich sind.

> Ein statistischer Vergleich mit den biophysikalischen Diagnosemethoden erscheint aber solange als sinnlos, solange bei divergierenden Ergebnissen nicht bewiesen ist, welche der beiden Aussagen de facto die richtige ist.

Um dem Diskussionspunkt über die Relevanz der diversen diagnostischen Methoden zu entgehen, wäre eine Beschränkung auf solche Patienten zu fordern, die ihre Allergien aus eigener Erfahrung (nicht aber aufgrund irgendwelcher, wie auch immer gearteter Tests) genau kennen. (Beispiel: Asthmareaktion bei – oder nach – jedem Kontakt mit Katzen, Pferden, Meerschweinchen etc. oder juckender Hautausschlag nach Ingestion ganz bestimmter Nahrungsmittel oder Medikamente etc.) Derartige „akute" Allergieformen sind häufig, lassen sich zwar durch aufmerksame Unterlassung jedes Allergenkontakts vermeiden, bisher aber kaum kausal behandeln.

Die Bioresonanztherapie hat – wie es sich zeigte – die Möglichkeit, durch ein positives Therapieergebnis (also Beseitigung der Allergie), den Beweis zu erbringen, daß ihre Diagnose richtig war. Aus diesem Grunde sollte jede vergleichende Studie immer auch eine Therapiestudie beinhalten.
Als Kriterium zur Beurteilung des Therapieerfolges sollte ausschließlich der **Nachweis der Allergentoleranz nach Abschluß der Therapie** herangezogen werden. Dieser Nachweis ist durch **Allergenprovokation** unschwer zu erbringen.

Ein Faktum, das immer wieder zu Mißverständnissen führt und deshalb nochmals mit aller Deutlichkeit hervorgehoben werden soll, ist das Verhalten der immunologischen Tests nach Abschluß der biophysikalischen Allergietherapie:

> Immunologische Tests werden durch die biophysikalische Allergietherapie nicht beeinflußt, d. h. Pricktests oder RAST-Befunde, die vor der Therapie ein positives Ergebnis zeigten, bleiben auch nach Abschluß der Therapie in der Regel positiv, obwohl die Patienten inzwischen völlig beschwerde- und erscheinungsfrei sind und den betreffenden Stoff jetzt und auf Dauer reaktionslos vertragen.

Diese Diskrepanz führt immer wieder zur Verunsicherung, speziell der Patienten. Eine wiederholt erlebte Standardsituation ergibt sich z. B. wenn ein mit der Methode nicht vertrauter, daher ungläubiger Arzt dem Patienten beweisen will, daß die von einem anderen Kollegen durchgeführte Therapie im Spiegel der etablierten Schulmedizin tatsächlich völlig unwirksam und im Grunde genommen ein „raffinierter Schwindel" oder Ähnliches sei. Selbst die wiederholten Beteuerungen des Patienten, daß die Allergie ja jetzt völlig verschwunden sei und er keinerlei Reaktionen auf das Allergen mehr beobachte, können den skeptischen Kollegen meist nicht überzeugen. Schlagworte wie „Placebo-Effekt" oder „Spontanheilungstendenz" sind dann die (vorwiegend der eigenen Beruhigung dienenden) Argumente.

Für den Insider ist das Verhalten der immunologischen Tests in keiner Weise überraschend. Die biochemisch-immunologischen Mechanismen verlaufen unvergleichlich träger als die biophysikalisch gesteuerten Vorgänge in der „Informationsebene". Abgesehen davon wissen wir aus vielen Beispielen, daß der Nachweis spezifischer IgE-Antikörper durchaus nicht als sicherer Beweis für eine klinisch relevante Allergie gegen diesen Stoff dienen kann. Das Problem der **„falsch positiven immunologischen Allergietests"** wurde bereits besprochen und wird uns auch weiterhin immer wieder beschäftigen.

> Das echte Beseitigen einer Allergie, d. h. das Wiederherstellen einer uneingeschränkten Allergentoleranz, ist ein bisher in der Medizin unbekanntes Phänomen.

Dieser neuen und andersartigen Situation sollte auch eine statistische Bearbeitung Rechnung tragen. Geht man von der simplen Fragestellung aus, ob die Bioresonanztherapie tatsächlich – wie sie behauptet – Allergien eliminieren kann, so ergibt sich konsequenterweise für jeden einzelnen Fall ein **einfaches Ja-/Nein-Modell.**

Die bei üblichen Therapiestudien notwendigen Maßnahmen zur Ermittlung einer **Besserungsquote** und deren statistischer Signifikanz gegenüber einer Kontrollgruppe, wären hier eine unnotwendige – Zeit und Kosten erfordernde – Fleißaufgabe.

Junge und zukunftsorientierte Wissenschaftler wären sicherlich gut beraten, hier Pionierarbeit zu leisten. Es könnte sein, daß sie bald an der Spitze eines neuen Wissenschaftszweiges stünden, der sich in Zukunft als außerordentlich fruchtbar erweisen dürfte.

Zweiter Teil: Allergiebedingte Krankheitsbilder

I Heuschnupfen

1 Epidemiologie

Die Pollenallergie ist weltweit mit Sicherheit die häufigste und bedeutendste Allergieform. Die Erkrankungsziffern schwanken je nach Gegend und speziellem Pflanzenwuchs zwischen 0,5 und weit über 10 Prozent der Gesamtbevölkerung, viele Millionen Menschen sind also Jahr für Jahr davon betroffen.
Die ganz allgemein beobachtete Zunahme allergischer Erkrankungen in den letzten 10 bis 20 Jahren betrifft natürlich auch die Pollenallergien. Nach Angaben des deutschen Allergikerbundes wurden allein in Deutschland Steigerungsraten von mehr als 150 Prozent innerhalb der letzten 20 Jahre festgestellt. Laut Angaben des Österreichischen Statistischen Zentralamtes hat sich im Raum Österreich die Allergiehäufigkeit bei den 18-jährigen Jugendlichen seit 1985 verdreifacht!
Auch hier dürfte die Überforderung der menschlichen Anpassungsmöglichkeiten durch die vielfältigen Belastungen unseres Lebensraumes eine entscheidende Rolle spielen.
Bei der Pollinose werden außerdem in zunehmendem Maße **adjuvante Wirkungen von Luftschadstoffen** diskutiert, in dem Sinne, daß Pollen durch Besetzung mit Schadstoffpartikeln ihre Antigenität verändern können, also deutlich aggressiver werden (Behrendt, Voigtländer). Ähnliches scheint auch durch Zigarettenrauch in Wohnungen, öffentlichen Verkehrsmitteln etc. möglich zu sein. Bis vor ca. 10 Jahren galt noch die (durch zahlreiche Statistiken belegte) Regel, daß die Stadtbevölkerung etwa 15- bis 20-mal häufiger als die Durchschnittsbevölkerung erkrankt. In den letzten Jahren wird jedoch die Landbevölkerung in zunehmendem Maße betroffen, sodaß sich die Morbiditätszahlen weitgehend ausgleichen. Auch diese Beobachtung dürfte mit der immer deutlicher werdenden **Allgegenwart der Schadstoffbelastungen** unserer Zeit zusammenhängen. Selbst die Landbevölkerung lebt nicht mehr auf einer gesunden Insel. Die Lebensgewohnheiten haben sich weitgehend denen der Stadtbevölkerung angeglichen (z. B. Ernährung aus dem Supermarkt, um nur ein Beispiel zu nennen) und auch die Luftbelastung überzieht längst das ganze Land.
Das **durchschnittliche Erkrankungsalter** zeigt gleichfalls in letzter Zeit eine Tendenz zur Veränderung. In den letzten Jahren scheint sich eine Tendenz zur Verbreiterung der Morbiditätskurve anzubahnen, in dem Sinne, daß in zunehmendem Maße auch jüngere Kinder, vor allem aber auch Menschen über 40 Jahre erkranken.

Obwohl für den Durchschnitt der Bevölkerung eines Landstriches annähernd die gleiche Allergen-Exposition besteht, erkrankt jeweils nur ein gewisser Prozentsatz. Die Neigung Allergien zu entwickeln, beruht eben ganz allgemein auf einer **dispositionellen Eigenart,** einer Art ererbter „Begabung". Der Ausdruck „Atopie" als Fachwort für eine familiäre Häufung allergischer Krankheitsbilder wurde im ersten Abschnitt bereits näher erläutert.
Nicht alle, aber viele Pollinosepatienten sind Atopiker, d. h. in ihrer Verwandtschaft finden sich gehäuft allergische Krankheitsbilder. Sie selbst leiden häufig auch noch unter anderen, dem „atopischen Formenkreis" zugehörigen Erkrankungen, wie Asthma, Neurodermitis, usw.
Insgesamt zeigt der Heuschnupfen gegenüber allen anderen allergiebedingten Erkrankungen einige Besonderheiten. Sie sind in folgender Tabelle aufgelistet:

Besonderheiten der Pollinose
im allgemeinen Rahmen der Allergie

1. Streng **saisonales Auftreten** entsprechend der Blütezeit der betreffenden Pflanzen.
2. Während der Pollensaison ist eine **Allergenkarenz kaum möglich.**
3. Eine **Vielzahl von Antigenen** verursacht identische klinische Symptome.
4. Starke Abhängigkeit von **Tageszeit** (morgendlicher Höhepunkt der Pollenemission) und **meteorologischen Faktoren** (Wind, Sonne, Regen, Nebel mit Inversion etc.).
5. Der Ursprungsort des Allergens kann weit vom Wirkungsort entfernt liegen (**Pollenflug** über mehrere hundert Kilometer und in Höhen bis 5000 Meter!).
6. **Luftschadstoffe** scheinen eine verstärkende Rolle zu spielen, indem sie die Aggressivität der Pollen steigern!
7. Die **Morbiditätskurve** beginnt mit ca. 5 Jahren, hat ihren Höhepunkt im 2. und 3. Lebensjahrzehnt und sinkt ab dem 4. Lebensjahrzehnt wieder ab.

2 Krankheitsbild

Das klinische Bild des „Heuschnupfens" ist bekannt und charakteristisch: Juckreiz in der Nase und in den Augen (gelegentlich im Rachen und in

den Gehörgängen), Niesanfälle, Entleerung von wäßrigem Sekret, wechselnd mit Perioden von Nasenobstruktion durch Schleimhautödem.
Die Augensymptome können ganz im Vordergrund stehen. Zwischen dem Bild der einfachen Conjunctivitis bis zur monströsen gallertig-ödematösen Schwellung der Bindehaut sind alle Übergänge möglich.
Begleitende Allgemeinsymptome sind häufig. Viele Patienten klagen über Leistungsminderung, Kopfschmerzen, Frösteln, bei Kindern ist die schulische Leistung oft deutlich beeinträchtigt, sie werden chronisch müde, unaufmerksam, gelegentlich auch auffallend hyperaktiv.
Neben Nase und Augenbindehäuten können auch andere Schleimhäute befallen sein. Hier stehen an erster Stelle die **Atemwege:** Bei Kleinkindern beobachtet man als Vorläufer des Heuschnupfens nicht selten eine saisonal auftretende allergische Tracheitis mit pseudokrupp-artigen Symptomen. Sie wird in den Folgejahren dann oft abgelöst durch Erscheinungen einer allergischen Bronchitis mit zunehmend spastischer Komponente und kann schließlich im echten **Pollen-Asthma** münden. Bei älteren Patienten kann schließlich das primäre Reaktionsorgan Nase „verstummen" und das Asthma als einzige Reaktionsform persistieren.
Als Folge der Resorption von Pollen in den Atemwegen oder im Verdauungstrakt können in seltenen Fällen **Urtikaria** und **Quincke-Ödem,** aber auch enteritische Beschwerden auftreten. Verschlechterungen einer Neurodermitis während der Pollensaison sind häufig.
Die allergischen Schleimhautsymptome treten in der Regel akut bei Pollenexposition auf. Neben dieser Sofortreaktion macht sich bei vielen Patienten auch die allergisch-entzündliche **Spätreaktion** (siehe Abb. 70, Seite 180) deutlich bemerkbar. Sie ist verantwortlich für die oft starken nächtlichen Beschwerden, wenn ein Pollenkontakt gar nicht stattfindet.
Nicht selten bleibt im Anschluß an die Pollinose noch eine **erhöhte Anfälligkeit der befallenen Schleimhäute** zurück, die Schleimsekretion wird dann dickflüssig, Sinusitis und Otitis sind häufige Folgeerkrankungen.

3 Ätiologie

Der Heuschnupfen ist nicht nur eines der häufigsten, er ist sicher auch das allgemein bekannteste allergiebedingte Krankheitsbild. Jedermann weiß heutzutage, was unter dem Ausdruck „Heuschnupfen" gemeint ist, aber nur wenige haben die nötigen botanischen Kenntnisse, um die Zusammenhänge wirklich zu verstehen. Das betrifft durchaus auch Ärzte und Therapeuten, die sich berufsmäßig viel mit Heuschnupfenpatienten zu befassen haben. Um hier eine oft vorhandene Wissenslücke zu schließen, soll im Folgenden ein kurzer Exkurs in die Palynologie (= Pollenkunde) und Botanik unternommen werden:

Pollen sind die Träger des männlichen Erbgutes bei höheren Pflanzen. Sie werden in eigenen Pollensäcken der Blüte gebildet, von dort freigesetzt und gelangen über die Luft (**Windbestäuber** = anemophile Pflanzen) oder durch **Insekten** (entomophile Pflanzen) auf die Blütennarbe des betreffenden Gewächses.

Die allergenen Substanzen entstammen dem Zytoplasma des Pollens und werden freigesetzt, sobald es zur Wasseraufnahme und Quellung (auf der feuchten Blütennarbe, aber auch bei Kontakt mit der Schleimhaut eines Menschen) kommt.

Pollen werden in unendlich großer Zahl gebildet (eine einzige Roggenähre produziert z. B. über 4 Millionen Pollen!). Die Pollen der windbestäubten Pflanzen sind sehr leicht und klein (20 bis 50 Tausendstel Millimeter) und fliegen über hunderte von Kilometern und in Höhen über 5000 Meter.

An einem typischen „Pollentag" beträgt die tägliche Ventilationsquote (= die Zahl der bei der Atmung in den Körper gelangten Pollen) mehrere bis viele tausend Pollen. Die Auslösung von Pollinosesymptomen beim Sensibilisierten erfolgt aber schon durch 5 bis 50 „haftende" Pollen.

Unter den Tausenden von pollenbildenden Pflanzen kommen weniger als hundert als Auslöser einer Pollinose in Frage. Damit eine Pflanze eine Rolle als Heuschnupfenerreger spielt, müssen bestimmte Voraussetzungen erfüllt sein („THOMMEN-Postulate", siehe Tabelle).

„THOMMEN-Postulate"

1. Die Pflanze muß zu den **Windbestäubern** gehören (Ausnahmen sind einige ambophile Pflanzen, wie z. B. Linde und Weide, die sowohl über die Luft, als auch von Insekten bestäubt werden).
2. Die **emittierte Pollenmenge muß groß sein** (bei Windbestäubern allgemein der Fall).
3. Die Pflanze muß **über große Landstrecken verbreitet sein** (die Gräser machen allein drei Fünftel des Pflanzenwuchses der Erdoberfläche aus).
4. Die Pollen müssen **leichtgewichtig** sein und über große Entfernungen verweht werden können.
5. Der Pollen muß ein **stark sensibilisierendes Antigen** enthalten. Massive Anreicherung in der Luft genügt nicht (z. B. Fichten- und Kiefernpollen).

Alle hier aufgelisteten Voraussetzungen sind in Europa vor allem durch die verschiedenen Grasarten (Gramineen) erfüllt, dementsprechend ist **die Gräserallergie in Europa bei weitem die häufigste Form der Pollinose.**

Seit wir die Möglichkeit haben, auch Pollenallergien mit Hilfe physikalischer Methoden exakt zu diagnostizieren, hat sich eine Schwerpunktliste

ergeben, die nicht in allen Details mit bisher publizierten Aufstellungen übereinstimmt.
Unter den vielen in Europa vorkommenden Gräsern haben sich im Hinblick auf den Heuschnupfen 12 Arten als besonders wichtig herausgestellt. Ihre Pollen dürften mehr als 95 Prozent aller Gräserpollinosen (typische Hauptbeschwerdezeit Mai/Juni) verursachen. Sie sind in folgender Liste, geordnet nach der in unserem Material festgestellten Wichtigkeit, zusammengestellt:

Die Blütenstände der einzelnen Gräser sind (als Schattenzeichnungen) in Abb. 48 dargestellt. Sie sind als Pflanzengestalt den meisten Menschen wohlbekannt, mit den deutschen oder botanischen Namen weiß aber kaum jemand etwas anzufangen. Wird also z. B. bei einem Patienten eine Allergie gegen Straußgraspollen festgestellt, so hat er kaum eine Beziehung zu der Pflanze, die wahrscheinlich in tausenden von Exemplaren vor seinen Fenstern wächst.

Die 12 wichtigsten Wiesengräser

- *Straußgras* (Agrostis tenuis)
- *Wiesenrispengras* (Poa pratensis)
- *Kammgras* (Cynosurus cristatus)
- *Knäuelgras* (Dactylis glomerata)
- *Ruchgras* (Anthoxanthum odoratum)
- *Wiesenlieschgras* (Phleum pratensis)
- *Wiesenfuchsschwanz* (Alopecurus prat.)
- *Wiesenhafer* (Arrhenaterium elatius)
- *Honiggras* (Holcus lanatus)
- *Raygras* (Lolium perenne)
- *Wiesenschwingel* (Festuca pratensis)
- *Trespe* (Bromus mollis)

Auch wenn wir glücklicherweise heute in der Lage sind, Pollenallergien rasch und dauerhaft zu löschen, hat es sich doch bewährt, dem Patienten „seine" Pollenpflanzen im Bild zu zeigen.
Gleiches gilt für die nach den Gräsern zweitwichtigste Pflanzengruppe, die **frühblühenden Bäume und Sträucher.** Ihre Blütezeit beginnt in nicht zu kalten Wintern schon im Januar/Februar bei Hasel, Erle und Weide und kann sich bei den Birken bis in den April erstrecken. Sie sind zum Teil „ambophile Pflanzen", werden also auch von Insekten besucht und bestäubt, wie z. B. die verschiedenen Weidenarten. Ihre Pollen erfüllen aber alle Voraussetzungen zur Pollinose-Auslösung: Sie werden in großer Zahl gebildet, sind leicht und flugfähig und haben starke Antigeneigenschaften.
Auch hier sind es nur wenige Pflanzenarten, die für die weitaus meisten Frühpollinosen verantwortlich sind. Sie wurden bereits aufgezählt (Hasel, Erle, Weide, Birke). Zur Auffrischung der botanischen Kenntnisse sind die Blütenstände auch dieser Pflanzen im Bild dargestellt (Abb. 49).

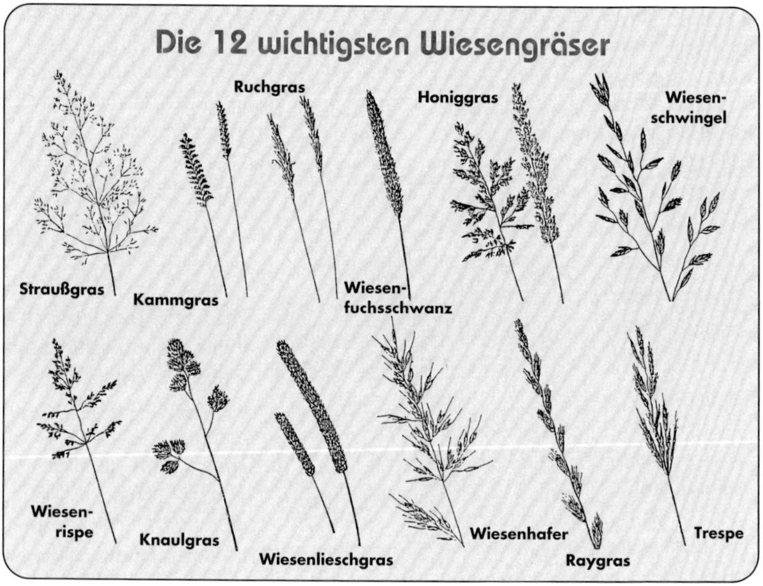

Abb. 48: Die zwölf wichtigsten Wiesengräser. Ihre Pollen dürften mehr als 95% aller Gräserpollinosen (Hauptbeschwerdezeit im Mai/Juni) verursachen.

Unter den **Getreidepollen,** die in allen Ackerbauländern eine große Rolle als Pollinoseauslöser spielen, ist der **Roggen** bei weitem die wichtigste Pflanze. Seine Pollen enthalten außerordentlich aggressive Antigene und werden zudem in unvorstellbaren Massen gebildet (4 Millionen Pollen aus einer einzigen vollerblühten Roggenähre!).

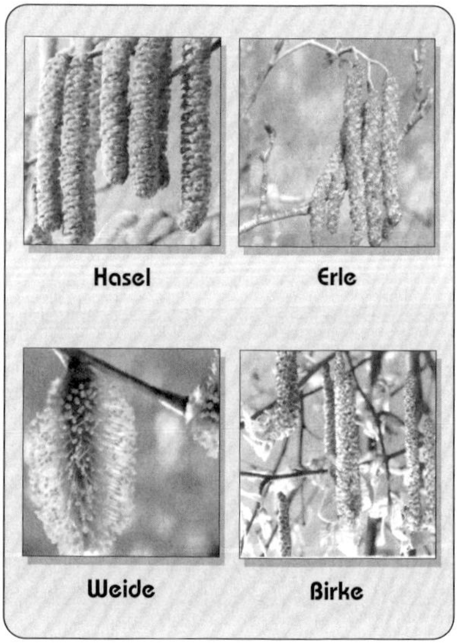

Abb. 49: Die vier wichtigsten Frühblüher. Pollinosen, die schon im Januar bis März auftreten, sind zum Großteil durch Pollen von Hasel, Weide und Erle verursacht. Im März/April stehen die Birkenpollen als Heuschnupfenauslöser im Vordergrund.

Es mag mit diesen Besonderheiten zusammenhängen, daß wir beim Roggenantigen ähnliche Beobachtungen machen, wie z. B. beim Hausstaubmilben-Antigen: Viele Menschen entwickeln spezifische Antikörper, aber bei weitem nicht alle diese sensibilisierten Personen reagieren bei Kontakt mit Roggenpollen tatsächlich auch mit Allergiesymptomen. Mit anderen Worten: Nicht jeder Mensch mit positivem Haut- oder Blut-Test auf Roggenpollen hat automatisch eine relevante Roggenallergie. Wir kennen eine große Zahl von Patienten, die niemals Heuschnupfensymptome hatten, obwohl bei Routinetestungen regelmäßig Antikörper gegen Roggenpollen nachgewiesen worden waren.

Neben den Gräsern, den frühblühenden Bäumen und Sträuchern und dem Getreide gibt es noch eine Gruppe von **Unkräutern,** deren Pollen, speziell im Spätsommer und Herbst, relativ häufig zu Heuschnupfenbeschwerden führen.
Neben *Brennessel* (Urtica dioica) und *Glaskraut* (Parietaria judaica und Parietaria officinalis) sind es vor allem der **Beifuß** (Artemisia vulgaris) und der **Gänsefuß** (Chenopodium album). Trotz des deutschen Namens sind sie botanisch nicht verwandt. Beide sind Pflanzen, die vorwiegend in unkultiviertem Land, an Rainen, Böschungen, Schutthalden etc. wachsen, beide werden fast mannshoch und haben als typische Windbestäuber unauffällige Blüten (Abb. 50).

Eine Pflanze, die in Europa erst in jüngster Zeit eine gewisse Bedeutung erlangt hat, die uns aber in Zukunft sicherlich noch mehr beschäftigen wird, ist das vor allem in den USA beheimatete **Ragweed** (Ambrosia elatior) (Abb. 51).

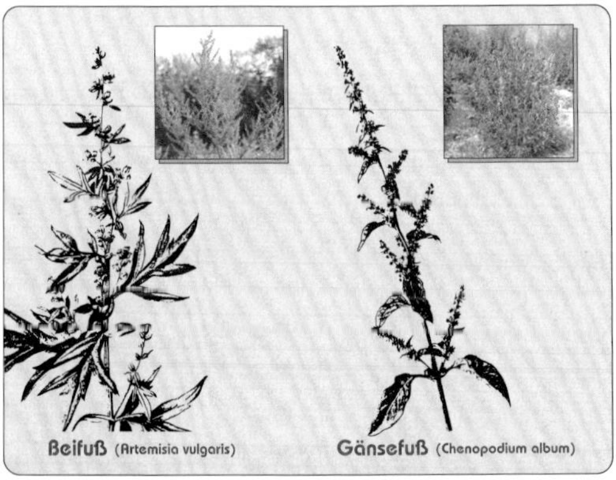

Abb. 50: Beifuß (Artemisia vulgaris) und Gänsefuß (Chenopodium album). Spätsommerpollinosen werden besonders häufig durch die Pollen dieser beiden Unkräuter hervorgerufen.

Es ist ebenso wie Beifuß und Gänsefuß ein herbstblühendes Unkraut, wächst gleichfalls auf unbebautem Gebiet, Halden, etc. und hat eine sehr starke Allergenpotenz.
In Amerika sind jedes Jahr im Herbst Millionen Menschen an „Ragweed-fever“ erkrankt. Die Pflanze scheint sich in den letzten Jahren in zunehmendem Maße auch in Europa anzu-

siedeln (Norddeutschland, Ungarn).

Auffallend ist, zumindest in den USA, die Häufigkeit von Monoallergien ausschließlich gegen Ragweed bei sonst kaum zu Allergien neigenden Personen. Bei jedem Heuschnupfen, der erst im September beginnt oder bis in den Herbst hinein andauert, sollte unbedingt ergänzend auf Ragweed-Allergie getestet werden.

Die bisher erwähnten und im Bild gezeigten Pflanzen – 20 an der Zahl – sind nach allgemeiner Erfahrung für die weitaus meisten Heuschnupfenbeschwerden im nördlichen Mitteleuropa verantwortlich. In anderen Klimazonen, z. B. im Mittelmeerraum, gibt es andere Schwerpunkte, die hier aber unerwähnt bleiben.

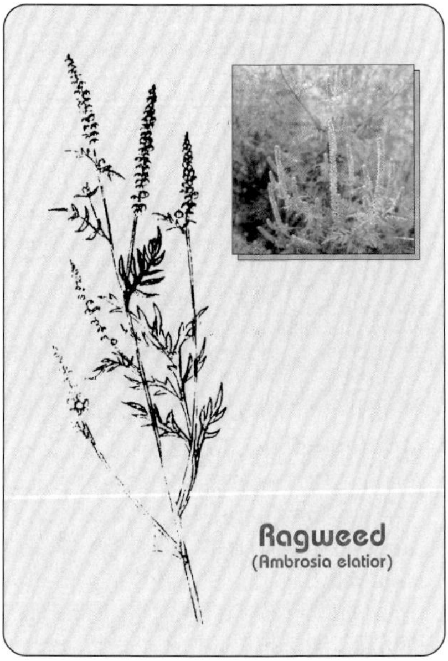

Abb. 51: Ragweed (Ambrosia elatior). Die Pollen dieses herbstblühenden Unkrauts haben vor allem in den USA große Bedeutung als Heuschnupfenauslöser. Die Pflanze beginnt sich in letzter Zeit auch in Europa anzusiedeln.

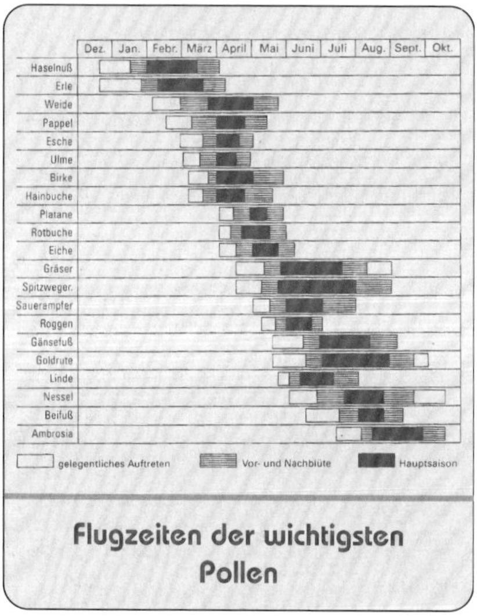

Abb. 52: Mitteleuropäischer Pollenflugkalender.

Neben den ausgesprochenen Schwerpunktpflanzen gibt es natürlich noch eine große Zahl, hier nicht speziell erwähnter Pollenspender, die für den einzelnen Patienten eine Rolle spielen können. In Laubwaldgebieten werden z. B. die Pollen der verschiedenen **Laubbäume** mehr in den Vordergrund treten, in vorwiegenden Wiesen- und Weidegebieten kann eine größere Zahl von Gräsern Bedeutung erlangen usw. Die allgemein bekannten Pollenflugkalender (Abb. 52) geben einen guten Überblick über die jeweiligen Blütezeiten der entsprechenden Pflanzen, auch die in den meisten Gegenden

Mitteleuropas installierten Pollenwarndienste erleichtern dem Heuschnupfenpatienten die Orientierung.

Häufig verkannt werden die Pollen der **Nadelbäume,** speziell der Fichten und Tannen. In manchen Jahren ist die Pollenemission so groß, daß dann für viele Tage dichte Pollenwolken über den Wäldern liegen, die ganze Landschaft ist oft mit einer gelben Staubschicht bedeckt, nach stärkeren Regenfällen sind Bäche und Gewässer durch die an der Oberfläche schwimmenden Pollen intensiv gefärbt.

Diese unglaublichen Pollenmengen können zwar bei empfindlichen Menschen durchaus zu Schleimhautreizerscheinungen führen, es handelt sich dabei aber vorwiegend um mechanische Irritationen, kaum je um echte allergische Reaktionen.

Die Pollen der meisten Nadelbäume, speziell der Fichten und Tannen, haben eine sehr geringe Allergenpotenz und sind daher nur ausnahmsweise Ursache von echten Pollinosebeschwerden.Durch ihr spektakuläres massenweises Auftreten werden sie aber von den Patienten sehr häufig verdächtigt, obwohl fast immer ein zur gleichen Zeit blühendes unscheinbares Gras der eigentliche Urheber der Beschwerden ist.

Ein ähnliches Patientenverhalten ist generell auch im Hinblick auf die verschiedenen **Blütenpflanzen** zu beobachten. Alle blütentragenden Pflanzen (Blumen, Blütensträucher, Obstbäume etc.) werden von Natur aus von Insekten bestäubt. Die Blüte dient ja ausschließlich dazu, durch Farbe und Duft die für die Befruchtung notwendigen Insekten anzulocken. Die Pollen dieser Pflanzen haben daher auch völlig andere Eigenschaften, sie sind nicht leicht und flugfähig wie die Pollen der Windbestäuber, sondern eher schwer und klebrig, um an dem betreffenden Insekt haften zu bleiben.

Dementsprechend sind echte Heuschnupfensymptome als Folge einer Allergie gegen Blütenpflanzen extrem selten. Sehr wohl gibt es aber (speziell bei engem Kontakt mit den entsprechenden Pflanzen oder bei speziell exponierten Berufen wie Landwirten, Gärtnern und Floristen) Kontaktallergien, die sich dann typischerweise als hartnäckige Sommer-Dermatitis an unbekleideten Körperstellen (Gesicht, Hals, Hände und Unterarme) manifestiert. Ganz allgemein gilt die Pflanzenfamilie der *Korbblütler* (Kompositen) als besonders allergenpotent. Dazu gehören auch Pflanzen, die gerne in der Naturheilkunde und Naturkosmetik verwendet werden, wie z. B. *Kamille* oder *Arnika.*

Sehr viele Blütenpflanzen haben ihre Blütezeit gleichzeitig mit der Blüte der Wiesengräser. Viele Heuschnupfenpatienten, die die botanischen Zusammenhänge zu wenig kennen, verdächtigen dann die sehr viel spektakuläreren Blumen, Blütensträucher oder Obstbäume und sind jahrelang fest davon überzeugt, diese seien die Ursache ihrer Beschwerden. (Im Mittelalter wurde das damals schon bekannte, aber nicht richtig gedeutete Krankheitsbild des Heuschnupfens als „Rosenfieber" bezeichnet.)

Nur um diesen Patienten das Gegenteil beweisen zu können, mußte eine Vielzahl von Blütenpollen in den Pollinose-Testsatz aufgenommen werden. Auch hier sind praktisch immer unscheinbare, aber zur *gleichen Zeit blühend*e Gräser die eigentliche Allergie-Ursache. Den negativen Test mit den entsprechenden angeschuldigten Blütenpflanzen-Antigenen benötigen wir jedoch, um den Patienten von den tatsächlichen Zusammenhängen überzeugen zu können.
Meteorologische Faktoren spielen für die Exposition und damit für das wechselnde Beschwerdebild des Pollenallergikers eine besondere Rolle. So beeinflußt z. B. die Niederschlagsmenge durch Reinwaschung der Luft den aktuellen Pollengehalt, andererseits führt Nebelbildung in Verbindung mit Inversionsvorgängen oft zu sehr hohen Pollenkonzentrationen in Erdnähe.

Sonniges Wetter und hohe mittlere Tagestemperaturen steigern die Pollenemission der Pflanzen beträchtlich. Die Zeit der stärksten Pollenemission liegt in den frühen Morgenstunden (morgendlicher Höhepunkt des Heuschnupfens).
Die Stärke und Richtung des Windes spielt bei manchen Pollinosepatienten eine große Rolle. Seit wir Pollenallergien biophysikalisch eliminieren können, haben wir beobachtet, daß nicht selten nach Behandlung der wichtigsten z. B. Gräserallergien, noch leichte Beschwerden zurückbleiben, die nur gelegentlich und anfallsweise auftreten und auffallend oft mit bestimmten Windsituationen korreliert sind. Wir glauben, daß in diesen Fällen seltenere Pollen (die oft auch per Test nicht identifizierbar sind) aus größeren Entfernungen schubweise herangeweht werden. Diese Patienten können z. B. beschwerdefrei durch blühende Wiesen gehen, Symptome treten nur auf, wenn sie gerade in eine vom Wind hergewehte Wolke von Pollen geraten, die für sie noch als Allergene wirken.

4 Therapie

Die Pollinose ist, wie erwähnt, die häufigste und wirtschaftlich bedeutendste allergische Erkrankung. Schon aus diesem Grunde existieren unzählige, teils sinnvolle, teils sinnlose Therapieversuche.
Eine echte Allergenkarenz ist während der Pollensaison kaum möglich, eine Verminderung der Pollenexposition durch die verschiedensten **technischen Maßnahmen** (Filter, Jonisationsgeräte etc.) wird immer wieder versucht, bringt aber kaum je merkbare Erleichterung.
Auch an Versuchen, die Reaktionsfähigkeit des Patienten selbst zu verändern, fehlt es nicht. Ansatzpunkte sind vorwiegend der **psychische Bereich,** aber auch durch **diätetische Maßnahmen** wird versucht, eine allgemeine Umstimmung und damit eine Veränderung der Allergiebereitschaft zu erzielen.

Fast jeder Heuschnupfenpatient steht heutzutage während der Pollensaison unter irgendeiner **Chemotherapie** (Antihistamine, Mastzellenstabilisatoren wie DNCG etc., bis zur hochdosierten Depot- oder Dauertherapie mit Corticoiden). In jedem Fall handelt es sich lediglich um eine symptomverhindernde, „zudeckende" Therapie, die an der Allergie selbst nichts zu ändern vermag.

Die von den klinischen Allergologen ganz allgemein empfohlene und weltweit millionenfach praktizierte spezifische Immuntherapie **(= Hyposensibilisierungsbehandlung)** ist zwar eine kausale Behandlung, hat aber unseres Erachtens **nur solange eine Berechtigung, solange nicht wirksamere und ungefährlichere Methoden bekannt sind.** Die Therapie mit regelmäßigen Injektionen langsam steigender Allergendosen muß mehrere Jahre hindurch konsequent durchgeführt werden. Sie ist daher stark belastend für den Patienten (aber auch für den Arzt) und ist schließlich mit einem beträchtlichen Risiko in Form einer u. U. lebensbedrohenden anaphylaktischen Reaktion behaftet.

Die orale Methode mit allmählich gesteigerter Allergenzufuhr in Tropfenform hat sich als völlig unwirksam erwiesen (WAHN).

Von der Hyposensibilisierung zu unterscheiden ist die von THEURER entwickelte **„Gegensensibilisierung".** Sie bringt, ebenso wie die verschiedenen anderen Varianten der **Eigenblutbehandlung,** teilweise gute Ergebnisse. Auch **Homöopathie, Akupunktur und Neuraltherapie** werden vielfach und mit Erfolg eingesetzt.

Die Vielfalt der beschrittenen Therapiewege zeigt aber, daß bislang eine optimale Methode noch nicht gefunden ist.

4.1 Biophysikalische Therapie des Heuschnupfens

Auch der Heuschnupfen als klassische Typ-I-Allergie ist der biophysikalischen Therapie gut zugänglich. Es gibt aber einige Besonderheiten, die Beachtung erfordern, obwohl die Einführung der neuen Therapievarianten, gerade bei der Pollinosetherapie beträchtliche Vereinfachungen gebracht hat.

4.1.1 Behandlung mit der Inversschwingung des Allergens und Allergenkarenz (Programm 999)

Diese Therapieform wurde von uns (und vielen anderen Therapeuten) bis zum Jahre 1992 routinemäßig durchgeführt. Wegen der Karenzprobleme konnte jeweils nur in der pollenfreien Zeit, also in den Wintermonaten, behandelt werden. Außerdem war während dieser Zeit auch der Kontakt

mit Heu (Ställe, Scheunen, Kleinhaustiere, die in Heu gehalten oder mit Heu gefüttert werden etc.) zu vermeiden.
Bei Einhaltung aller Regeln waren die Ergebnisse gut. Schwierigkeiten ergaben und ergeben sich generell und bei jeder Art von Heuschnupfenbehandlung vor allem durch die **große Zahl der möglichen Allergene.**
Die Erfahrungen der letzten Jahre haben gezeigt, wie wichtig es ist, wirklich alle für diesen Patienten als Allergen wirkenden Pollen festgestellt zu haben und in der Therapie zu berücksichtigen.
Ein weiteres Problem ergab sich durch die Verwendung von **Mischantigenen,** die speziell bei Patienten mit zahlreichen Pollenallergien damals als unverzichtbar erschienen.
Im Winter 1989/90 wurden in unserer Praxis ca.130 Patienten mit Wiesengräserallergie aus Gründen der Zeitersparnis und Ökonomisierung mit einer Mischung von sechs Gräserpollenallergenen (Wiesenhafer, Knäuelgras, Schwingel, Raygras, Lieschgras und Rispengras) behandelt. Wir nahmen damals (in Anlehnung an die Angaben in der allergologischen Literatur) an, mit dieser Mischung die praktisch wichtigsten Gräserarten erfaßt zu haben.
Mehr als die Hälfte dieser Patienten meldete jedoch während der Gräserblüte im nächsten Sommer immer noch Pollinosesymptome. Diese wurden zwar durchschnittlich als wesentlich leichter als in früheren Jahren angegeben, aber die Allergie war bei diesen Patienten nicht völlig gelöscht, wie dies bei der anderen Hälfte der Fall war.
Die Nachtestung bei der Mißerfolgsgruppe ergab in allen Fällen negative Tests für die behandelten Allergene, daneben aber in jedem Fall positive Ergebnisse für ein oder mehrere Gräser, die in der Therapiemischung nicht enthalten waren (siehe Tabelle).

Bei 44 Patienten mit unbefriedigendem Therapieerfolg bei Anwendung einer 6-Gräsermischung wurden bei der Nachtestung folgende **zusätzliche Pollenantigene** festgestellt:

- Straußgras 30 mal
- Kammgras 17 mal
- Ruchgras 24 mal
- Wiesenfuchsschwanz 4 mal
- Honiggras 1 mal

(Bei den meisten Patienten bestanden gleichzeitig Allergien gegen zwei oder mehrere dieser Gräser)

Auf Grund dieser Erfahrungen wurde eine neue Liste der 12 wichtigsten Wiesengräser erstellt (siehe Tabelle auf Seite 141).
Aus den Pollenantigenen dieser 12 Gräser wurde ein **Mischantigen** hergestellt, das ab Sommer 1990 in den Basistestsätzen enthalten war und von uns in der Pollensaison 1991 routinemäßig zur Therapie aller Wie-

sengräserallergien eingesetzt wurde. Eine Analyse der Behandlungsergebnisse in dieser Saison brachte uns neue, wichtige Erkenntnisse zu einer Optimierung der Pollinosetherapie:

4.1.1.1 Therapieergebnisse 1991

In der Zeit von November 1990 bis April 1991 wurden 115 Patienten mit Pollenallergien in der eingangs beschriebenen Weise (Inversschwingungsmethode mit Programm 999) behandelt. Bei 24 dieser 115 Patienten wurden getrennt voneinander zwei Allergien gegen verschiedene Pollen behandelt. Bei 2 Patienten waren es drei unterschiedliche Pollenallergien, sodaß sich eine Gesamtzahl von 145 Behandlungsfällen ergibt.
Es handelte sich, entsprechend der Fachrichtung unserer Praxis, vorwiegend um Kinder. Etwas mehr als ein Viertel waren Jugendliche oder Erwachsene. Die meisten Patienten hatten Heuschnupfensymptome schon seit mehreren Jahren, dementsprechend waren in den meisten Fällen bereits mehrere erfolglose Versuche mit anderweitigen Therapien vorausgegangen (erfolglose Hyposensibilisierungsbehandlung über zwei oder mehr Jahre wurden von 22 Patienten angegeben).
Die Verteilung der jeweils per Test ermittelten und für die Therapie verwendeten Allergene zeigt Abb. 53. Erwartungsgemäß stehen die Allergien gegen die verschiedenen Wiesengräser bei weitem im Vordergrund, gefolgt von den Frühblühern Erle, Weide und Birke. Die relativ geringe Bedeutung der Roggenpollen in unserem Material hängt zweifellos mit den geographischen Gegebenheiten und den Besonderheiten der Flora unseres Gebirgslandes Tirol zusammen. Weide- und Almwirtschaft stehen im Vordergrund, Roggen wird in unseren Tälern kaum angebaut und auch die Windverfrachtung, die in der Ebene oft mehrere hundert

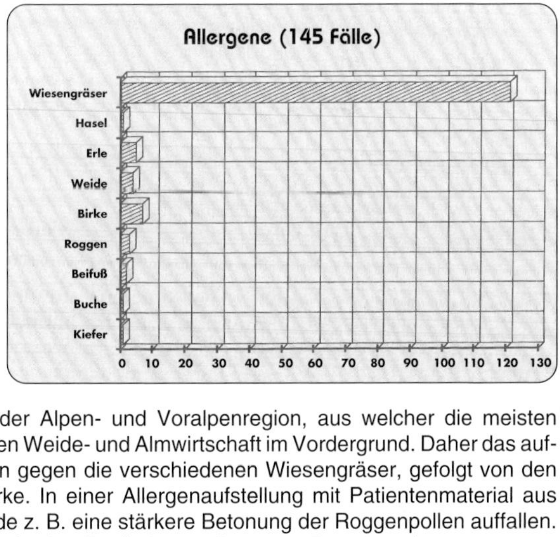

Abb. 53: Allergenverteilung. In der Alpen- und Voralpenregion, aus welcher die meisten unserer Patienten stammen, stehen Weide- und Almwirtschaft im Vordergrund. Daher das auffallende Überwiegen der Allergien gegen die verschiedenen Wiesengräser, gefolgt von den Frühblühern Erle, Weide und Birke. In einer Allergenaufstellung mit Patientenmaterial aus Mittel-oder Norddeutschland würde z. B. eine stärkere Betonung der Roggenpollen auffallen. Wieder andere Schwerpunkte würde eine Studie im mediterranen Raum ergeben usw.

Kilometer betragen kann, spielt im Gebirge eine geringere Rolle. Eine Allergenaufstellung mit Patientenmaterial aus Mittel- oder Norddeutschland ergäbe mit Sicherheit ein anderes Bild. Wieder andere Schwerpunkte würde eine Studie im mediterranen Raum ergeben usw.

Nach Beendigung der Pollensaison, im Oktober 1991, wurden alle Patienten über den Therapieerfolg befragt. Die von den Patienten (bzw. bei Kindern von deren Eltern) erhaltenen Beurteilungen wurden in vier Gruppen eingeteilt:

„Gelöscht“ = In der Pollensaison 1991 sind keinerlei auf Pollinose verdächtige Symptome mehr aufgetreten.

„Deutliche Besserung“ = Die Pollensaison 1991 verlief fast ohne Beschwerden, bis auf geringe Restsymptome an einzelnen Tagen.

„Besserung“ = Die Beschwerden waren insgesamt besser als in früheren Jahren, es bestanden aber noch deutliche Restsymptome.

„Unverändert“ = Die Pollinosesymptome waren in der Saison 1991 gleichstark (oder eventuell noch stärker) wie in früheren Jahren.

Eine Aufschlüsselung der Ergebnisse dieser Befragung zeigt Abb. 54.

Bei Addieren der Gruppe 1 („gelöscht“) und Gruppe 2 (nur mehr geringe Restsymptome) ergeben sich ziemlich genau **60%** der behandelten Patienten, bei welchen wir von einem **befriedigenden Therapieerfolg** sprechen können. Die restlichen 40% müssen als Mißerfolg gewertet und kurz analysiert werden:

Am einfachsten ist die Beurteilung bei 3 Patienten mit unveränderten Pollinosebeschwerden, bei welchen während der Therapiephase mehr oder weniger regelmäßig **Kontakt mit Heu** stattgefunden hatte und nachträglich auch zugegeben wurde (Meerschweinchenkäfig neben dem Bett, regelmäßige Stallbesuche bei einem Bauernjungen, Spielen in einem Heustadel).

Bei den übrigen Patienten aus der Mißerfolgsgruppe liegen sicher komplexere, nicht so leicht zu analysierende Verhältnisse vor. Ein

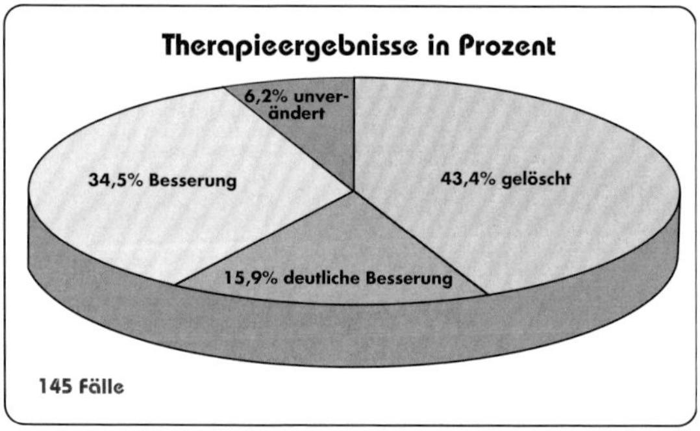

Abb. 54: Therapie-Ergebnisse (Pollinosetherapie 1991). Ca. 94% der Patienten geben zwar eine spürbare Besserung der Heuschnupfensymptome in der nächsten Pollensaison an. Ein wirklich befriedigender Erfolg im Sinne einer Löschung oder Reduzierung der Symptome auf Minimalbeschwerden nur an einzelnen Tagen („Deutliche Besserung“) ist aber nur bei ca. 60% zu registrieren. Eine Verbesserung dieser Ergebnisse ist möglich einerseits durch eine Ausweitung der Diagnostik, andererseits durch möglichste Vermeidung von Mischantigenen.

Vergleich mit den Ergebnissen der im ersten Abschnitt im Detail besprochenen allgemeinen Allergiestudie mit einer Erfolgsquote von nahezu 90% legt nahe, daß hier **pollinosespezifische Faktoren** eine entscheidende Rolle spielen müssen.
In Frage kommen vor allem zwei Besonderheiten der Pollinose, einerseits die große Zahl von möglichen Allergenen, andererseits die damit in Zusammenhang stehende, oft nicht zu umgehende Verwendung von Mischantigenen zur Therapie.

Das Problem der Vielzahl von Allergenen

Die Pollinose ist eine allergische Erkrankung, bei welcher eine Vielzahl von Allergenen am Zustandekommen einer uniformen Symptomatik beteiligt sein kann.
Man sollte sich niemals sicher sein, beim Testen wirklich alle für diesen Patienten relevanten Pollenallergene zu erfassen. Selbst für die erfahrenen Experten, welche in den einzelnen Ländern für die Pollenwarndienste verantwortlich sind, gibt es immer eine Gruppe unidentifizierbarer Pollen, die durchaus als Allergene in Frage kommen können, für die es aber natürlich weder für diagnostische, noch für therapeutische Zwecke entsprechende Präparationen gibt.
Aber auch die bekannten und identifizierbaren Pollenallergene sind so zahlreich, daß es außerordentlich umfangreicher und zeitraubender Testungen bedürfte, um sicher zu sein, wirklich alle in Frage kommenden Allergene erfaßt zu haben.
Es ist also nötig das Verfahren zu ökonomisieren, d. h. eine gewisse **vernünftige Beschränkung** anzustreben.
Wir testen derzeit bei jedem Pollinosepatienten die frühblühenden Sträucher und Bäume (Hasel, Weide, Erle und Birke), die 12 wichtigsten Wiesengräser (zuerst in der im Basistestsatz enthaltenen Mischung, bei positivem Test alle Gräser einzeln), die wichtigsten Getreidepollen, speziell Roggen und Mais und schließlich die Unkräuter Beifuß und Gänsefuß.
Damit sind die bei weitem bedeutsamsten und für den Großteil der Patienten in Frage kommenden Pollenantigene erfaßt und es wird aufgrund dieser Information zunächst für die nächste Pollensaison ein Behandlungsplan erstellt. Ist in dieser Saison das Ergebnis unbefriedigend, so muß das Testspektrum wesentlich erweitert werden.
Für diesen Zweck der erweiterten Testung beim Problempatienten haben wir unsere eigene Allergensammlung auf mehr als 100 Pollenallergene ausgebaut und auf Grund der damit gemachten Erfahrungen einen eigenen **Pollen-Testsatz** konzipiert.

(Nähere Angaben dazu finden sich in dem Buch *„Die Testsätze nach Dr. P. Schumacher“*, erschienen im Eigenverlag, Innsbruck 1998.)

In dem speziellen Pollen-Testsatz sind auch eine Anzahl von Pollen enthalten, die an sich kaum als Antigene in Frage kommen, wie z. B. die Pollen ausschließlich insektenbestäubter Blütenpflanzen.
Wie bereits erwähnt, werden diese von uns nur dann in den Test miteinbezogen, wenn der Patient auf Grund seiner eigenen Beobachtungen gerade diese Pollen als Ursache seiner Pollinosebeschwerden anschuldigt und durch negativen Testausfall von seinem Irrtum überzeugt werden soll.

Die therapeutische Verwendung von Mischantigenen

Die Erfahrungen bei der Therapie anderer Allergien haben gezeigt, daß eine sichere und dauerhafte Elimination einer Allergie nur bei **Beschränkung auf ein einziges Allergen** möglich ist. Das betrifft sowohl die Therapie mit der Inversschwingung des Allergens, als auch die Methoden ohne Karenz.

> Auch bei der Pollinose sind mit Sicherheit die besten Therapieergebnisse zu erzielen, wenn ausschließlich Einzelallergene für jede Therapieserie verwendet werden.

Das geht aus einer Aufschlüsselung unserer Behandlungsergebnisse sehr klar hervor:
Bei 25 der insgesamt 145 Behandlungsfälle wurde mit Einzelallergenen behandelt. In allen Fällen wurde bei der Befragung der Patienten nach Ende der Pollensaison eine völlige Beseitigung der Allergie angegeben.

Die Ergebnisse bei den 120 mit Mischantigenen (es handelte sich ausschließlich um Wiesengräserallergene) behandelten Patienten sind wesentlich schlechter. Abb. 55 zeigt, daß durchschnittlich mit 50% unbefriedigenden Ergebnissen zu rechnen ist.

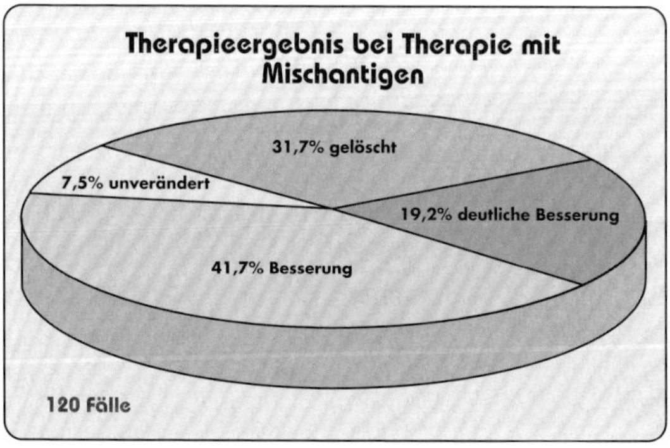

Abb. 55: Die Ergebnisse bei den 120 mit Mischantigenen (es handelte sich ausschließlich um Wiesengräserallergene) behandelten Patienten sind wesentlich schlechter. Die Auswertung zeigt, daß durchschnittlich mit 50% unbefriedigenden Ergebnissen zu rechnen ist.

4.1.2 Therapiemethoden ohne Allergenkarenz

Gerade in der Behandlung des Heuschnupfens haben die neuen Methoden, die eine Allergenkarenz nicht mehr erforderlich machen, eine große Vereinfachung und Erleichterung gebracht. Sie sind auch während der Pollensaison einsetzbar, also dann, wenn der Patient seine Beschwerden hat, und erfordern wesentlich weniger Therapiesitzungen.

> Speziell bewährt hat sich das Verfahren mit erhöhter Verstärkung der Allergeninformation (Programm 998), sowie die Therapie im Frequenzband 24 kHz (Programm 978).

Beide Methoden sind technisch sehr einfach und wenig zeitaufwendig. Akupunkturkenntnisse sind nicht erforderlich, eine Hilfsperson wird nicht benötigt. Die Therapie kann einsetzen, sobald die Diagnose gestellt ist, es können auch mehrere Allergien nacheinander in einer Therapiesitzung behandelt werden. Damit erlebt der Patient den Erfolg der Therapie sehr unmittelbar und eindrucksvoll, außerdem ist die Entscheidung, ob Therapie mit Einzelallergenen oder Mischantigenen durchgeführt werden soll, sehr viel einfacher geworden.
Wir selbst vermeiden nach Möglichkeit allzugroße Allergenkumulierungen am selben Tag, aber schon die Möglichkeit, drei oder mehr Allergien unmittelbar nacheinander und auf derart einfache Weise löschen zu können, bringt große Zeitersparnis und Erleichterung.
Nachdem in den letzten Jahren die Pollinosetherapie immer in den Wintermonaten durchgeführt wurde, konnte ein Überblick über die Ergebnisse immer erst nach Ablauf der nächsten Pollensaison gewonnen werden. Die Pollensaison 1993 brachte erstmals die Möglichkeit, den Behandlungseffekt unmittelbar zu erleben und zu registrieren. Wir konnten feststellen, daß der Therapieeffekt in der Regel nach der ersten, spätestens nach der zweiten Therapie zu beobachten war. In vielen Fällen verschwanden die Pollinosesymptome etwas verzögert, d.h. es bestand für mehrere Tage noch ein **entzündliches Nachstadium** mit Schwellung der Nasenschleimhaut und vermehrter Nasensekretion, die jetzt aber nicht mehr wäßrig, sondern dickflüssig, nicht selten auch grüngelblich-eitrig war. Die Erklärung für diese, die echten Pollinosesymptome um einige Tage überdauernden Schleimhautsymptome, liegt zweifellos in der entzündlichen Spätreaktion der Allergie. Dieser – über verschiedene Zellen und Mediatoren ablaufende – Mechanismus beschäftigt die Allergologie derzeit sehr stark. Er wird beim Kapitel „Asthma bronchiale" näher besprochen (siehe auch Abb. 70), spielt aber offensichtlich auch bei der Pollinose eine nicht unbedeutende Rolle. Sogar die Spätreaktion klingt

nach Beseitigung der Allergie in spätestens 2 bis 3 Tagen ab, anschließend ist der Patient beschwerdefrei, sofern unsere Allergendiagnose richtig war.
Wenn typische Pollinosesymptome nach Abschluß der Allergietherapie noch persistieren, so ist das immer ein Indiz für einen **Diagnosefehler.**
Echte Fehldiagnosen sind bei einem geübten Tester erfahrungsgemäß eher selten. Gerade bei der Pollinose mit ihrer Vielzahl von möglichen Pollenallergenen ergibt sich aber immer wieder die Situation, daß es selbst bei subtiler Testtechnik und reichhaltigem Testmaterial nicht möglich ist, **alle für diesen Patienten relevanten Pollenallergene zu erfassen.**
Wir haben auf diese praktisch wichtige Erfahrung schon bei der Besprechung unserer Studie aus dem Jahre 1991 hingewiesen und als Konsequenz darauf unser Testmaterial stark erweitert. Trotzdem erleben wir (ausschließlich bei den Wiesengräserallergien) immer wieder therapieresistente Fälle, bei denen es offensichtlich nicht gelingt, wirklich alle Allergene zu identifizieren. Ab Sommer 1994 sind wir dazu übergegangen, bei allen Gräserallergien – unabhängig von unseren Testergebnissen – **aktuelles Pollenmaterial aus dem Wohngebiet des Patienten für die Therapie mitzuverwenden.** Dieses Material wird derart gewonnen, daß der Patient an Tagen mit starker Pollenbelastung mit einfachen Wattestäbchen möglichst glatte und waagrechte Flächen im Freien kräftig abreibt. Diese Stäbchen werden in Kuverts oder Papiersäcke verstaut und zur Behandlung mitgebracht. Als Abnahmestelle haben sich speziell Fensterbretter bewährt, aber auch Balkonbrüstungen, Blechdächer usw. Wir lassen jeweils von mehreren Stellen Proben abnehmen, testen diese dann am Patienten aus und verwenden diejenigen, die im Test eine positive Allergiereaktion ergeben, direkt für die Therapie (Wattestäbchen im Eingangsbereich des Gerätes, Programm 998).
Die Ergebnisse bei Anwendung dieser Methode sind ausgezeichnet, sie ist in dieser Form allerdings nur während der Pollensaison anwendbar. Es hat sich aber bewährt, die gesammelten Proben nach Gegend sortiert aufzubewahren und gegebenenfalls (nach Test am Patienten) auch während der Winterzeit zur Therapie zu verwenden.
Jeder Patient erhält am Ende der Pollinosetherapie die Anweisung, sich bei Wiederauftreten von Heuschnupfenbeschwerden zu neuerlicher Testung und Therapie zu melden. Er muß sich bewußt sein, daß **jede Pollensaison, ja praktisch jeder Sommertag neue, bisher noch nicht bestehende Allergien bringen kann.** Der Heuschnupfenpatient hat allein durch die Tatsache, daß er einmal eine Pollenallergie entwickelt hat, bewiesen, daß er die Fähigkeit (also die „Begabung") dazu hat. Auch nach erfolgreicher Behandlung einer oder mehrerer Pollenallergien können neue Allergisierungen gegen andere Pollenarten auftreten und wieder (oder noch immer) das Vollbild der Pollinose auslösen.

II Inhalationsallergien

Unter Inhalationsallergien (auch „Aero-Allergien“) verstehen wir allergische Reaktionen, die durch in der Luft schwebende Allergene bei Kontakt mit den Schleimhäuten von Nase, Augen und Atemwegen entstehen. Die Zahl der möglichen Allergene ist groß, die Krankheitsbilder sind relativ uniform, sie äußern sich in

- allergischer Conjunctivitis,
- allergischem Schnupfen und Husten,
- spastischer Bronchitis bis zum
- exogen allergischen Asthma bronchiale.

Die bei weitem häufigste und bedeutsamste Form – der **Heuschnupfen** – wurde auf Grund spezieller Besonderheiten in einem eigenen Kapitel behandelt.

Für die Besprechung aller übrigen Inhalationsallergien wird hier bewußt keine Vollständigkeit angestrebt, vielmehr soll speziell das Erfahrungsgut der eigenen Praxis wiedergegeben werden, das durchaus interessante, freilich zum Teil von der gängigen Lehrmeinung abweichende Schwerpunkte ergeben hat.

1 Symptome

Inhalationsallergien beginnen in der Regel allmählich mit zunächst kaum beachteten Reizerscheinungen der Schleimhäute. Speziell bei Kindern entwickeln sich häufig **tic-artige Gewohnheitsbewegungen, wie Augenreiben, Zupfen, Reiben, Drücken an der Nase oder Grimassieren in den verschiedensten Formen.**

Die Abb. 56 bis 59 zeigen typische Beispiele. Die beim selben Patienten meist stereotyp immer gleichartigen Bewegungsmuster werden häufig als echter Tic oder als „dumme Gewohnheit“ klassifiziert, aber nur selten mit einer Allergie in Verbindung gebracht.

Beim Erwachsenen gibt es ähnliche, allerdings meist wesentlich diskretere Hinweissymptome. Zwanghaftes Zupfen oder Reiben an der Nase, oft nur an einem Nasenflügel und unterdrücktes Hüsteln werden am häufigsten beobachtet und sollten an inhalationsallergische Mechanismen denken lassen.

Zum Unterschied von den saisonalen Allergien, die an die Blütezeit

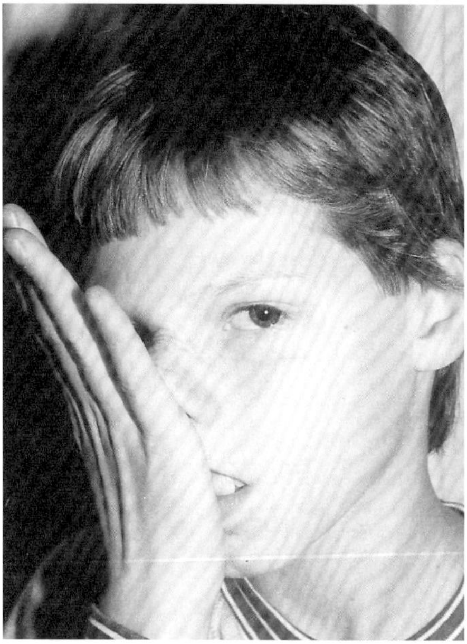
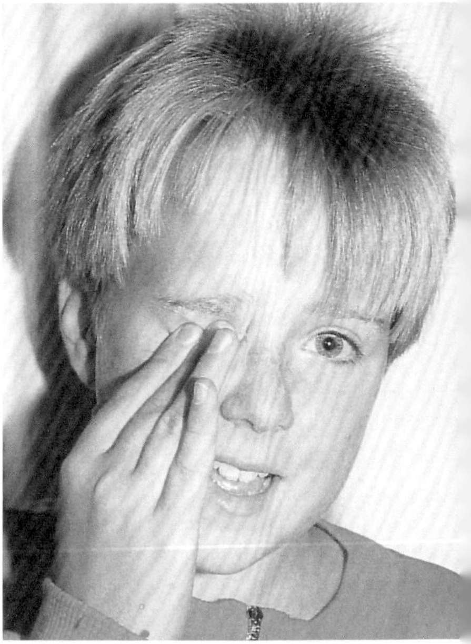
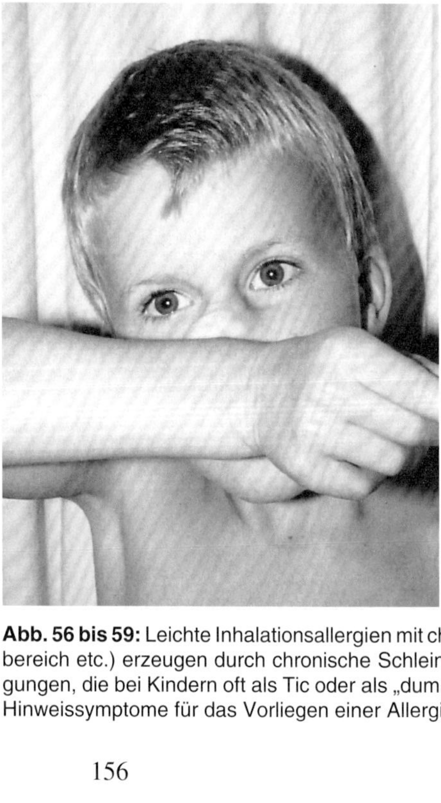
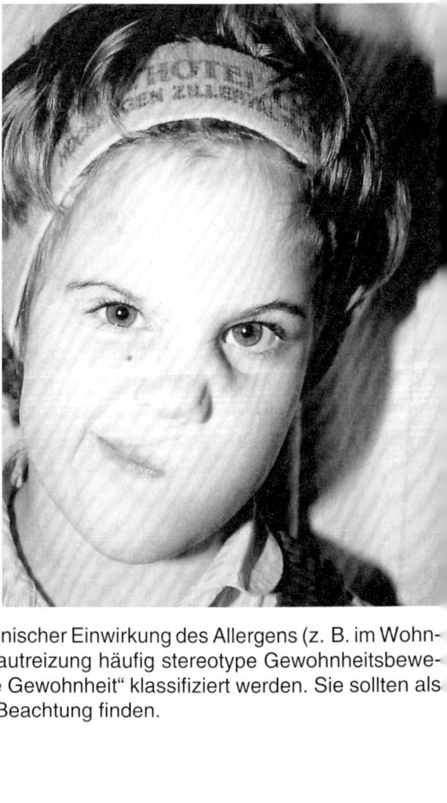

Abb. 56 bis 59: Leichte Inhalationsallergien mit chronischer Einwirkung des Allergens (z. B. im Wohnbereich etc.) erzeugen durch chronische Schleimhautreizung häufig stereotype Gewohnheitsbewegungen, die bei Kindern oft als Tic oder als „dumme Gewohnheit" klassifiziert werden. Sie sollten als Hinweissymptome für das Vorliegen einer Allergie Beachtung finden.

bestimmter Pflanzen gebunden sind, ist die typische Erscheinungsform der übrigen Inhalationsallergien entweder die **akute, an einen gelegentlichen Allergenkontakt geknüpfte Reaktion** oder aber die **„perennierende“ Schleimhautsymptomatik,** wenn der Allergenkontakt häufig oder dauernd erfolgt.

2 Diagnose

Die akuten Formen sind dem Patienten in der Regel bekannt. Er hat z.B. beobachtet, daß er bei gelegentlichem Kontakt mit bestimmten Tieren (Katzen, Hunden, Pferden, bestimmten Vögeln usw.) oder in bestimmten Situationen oder Räumlichkeiten regelmäßig seine Allergiesymptomatik bekommt.

Beherrscht man eine oder mehrere wirklich relevante Testmethoden, so ist die Diagnose dieser Allergien meist recht einfach. Daß es aber auch schwierige Fälle gibt, die recht differenzierte Überlegungen und detektivische Spurensuche erfordern, soll folgendes **Beispiel** aus unserer Praxis demonstrieren:

Pat. W. St., geb. 1984:

Das Kind wächst in einem ländlichen Gasthof mit benachbartem Bauernhof auf. Im Alter von 3 Jahren treten erstmals vorübergehende Asthmasymptome auf, die offensichtlich im Zusammenhang mit gelegentlichem Aufenthalt im Viehstall des Bauernhofes stehen. Im darauffolgenden Sommer erstmals starker Heuschnupfen. Im Winter 1989/90 Pollinosetherapie mit 6-Gräsermischung. Im nächsten Sommer sind die Pollinosesymptome während der Gräserblüte wesentlich geringer, im Spätsommer aber wieder sehr stark. Kontrolltestung ergibt jetzt eine Allergie gegen Brennesselpollen. Im Herbst und Winter 1990/91 werden nacheinander eine inzwischen aufgetretene Allergie gegen Meerschweinchen, gegen Kaninchen und schließlich gegen die Brennesselpollen behandelt.

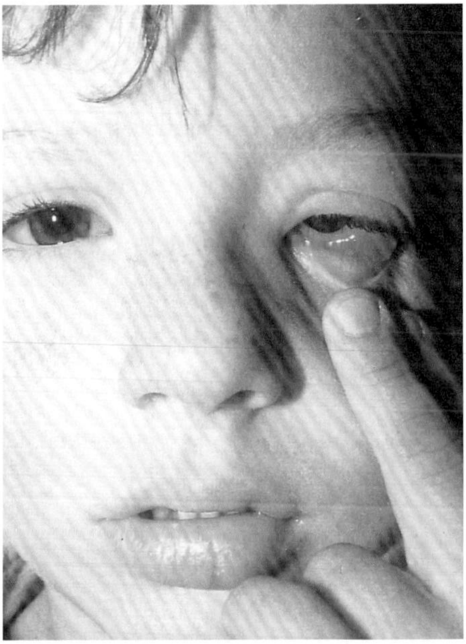

Abb. 60: Akute Conjunctivitis als Folge einer Allergie gegen Cladosporium herbarum, einem Schimmelpilz, der auf einem Bauernhof nur in wenigen Lagerstätten (altes Heu, Gemüsekeller, Stallkleidung) zu finden war.

Nach kurzer beschwerdefreier Pause fällt wieder zunehmender, deutlich spastischer Husten auf. Als Ursache findet sich jetzt eine Schafwoll-Allergie, die gleichfalls mit Inversschwingung behandelt wird.
In weiterer Folge ist der Bub gesund, kein Asthma, im Sommer keine Pollinosesymptome mehr. Kontakte mit den Tieren des Bauernhofes werden symptomlos vertragen. Nur manchmal kommt es – aus zunächst unerklärlicher Ursache – zu einer massiven Conjunctivitisreaktion mit zum Teil gallertiger Schwellung und Verquellung oft nur einer Bindehaut (Abb. 60).
Genauere Nachforschungen ergeben, daß die akute Bindehautreaktion nur bei ganz bestimmten Situationen auftritt:

- An ganz bestimmten Stellen des Viehstalls (nicht wie früher bei Kontakt mit den Tieren, dafür aber an Stellen, wo Reste von altem, aus früheren Jahren stammendem Heu liegen).
- An ganz bestimmten Stellen des Vorratskellers, wo Gemüse gelagert ist.
- Wenn der Bub in engen Kontakt mit der Lodenjacke seines Onkels kommt, die dieser schon seit vielen Jahren ausschließlich bei der Stallarbeit zu tragen pflegt.

Die aus diesen Beobachtungen resultierenden Überlegungen ergaben schließlich den dringenden Verdacht auf **Schimmelpilze** als Auslöser der allergischen Reaktion. Es mußte sich um einen Schimmelpilz handeln, der sowohl in Heuresten eines Viehstalles, als auch in der feuchtkühlen Atmosphäre eines Gemüsekellers entsprechende Lebensbedingungen findet.
Die Testung aller uns zur Verfügung stehenden Schimmelpilzallergene erbrachte tatsächlich eine Allergie gegen **Cladosporium herbarum,** einen Schimmelpilz, der jeweils an den betreffenden Stellen des Bauernhofes und an der Stallkleidung des Bauern nachgewiesen werden konnte.

3 Allergien gegen Schimmelpilze

Das oben dargestellte Fallbeispiel zeigt den eher seltenen Fall einer akuten, nur gelegentlich zutage tretenden Allergie gegen eine bestimmte Spezies von Schimmelpilzen.
Viel häufiger machen sich Pilz-Allergien in saisonalen oder chronisch-allergischen Erscheinungen bemerkbar, sind doch die eigentlichen Allergenträger nicht die Pilze selbst, sondern (wie bei den windbestäubten Pflanzen) fast immer die **Sporen der Pilze.**
Bei den in der freien Natur wachsenden, sogenannten **„extramuralen“** Schimmelpilzen werden die Sporen bei entsprechend günstigen Witte-

rungsverhältnissen (Wärme, Nebel, feuchte Luft, etc.) emittiert und durch Luftströmungen verbreitet. Das Sporenvorkommen ist saisonal beschränkt auf Frühjahr, Sommer und Herbst. Während dieser Zeit lebt ein Großteil der Sporenbildner parasitisch auf höheren Pflanzen oder baut saprophytisch deren Abfälle ab. Bei Gehen oder Laufen z.B. über feuchten Waldboden oder durch abgelagertes Laub können große Sporenwolken aufgewirbelt werden, die beim Allergiker massive Symptome auslösen können. Anamnestische Hinweise in dieser Richtung müssen immer an Schimmelpilzallergie denken lassen. Gar nicht selten verbirgt sich hinter einer therapieresistenten Pollinose eine Allergie gegen die Sporen eines oder mehrerer Pilze.

Allergien gegen **„intramurale"**, also in Innenräumen, Wohnungen etc. vorkommende Pilze verursachen in der Regel perennierende, also mehr oder weniger andauernde Beschwerden. Von einer lokalen Pilzvegetation (z.B. an feuchten Mauerstellen etc.) werden in der Regel während des ganzen Jahres Sporen freigesetzt, wobei gewisse Schwankungen entsprechend den unterschiedlichen Bedingungen des Raumklimas und der verschiedenen Aufwirbelung der Sporen durchaus typisch sind.

3.1 Diagnose

In den von uns zusammengestellten Testsätzen sind die für die Praxis wichtigsten Pilzantigene teils als Einzelallergene, teils in Mischungen enthalten.

Bis zum Jahre 1997 waren die Schimmelpilz-Testampullen auf mehrere Testsätze verteilt. Zusammen mit den notwendig gewordenen Ergänzungen ergab sich schließlich ein recht unübersichtliches Bild, sodaß wir uns entschlossen haben, ab 1998 alle Schimmelpilzantigene in alphabetischer Reihenfolge in den Testsatz „Inhalationsallergene" aufzunehmen, unabhängig davon, ob die entsprechende Pilzgattung vorwiegend inhalativ belastend oder mehr über den Verdauungstrakt als Ingestionsallergen wirkt.

Nähere Informationen dazu finden sich in dem Buch *„Die Testsätze nach Dr. P. Schumacher"*, erschienen im Eigenverlag, Innsbruck 1998.

Wird in einem Verdachtsfall durch Test eine Allergie gegen eine oder mehrere Schimmelpilzarten diagnostiziert, so muß zunächst durch möglichst genaue Befragung des Patienten eruiert werden, woher die für ihn relevanten Pilzsporen in seinem speziellen Fall stammen könnten. In unserer Praxis hat sich seit Jahren folgendes Vorgehen bewährt:

Wir geben dem Patienten eine größere Menge Wattestäbchen mit nach

Hause mit dem Auftrag, an allen Stellen, die verdächtig erscheinen Pilzlagerstätten zu sein, Abstriche anzufertigen.
Solche Stellen sind z. B. alle feuchten Mauerstellen, alle Stellen wo Kondenswasser entsteht oder wo Wasser in irgendeiner Form verwendet wird. („Ohne Wasser kein Pilz" ist ein Ausspruch der bekannten Schimmelpilzexpertin KREMPL-LAMPRECHT.)
Spezielle Beachtung verdient immer das Gemüsefach im Kühlschrank und die Brotlade, auch der Abfalleimer und diverse Vorratskeller.
In jedem Fall fragen wir auch nach **Klimaanlagen.** Wir kennen mehrere Asthmapatienten, die z. B. im Verlaufe eines Luxusurlaubs in tropischen Gegenden mit klimatisierten Hotelzimmern, bei Kreuzfahrten in klimatisierten Schiffskabinen oder regelmäßig bei Langstreckenflügen, massive Asthmabeschwerden bekommen.
Eine weitere häufige, aber wenig beachtete Pilzquelle sind Luftbefeuchter, speziell sogenannte **Kaltluftvernebler.** Auch dafür kennen wir mehrere Beispiele. In einem Fall erzählte die Mutter eines fünfjährigen Knaben spontan, daß die Atembeschwerden des Kindes sich regelmäßig massiv verschlechterten, wenn der Luftbefeuchter neben dem Bettchen stand. Sie wäre aber nie auf die Idee gekommen, daß hier ein ursächlicher Zusammenhang bestehen könnte. Durch Abstriche aus dem Vorratsbehälter und aus der Ausblasdüse des Luftbefeuchters konnte der Zusammenhang bewiesen werden. Sie enthielten exakt dieselben Schimmelpilze, gegen welche das Kind eine Allergie entwickelt hatte.

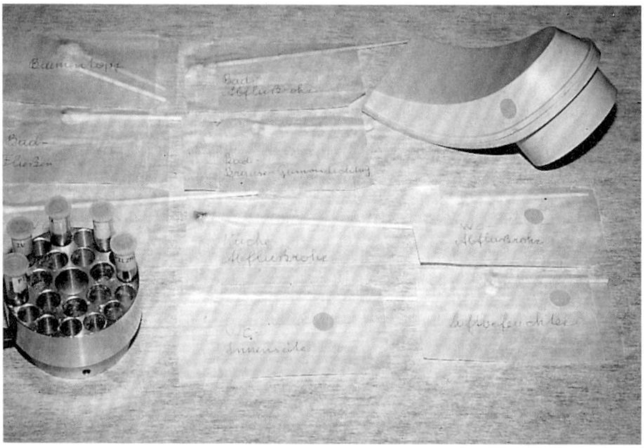

Abb. 61: Testsituation bei Allergie gegen intramurale Schimmelpilze. Der Patient hat in seinem Wohnbereich alle auf Schimmelpilzbefall verdächtigen Stellen mit Wattestäbchen abgerieben. Durch Test am Patienten wird festgestellt, welche der Wattestäbchen die für den Patienten als Allergen wirkenden Pilze enthalten.

Abb. 61 zeigt ein Beispiel für die „Ausbeute" eines Schimmelpilzallergikers.
Die Wattestäbchen waren auftragsgemäß an allen verdächtigen Stellen des Wohnbereiches mit kräftigen Strichen abgerieben worden, dann in Papiersäckchen versorgt, beschriftet und in die Praxis mitgebracht worden. Außerdem wurde die abnehmbare Düse des Luftbefeuchters mitgebracht (rechts oben im Bild).

Durch Allergietest – Wattestäbchen gegen Patient – wurde festgestellt, welche Proben Allergene für diesen Patienten enthalten. In diesem speziellen Fall wurden positive Befunde an der Innenseite des WC, am Abflußrohr des WC und im Luftbefeuchter erhoben. Die entsprechenden Abstriche sind mit einem roten Punkt gekennzeichnet.
Wer den „Identifikationstest" beherrscht, kann durch Test gegen die Probenröhrchen (links im Bild) zusätzlich die Gattung des Pilzes identifizieren.

3.2 Therapie

Die Therapie der Schimmelpilzallergien mit physikalischen Methoden war bisher schwierig, weil – zumindest bei den intramuralen Pilzen – eine echte Allergenkarenz kaum möglich ist. Natürlich wird man, wo immer möglich, den Pilzen die Lebensgrundlage – sprich Feuchtigkeit – entziehen. Hundertprozentige Sporenfreiheit in einer pilzbefallenen Wohnung ist aber erfahrungsgemäß kaum zu erzielen.
Bei Anwendung der Inversschwingungsmethode mit Karenz mußten daher öfters Rezidive in Kauf genommen werden.
Die neuen **Therapiemethoden ohne Karenz** haben auch hier einen Umschwung gebracht. Soweit unsere bisherigen Erfahrungen ein Urteil erlauben, können bei Anwendung dieser Methoden die Patienten mit großer Wahrscheinlichkeit auf einfache Weise von ihrer Allergie befreit werden.

4 Allergien gegen synthetische Substanzen

Seit wir die physikalischen Testmethoden beherrschen, wurde es möglich, eine ganze Reihe, teils bisher unbekannter, teils falsch gewichteter allergologischer Zusammenhänge aufzudecken.

4.1 Polyester-Allergie (Toy-Asthma)

Ein typisches diebezügliches Beispiel sind Allergien gegen bestimmte Polyesterfasern.
Diese vollsynthetischen Fasern wurden zur Herstellung von Kuscheltieren oder von besonders glänzenden, kämmbaren und waschbaren Puppenhaaren (z.B. „Barbie"-Puppen, „Happy-Pony"-Pferdchen etc.) entwickelt und haben – wie sich gezeigt hat – eine ausgesprochen aggressive Allergenpotenz, ähnlich wie Gräserpollen oder Katzenhaare.

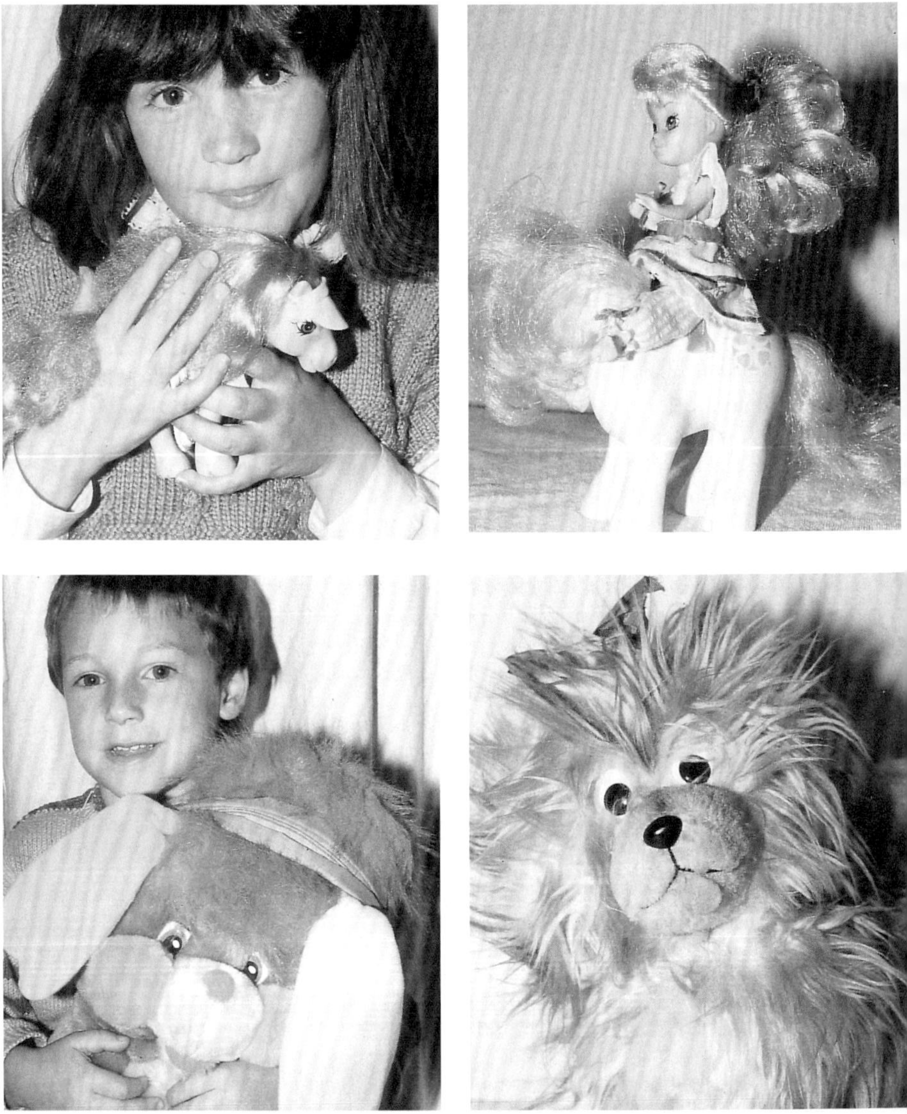

Abb. 62 bis 65: „Toy-Polyester“: „Barbie“-Puppen und „Happy-Pony“-Pferdchen gehören weltweit zu den beliebtesten Spielzeugen. Die für die Haare, bzw. die Mähne verwendeten Polyesterfasern haben sich als ähnlich allergenpotent erwiesen wie Katzenhaare. Auch die amerikanischen „Poppel“-Figuren (unten links) sind sehr beliebt. Ihr weiches Fell hat gleichfalls starke Allergenpotenz. Auch in Europa werden dieselben Fasern in zunehmendem Maße für die Herstellung von Puppen und Kuscheltieren verwendet (Beispiel unten rechts).

Das unter Verwendung dieser Fasern hergestellte Spielzeug ist bei den Kindern sehr beliebt (die Barbie-Idee hat sich z.B. weltweit als Milliardengeschäft erwiesen), die Puppen oder Tiere werden liebkost, gekämmt, meist mit ins Bett genommen, aber fast nie als Ursache allergischer Erscheinungen erkannt oder auch nur verdächtigt. (Abb. 62 zeigt die wunderschöne Faserqualität der Mähne eines der in Millionen Exemplaren verkauften „Happy-Pony". Abb. 63 ein Exemplar aus der beliebten „Barbie"-Familie. Abb. 64 zeigt den noch nicht so weltweit bekannten, aber ebenso allergenpotenten amerikanischen „Poppel", Abb. 65 ein Beispiel für europäisches Spielzeug mit derselben Faserqualität.)

Eine Allergie gegen diese Fasern entwickelt sich in der Regel allmählich. Am Beginn stehen häufig die in Abb. 56 bis 59 gezeigten Gewohnheitsbewegungen. Die nächste Phase bestimmt zumeist ein chronischer therapieresistenter Schnupfen oder Husten und schließlich das Vollbild eines Asthma bronchiale.

Wir haben für dieses außerordentlich charakteristische und an Bedeutung deutlich zunehmende Krankheitsbild die englische Bezeichnung **„Toy-Asthma"** geprägt, weil die auslösenden Puppen, Pelztiere, Pferdchen etc. vorwiegend amerikanischer Herkunft sind oder zumindest für den amerikanischen Markt hergestellt werden. (Die als eigentliches Antigen wirkenden Fasern entstammen allerdings fast ausschließlich asiatischen Fabriken in China, Taiwan, Korea etc.)

Die Qualität der Fasern ist aus dem Blickwinkel der Spielzeugindustrie tatsächlich erstaunlich. Sie sind hervorragend färbbar, lassen sich waschen, kämmen, sie verfilzen nicht, brennen nicht usw. Ihre Rolle als außerordentlich potentes Allergen war bisher völlig unbekannt.

Typischerweise kamen, nachdem der große kommerzielle Erfolg erkennbar wurde, sehr bald Nachahmungen auf den Markt. Diese wesentlich billigeren, meist europäischen Produkte wirken interessanterweise praktisch nie als Allergen. Die „schlechtere" Faserqualität ist an den struppigeren, eher zum Verfilzen neigenden und wesentlich weniger glänzenden Haaren unschwer zu erkennen.

In den letzten Jahren scheinen einige der großen traditionellen Hersteller von „Plüschtieren" auf die Herausforderung aus den USA zu reagieren und beginnen, die klassischen textilen Plüschstoffe durch synthetische Polyesterpelze zu ersetzen. Jedenfalls mehren sich in letzter Zeit die Allergien auch gegen Spielzeug europäischer Herkunft.

Überraschenderweise sind – zumindest bis dato – Allergien gegen andere Polyesterfasern, wie sie z.B. für Wäsche, Heimtextilien etc. entwickelt wurden, kaum beobachtet worden. Es scheint die ganz spezielle Bearbeitung der Fasern zu sein, die sie einerseits für Kinderspielzeug so ideal geeignet erscheinen lassen, andererseits aber auch zum potenten Allergen machen.

4.1.1 Diagnose

Die Diagnose „Toy-Polyester-Allergie“ ist einfach, sofern an den Zusammenhang gedacht und eine entsprechende Testmethodik beherrscht wird. Um überhaupt testen zu können, empfiehlt es sich, eine Sammlung der verschiedensten in Frage kommenden Polyesterfasern anzulegen. Wir selbst haben mehrere Monate lang von jeder, bei einem Patienten als Allergen identifizierten Faser, eine Probe entnommen, in Glasröhrchen versorgt und unserem umfangreichen Testsatz für Inhalationsallergene beigefügt. Im neuen Testsatz „Inhalationsallergene“ (ab 1998) sind mehrere Testampullen mit den wichtigsten Toy-Polyesterarten enthalten.

Ergibt der Test eine Allergie gegen eine oder mehrere der gesammelten Substanzen, ist zunächst die Diagnose „Polyesterallergie“ gestellt, aber noch nicht geklärt, welche der meist zahlreichen Spieltiere des Kindes die wahren Schuldigen sind.

Um diese Frage zu klären, wird der Patient wiederbestellt, mit dem Auftrag, alle in der Wohnung vorhandenen Pelztiere, Puppen, Pferdchen etc. mitzubringen. Aus der oft riesigen Auswahl werden dann in einem weiteren Testvorgang die erlaubten und die verbotenen Spielsachen selektiert. Für diese und ähnliche Testsituationen hat sich das bereits erwähnte *ISE-Sender-Empfänger-System* (siehe Seite 89) sehr bewährt. Es genügt, den mobilen Senderteil auf die zu testende Oberfläche zu legen: Die Information wird über die Bodenplatte des Gerätes aufgenommen und drahtlos zum Empfängerteil übertragen. Dieser ist mittels Kabel mit dem entsprechenden Testgerät verbunden, das seinerseits die Reaktion des Patienten auf die zu prüfende Substanz registriert.

Auf diese Weise kann rasch und ohne Belastung des Kindes eine große Zahl von Gegenständen getestet werden. Das Ergebnis des Tests – welche Methode auch immer angewandt wird – bestätigt sich durch den weiteren Verlauf von selbst: Ist die Diagnose richtig und das identifizierte Allergen wird aus dem Umkreis des Kindes entfernt, so müssen die Allergie-Symptome innerhalb weniger Tage verschwinden.

Mit anderen Worten: Die richtige Diagnose und anschließende Elimination der schuldigen Spielsachen ist in der Regel auch bereits eine ausreichende Therapie.

Gerade bei Kindern mit Polyesterallergie ist die schlagartige Besserung eines, oft schon seit vielen Monaten oder Jahren bestehenden Beschwerdebildes meist recht eindrucksvoll.

Zum Thema „Toy-Asthma“ wieder ein **Beispiel aus der Praxis:**

Pat. N. A., geb. 1982:

Das Kind war bis zu seinem 6. Lebensjahr gesund. Ungefähr zur Zeit des Schuleintritts begann ein chronischer therapieresistenter Husten, schließlich kam es immer häufiger zu Attacken von spastischer Bronchitis bis zu schweren Asthmazuständen. Mehrmals Klinikaufenthalt wegen Asthma und Pneumonie. Mehrere bei diesen Anlässen durchgeführte Allergietestungen brachten keine relevanten Ergebnisse. Auffallend war, daß sich der Zustand des Kindes jeweils nach Einlieferung in das Krankenhaus zunächst noch verschlechterte, bis die massive Chemotherapie zur Wirkung kam. Im Intervall zwischen den schweren Asthma-Attacken stand das Kind unter Dauertherapie mit DNCG-Präparaten, Bronchodilatatoren und immer häufiger Kortikoiden.

In diesem Stadium wurde uns das Kind vorgestellt. Es hatte schon reichlich Erfahrung mit Ärzten und kam entsprechend ängstlich in unsere Praxis. Seine Lieblingspuppe hatte es dabei eng an sich gedrückt (Abb. 66).

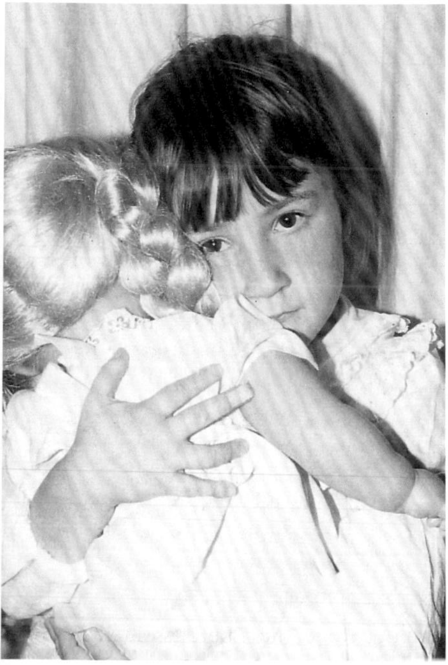

Abb. 66: „Toy-Asthma". Das Kind hatte ein schweres Asthma bronchiale, ausgelöst durch die Haare seiner Lieblingspuppe. Die Puppe war auch bei Krankenhausaufenthalten immer dabei und wurde umso enger an sich gedrückt, je schlechter es dem Kind ging. Die Diagnose Polyester-Allergie und anschließende Elimination der Puppe brachte die sofortige und dauerhafte Heilung.

Die Diagnose Polyester-Allergie war schnell gestellt. Die Hauptschuldige an dem gesamten Leidensweg des Kindes war die Puppe mit ihren wunderschönen, seidenweichen Haaren. Je schlechter der Zustand des Kindes war, umso dringender wurde die Puppe gebraucht und umso enger wurde sie an sich gedrückt. Auch bei allen Krankenhausaufenthalten war die Puppe als Trost und vermeintliche Hilfe mit dabei.

Die Puppe wurde entfernt (bzw. durch eine andere, ebenso schöne, aber nicht als Allergen wirkende, ersetzt). Das Kind blühte in wenigen Tagen auf, hörte auf zu husten und blieb seither gesund und frei von jeglichen bronchospastischen Zuständen!

4.2 Andere Allergien gegen synthetische Substanzen

Zum Kapitel „Allergie gegen synthetische Substanzen" gehören noch viele andere Krankheitsbilder, für die wir selbst aber weniger oder gar keine Erfahrung haben. In unserer pädiatrischen Praxis spielen z.B. die **Allergien gegen die verschiedenen Wohngifte** eine untergeordnete Rolle. Wir haben den Eindruck, daß meist doch eine längere Expositionszeit bis zur Entwicklung einer echten Allergie erforderlich ist. Andererseits dürfte die Unterscheidung zwischen toxischen Wirkungen und einer echten Sensibilisierung oft nicht klar genug getroffen werden. Wohngifte (z.B. Formaldehyd, Holzschutzmittel, Lösungsmittel in Farben, Versiegelungslacken usw.) können unzweifelhaft toxische Wirkungen auf den Organismus ausüben, als Allergene wirken die meisten aber eher selten.
Eine eher groteske Beobachtung, die wir in den letzten Jahren mehrfach machen konnten, ist die **Allergie gegen „antiallergisches" Bettmaterial.** Die allgemeine Zunahme und Popularisierung der Allergien in den letzten Jahrzehnten hat dazu geführt, daß auch die Industrie hier werbewirksame Absatzmärkte wittert. Immer häufiger findet man Produkte mit dem Prädikat, für Allergiker speziell geeignet zu sein, nicht sensibilisierend zu wirken usw.
Die unzähligen, als Hausstaubmilbenallergiker abgestempelten Patienten (wir kommen auf das Hausstaubmilbenproblem noch zurück) benötigen im Rahmen der als notwendig erachteten Wohnungssanierung auch entsprechendes Bettmaterial. Generell werden hier von ärztlicher Seite sogenannte „antiallergische Betten" empfohlen, die natürlich in reichlicher Auswahl angeboten werden, aber – wie die Erfahrung zeigt – durchaus selbst als Allergene in Frage kommen. Meist handelt es sich um synthetische Schaumstoffe, die je nach Verwendungszweck in größeren Blöcken oder in Flockenform Verwendung finden.
Nach mehreren einschlägigen Beobachtungen in den letzten Jahren, haben wir mehrere solcher „antiallergischer" Substanzen in unser Testmaterial aufgenommen und finden immer wieder Patienten mit einer nachweisbaren und beweisbaren Allergie gegen diese Materialien.

5 Allergien gegen Tierepithelien

Auch Allergien gegen die verschiedensten Tiere nehmen in den letzten Jahrzehnten deutlich zu. Neben der allgemein beobachteten vermehrten Neigung Allergien zu entwickeln (Umweltbelastung etc.) spielt sicherlich auch die starke Zunahme der Haustierhaltung in städtischen Wohnungen eine wesentliche Rolle.

Besondere praktische Bedeutung kommt dabei den Katzen und verschiedenen Nagetieren zu, deren Epithelien eine starke allergene Potenz aufweisen. Rudolph und Mitarbeiter fanden eine Sensibilisierungshäufigkeit (bezogen auf Expositionen) bei Katzen von 54,6% (Siamkatzen 64,0%) und bei Meerschweinchen ca. 60%.

Geringere Sensibilisierungsraten finden sich bei Hunden (20 bis 30% je nach Rasse, wobei Boxer und Schnauzer die höchsten Raten aufweisen). Schon die differenten Sensibilisierungsraten bei verschiedenen Rassen derselben Spezies deuten darauf hin, daß rassebedingte Besonderheiten auch beim therapeutischen Vorgehen berücksichtigt werden sollten.

Wir haben jedenfalls die Beobachtung gemacht, daß in vielen Fällen eine Therapie mit dem speziestypischen Grundantigen (z.B. „Katzenepithelien“, „Hundeepithelien“, „Meerschweinchen“, etc.) zwar eine Allergentoleranz gegen viele Tiere dieser Gattung bewirkt, daß aber bestimmte Rassen ausgespart bleiben und gesondert behandelt werden müssen.

Ein Beispiel soll die Situation erläutern:
Pat. N. S., geb. 1983:
Seit mehreren Monaten Asthmaanfälle jeweils bei oder nach Besuch bei der Großmutter. Die dort im Haus lebende Katze wird verdächtigt und per Test eine Allergie gegen Katzenepithelien diagnostiziert.

Das Kind darf für einige Wochen nicht zur Großmutter, es wird eine Allergietherapie mit der Inversschwingung des Katzenallergens durchgeführt, anschließend gibt es mit der Katze der Großmutter keine Probleme mehr. Kurze Zeit später kommt das Kind, das sich gegenüber Katzen jetzt durchaus sicher fühlt, in Kontakt mit einer reinrassigen Perserkatze und bekommt prompt wieder sein „Katzenasthma“.

Ein nahezu identisches Beispiel: Allergie gegen Hundeepithelien. Therapie mit dem Hunde-Grundantigen. Anschließend keine Reaktion mehr gegen den vorher Asthma auslösenden Schäferhund der Tante, aber deutliche allergische Reaktion gegen einen „Golden Retriever“ in der Nachbarschaft.

Auf Grund dieser und ähnlicher Beobachtungen (auch bei Meerschweinchen, Goldhamstern etc.) sind wir grundsätzlich dazu übergegangen, bei allen Allergien gegen bestimmte Tiere, z.B. in der Familie, in der Umgebung etc., immer auch Material dieses für den Patienten speziell relevanten Tieres in der Therapie mitzuverwenden.
Wir lassen uns Haare des betreffenden Tieres in die Praxis mitbringen, wobei Bedacht darauf zu nehmen ist, daß die Haare nicht einfach abgeschnitten, sondern **ausgekämmt** sein müssen, um das eigentliche Antigen, die Hautschuppen (= Epithelien) des Tieres zu erhalten.
Dieses Material wird in einem Glasröhrchen oder Papiersäckchen in der

Praxis aufbewahrt und bei jeder Therapiesitzung – zusammen mit dem Grundantigen („Katze“, „Hund“, „Meerschweinchen“ etc.) – zur Therapie verwendet.

Welche **Therapiemethode** dabei angewandt wird – die Therapie mit der Inversschwingung des Allergens, oder die meridianbezogene Therapie – ist dabei grundsätzlich unwichtig. In jedem Fall sollte dann der Patient den Kontakt mit dem betreffenden Tier reaktionslos tolerieren.

Eventuell noch zurückbleibende Typ-IV-Komponenten, also reine Hautreaktionen bei intensivem Kontakt mit dem Tier, wurden auf Seite 83 besprochen (Abb. 23).

Nachdem der schulmedizinischen Allergologie echte therapeutische Möglichkeiten bei den Tierallergien bisher nicht zur Verfügung stehen, hat sich primär bei den Ärzten, sekundär natürlich auch bei den Patienten, eine Art **hysterische Tierangst** breitgemacht. In jedem Lehrbuch der Allergologie ist das strenge **Haustierverbot** für alle Patienten mit Heuschnupfen, Neurodermitis, Asthma, aber auch für alle potentiellen Allergiker zu lesen. Dementsprechend werden auch die Patienten informiert und allzuoft entwickeln sich erschütternde Familiendramen, wenn das geliebte Familienmitglied Katze, Hund, Meerschweinchen usw. verbannt werden oder sogar sein Leben lassen muß.

In dem 1996 erschienenen Buch *„Tierallergien sind heilbar“,* Sonntag-Verlag, Stuttgart, habe ich speziell dieses Thema ausführlich behandelt.

5.1 Pferdeallergie

Spezielle Gesichtspunkte gilt es bei der Pferdeallergie zu berücksichtigen. Sie wird durchaus nicht nur bei Menschen beobachtet, die direkt mit Pferden in Kontakt kommen (Reiter, Landwirte, Fuhrwerksunternehmer, Pferdezüchter usw.).

Wichtiger und häufiger ist der Sensibilisierungsweg über das in Bettmatratzen, aber auch in alten Polstermöbeln verarbeitete **Roßhaar.** Die Mähnen- und Schwanzhaare von Pferden eignen sich wegen ihrer Straffheit und Elastizität besonders gut zur Füllung von Matratzen. Sie waren in den letzten Jahren durch das modern gewordene synthetische Material etwas verdrängt worden. Mit der aufkommenden „Biowelle“ hat ihre Bedeutung aber wieder zugenommen. Dementsprechend häufig finden wir Pferdeallergien auch bei Menschen, die niemals direkt mit einem Pferd in Berührung kamen.

5.2 Schafwollallergie

Eine Sonderstellung im Rahmen der Inahalationsallergien gegen Tierepithelien nimmt die Schafwollallergie ein.
Sie wird erfahrungsgemäß seltener diagnostiziert, als sie vorkommt. Einerseits ist das Schafwollantigen in den meisten Testsätzen der Allergologen entweder nicht enthalten oder wird gewohnheitsmäßig nicht getestet. Andererseits wirkt Schafwolle bei weitem nicht so aggressiv allergisierend wie viele andere tierische Antigene.
Nosologische Bedeutung kommt ihr vor allem in den Alpenländern zu, wo die **Verwendung unbearbeiteter** Schafwolle für Kleidung, Textilien, Teppiche etc. Tradition hat.
Industriell bearbeitete Schafwolle (z. B. fabrikgefertigte Strickwolle oder Wolltextilien) wirkt im allgemeinen kaum als Allergen.
Bei eher schwachen Allergenen genügt in der Regel die fabriksmäßige Färbung, Imprägnierung oder sonstige Bearbeitung, um die Allergenpotenz zu vermindern oder ganz zum Verschwinden zu bringen. Auch bei der Verarbeitung von Schaffellen als Kürschnerware hängt die allergisierende Wirkung von der Art und dem Grad der Bearbeitung ab. Die meisten, zu Mänteln, Jacken oder anderen Kleidungsstücken verarbeiteten Schaffelle werden durch vielfältige chemische und mechanische Prozesse so verändert, daß von den natürlichen Eigenschaften des Felles – also auch von der Antigenität – kaum mehr etwas übrigbleibt.

Anders liegen die Verhältnisse bei Schaffellen, bei denen bewußt Wert auf Naturbelassenheit gelegt wird. Der im letzten Jahrzehnt in Gang gekommene Trend zu natürlichen Materialien in allen Lebensbereichen bringt das **Natur-Schaffell** (als Teppich, Betteinlage, Autositzbezug, Strampelsack für Kleinkinder usw.) aber auch **hausgesponnene Wolle,** naturbelassenes Walkmaterial, Wollfilz in verschiedener Verwendung, wieder zunehmend in Mode.

Daß man (zumindest als Kinderarzt) auch bei der Schafwollallergie gelegentlich Detektivarbeit zu leisten hat, soll folgendes **Beispiel** demonstrieren:

Pat. F. M., geb. 1984:
Das Kind kommt im Alter von 4 Jahren wegen eines schon seit 2 Jahren bestehenden Asthma bronchiale in unsere Praxis. Die Anamnese ergibt, daß in den ersten beiden Lebensjahren eine Neurodermitis bestanden hatte, die allmählich verschwand, als das Asthma begann. Zum Zeitpunkt der Erstuntersuchung bei uns ist die Haut fast rein, bis auf Restherde in Ellbeugen und Kniekehlen, die jeweils aufflackern, wenn das Kind unter besonderen Belastungen steht, anderweitig erkrankt ist etc.

Das Asthma besteht fast dauernd im Sinne eines mäßigen Bronchospasmus, zeigt aber eine deutliche Nachtbetonung der Beschwerden.
Die Allergietestung ergibt wie zu erwarten, eine „zentrale" Belastung durch eine chronische Allergie gegen Kuhmilcheiweiß. Diese wird lege artis behandelt, worauf die Neurodermitis verschwindet. Die Asthmabeschwerden sind nach der Milchtherapie zwar deutlich gebessert, es persistiert aber ein therapieresistenter nächtlicher Husten mit gelegentlichen Dyspnoezuständen.

Die Testung mit Inhalationsallergenen zeigt eine Allergie gegen Schafwolle. Die anschließende Suche nach Schafwolle im Umfeld des Kindes, speziell im Bettbereich, verläuft zunächst ergebnislos. Das Kind schlief bereits seit 2 Jahren in „antiallergischen Betten". Teppiche und Wollsachen waren auf Anraten der Ärzte (wegen Verdacht auf Hausstaubmilbenallergie) bereits vor längerer Zeit eliminiert worden.

Auf die Spur des eigentlichen Übeltäters führte uns eine Bemerkung der Mutter, daß das Kind nur schlafen könne, wenn sein „Heiale" (von „Heia" = Schlafen) dabei sei. Das Kind brachte daraufhin seinen Einschlaf-Fetisch mit in die Praxis. Er erwies sich als puppenähnliches Gebilde, bestehend aus einer Babywindel, zusammengebunden über einem weichen „Kopf" (Abb. 67).

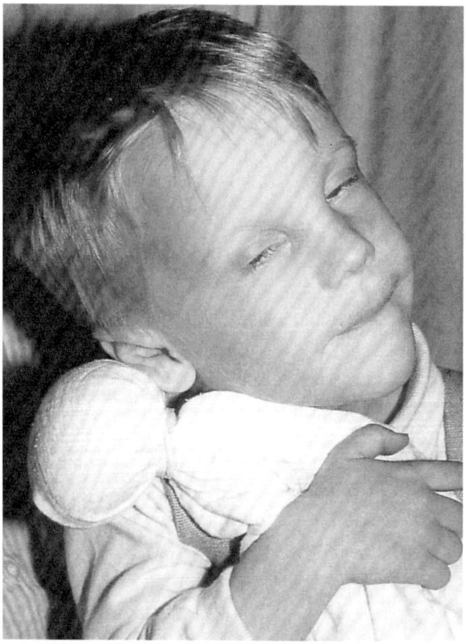

Abb. 67: Schafwollallergie. Der mit ungewaschener Schafwolle gefüllte Schlaf-Fetisch des Kindes stellte sich als Ursache einer chronischen, nachtbetonten Asthmasymptomatik heraus.

Die Füllung bestand – wie sich herausstellte – aus reiner, ungewaschener Schafwolle. (In der bäuerlichen Bevölkerung Tirols herrscht seit altersher der Glaube, die frischgeschorene, ungewaschene Wolle der Bergschafe habe eine Schutzwirkung gegen Krankheiten.)

Das „Heiale" war ein Geschenk der bäuerlichen Großmutter des Kindes gewesen und stammte noch aus der Babyzeit. Die Eltern wußten längst nicht mehr, welches Füllmaterial es enthielt. Eine völlige Entfernung scheiterte am Protest des Kindes, eine Neufüllung mit anderem Material wurde toleriert und das Kind blieb fortan frei von nächtlichem Husten und bronchospastischen Zuständen.

6 Allergie gegen Gänsedaunen

Auf das unglaublich häufig verkannte Problem der Gänsedaunen-Allergie wurden wir aufmerksam, als wir begannen, das Material unserer Statistikstudie im Hinblick auf die Allergenverteilung aufzuarbeiten.

Es zeigte sich, daß Gänsefedern nach den täglich gegessenen Nahrungsmitteln Weizen und Kuhmilch das dritthäufigste Allergen waren. In der Gruppe der Inhalationsallergien standen sie bei weitem an erster Stelle, während überraschenderweise z. B. das Hausstaubmilbenantigen eine absolut untergeordnete Rolle spielte.

Auf die Problematik der Hausstaubmilbenallergie wird im nächsten Kapitel ausführlich eingegangen. Hier nur der vorläufige Hinweis, daß ein großer Prozentsatz der klinisch als Milbenallergie diagnostizierten und erfolglos behandelten Krankheitsbilder in Wahrheit Daunenallergien zu sein scheinen. Von den bei uns erfolgreich behandelten 29 Daunenallergien waren jedenfalls 16, also mehr als die Hälfte, vorher erfolglos unter der Diagnose „Hausstaubmilbenallergie" behandelt worden.

Der Grund für die bislang deutliche **Unterschätzung der Gänsefedern** als Allergen liegt offensichtlich im eingefahrenen Schema der Methodik des Prick-Tests. Das Gänsefedern-Antigen wird zwar von der Industrie angeboten und ist ohne Schwierigkeiten erhältlich, es ist aber aus unerfindlichen Gründen in den meisten allergologischen Testsätzen nicht enthalten und wird daher auch nicht getestet.

Die folgendeTabelle ist einem modernen Standardwerk der pädiatrischen Allergologie entnommen (WAHN, Hrsg.) und zeigt die dort gegebene Empfehlung für die Prick-Testung bei Kindern.

Aus unerfindlichen Gründen ist ein so wichtiges und häufiges Allergen wie die **Gänsefedern** auch in ansonsten reichhaltig ausgestatteten Allergensammlungen fast nie enthalten. Dementsprechend selten wird damit getestet und dementsprechend häufig werden die dadurch ausgelösten Krankheitsbilder fehlgedeutet.

Mehr als 80% unserer Bevölkerung schlafen in Federbetten oder benützen jedenfalls Federkissen als Kopfunterlage. Die Füllung dieser Kissen, Decken etc. besteht praktisch ausschließlich aus Gänsefedern, je nach Qualität aus **Daunen** mit verschiedenen Anteilen entkielter Federn.

Daunen sind nicht zuletzt deshalb so beliebt, weil sie unerhört leicht sind und nicht zum Verklumpen neigen. Je duftiger und feingliedriger eine Daune, desto höher ist ihr Gebrauchswert, ihr Preis, aber auch ihre Allergenpotenz.

Allergisierend wirkt vor allem der mikroskopisch feine Staub, der beim Gebrauch der Betten entsteht. Er dringt selbst durch die dichtesten Bezugsstoffe und belastet den Patienten Nacht für Nacht für jeweils viele Stunden.

Testspektrum-Empfehlung zum Pricktest (R. Jarisch 1987)

Kurztest	Erweiterter Test	Großer Test
Hausstaubmilbe	Hausstaubmilbe	Hausstaubmilbe
Katzenepithel	Katzenepithel	Katzenepithel
Birkenpollen	Birkenpollen	Birkenpollen
Gräserpollen	Gräserpollen	Gräserpollen
	Roggenpollen	Roggenpollen
	Wegerichpollen	Wegerichpollen
	Beifußpollen	Beifußpollen
	Alternaria	Alternaria
	Meerschweinchen	Meerschweinchen
	Hundeepithelien	Hundeepithelien
	Pferdeepithelien	Pferdeepithelien
	Mehlmilbe	Mehlmilbe
		Haselpollen
		Erlenpollen
		Buchenpollen
		Eichenpollen
		Weidenpollen
		Pappelpollen
		Nesselpollen
		Ragweedpollen
		Aspergillus
		Mucor
		Penicillium
		Candida
		Kaninchenepithelien
		Hamsterepithelien

6.1 Symptome

Es ist immer wieder überraschend und unverständlich, wie selten von Ärzten, aber auch von den Patienten selbst, an eine **Allergie gegen Bett-**

materialien gedacht wird, obwohl in der Regel genügend Hinweise in dieser Richtung vorhanden sind.
Erster und wichtigster Hinweis ist das überwiegend oder ausschließlich **nächtliche Auftreten der Beschwerden,** meist in Form von Husten oder Dyspnoe. In leichteren Fällen fallen oft auch nur häufiges Räuspern, Augenbrennen, Nasenjucken oder Niesanfälle auf.
Bei Kindern ist es oft die erste Stunde im Bett, in der nicht selten noch allerlei Unfug getrieben wird. Während der ersten ruhigen Schlafphase bessern sich die Symptome oft, um dann in den Morgenstunden wieder verstärkt aufzutreten.
Starker Wechsel der Symptome mit gelegentlich längeren Phasen der Besserung, trotz Gleichbleibens der äußeren Verhältnisse, spricht nicht gegen den allergischen Mechanismus. Wie bei allen Allergien spielt der jeweilige Gesamtzustand des Patienten, das Vorhandensein oder Fehlen zusätzlicher Belastungen, für die Ausprägung der Symptome eine große Rolle.
Gänsedaunen spielen übrigens nicht ausschließlich in Federbetten eine Rolle. Auch Schlafsäcke für Bergsteiger und Camper sowie warme Wintermäntel, Jacken etc. sind häufig mit Daunen gefüllt.
Auch bei der Daunenallergie kann es bei Kindern zu ähnlichen Situationen kommen, wie in den letzten beiden Beispielen geschildert, daß nämlich das Allergen in Form eines Trost- und Beruhigungsgegenstandes das Kind immer begleitet und umso enger an sich gedrückt wird, je schlechter es dem Kind geht.

Dazu ein weiteres **Beispiel:**
Pat. B. T., geb. 1985:
Der Bub kommt im Alter von 3 Jahren erstmals in unsere Praxis. Er entstammt einer Allergikerfamilie, leidet seit Monaten an zunehmender Neigung zu spastischer Bronchitis, dazwischen bestand chronischer Reizhusten. Eine klinische Allergietestung mit Pricktest und RAST hatte durchwegs negative Befunde ergeben. Die bisherige Therapie bestand in häufigen Gaben von Antibiotika, Mastzellstabilisatoren und Broncholytica.
Auch in diesem Fall war die Diagnose rasch gestellt. Es handelte sich um eine Allergie gegen Gänsedaunen.
Sein Allergen hatte der Bub in Form seines Trost-Fetischs gleich mitgebracht. Das Daunenkissen (Abb. 68) begleitete ihn überallhin, ganz speziell dann, wenn er sich als trostbedürftig empfand, wie das bei einer ärztlichen Untersuchung, selbstverständlich auch bei Krankheitszuständen, Spitalsaufenthalten usw. der Fall war.
Die Daunenallergie wurde behandelt, die Beschwerden verschwanden. Etwa ein Jahr später entwickelte der Bub eine Polyesterallergie, die aber lediglich die Entfernung einiger Spieltiere erforderlich machte.
Derzeit ist der Patient schon seit vielen Jahren beschwerdefrei. Eltern

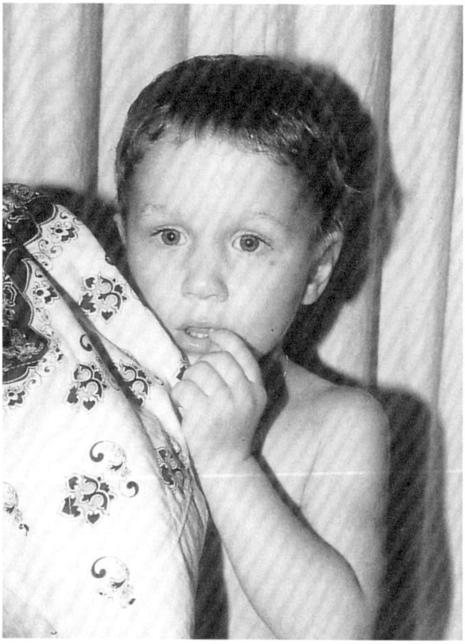

Abb. 68: Allergie gegen Gänsedaunen. Das ängstliche und unsichere Kind hat sein Allergen – ein daunengefülltes Zierkissen – als Trostspender und Zuflucht immer bei sich. Auch hier ist der Kontakt umso enger, je schwerer das Kind atmet und je trostbedürftiger es ist.

und Kind wissen, daß jederzeit mit dem Auftreten neuer Sensibilisierungen gerechnet werden muß. Man weiß aber inzwischen, daß praktisch jede Allergie auf ebenso einfache Weise zu behandeln ist und empfindet die atopische Konstitution nicht mehr als lebensentscheidende Bedrohung.

6.2 Allergien gegen andere Vogelfedern

Neben der Gänsefedern-Allergie – deren Bedeutung durch die Daunen in Millionen Federbetten gegeben ist – gibt es natürlich auch noch **Allergien gegen andere Vogelarten.** In unserem Material halten sich *Wellensittiche* und *Kanarienvögel* etwa die Waage, gefolgt von weiteren *Papageienvögeln, Hühnerfedern* und schließlich seltener als Stubenvögel gehaltenen Arten wie *Zebrafinken* oder *Stieglitze.*

Auch für Vogelfedern haben wir eine eigene Allergensammlung angelegt, indem wir von allen als Allergieauslöser entlarvten Vogelarten Federn besorgt und – in Glasröhrchen versorgt und beschriftet – der Sammlung beigefügt haben.

7 Das Hausstaubmilbenproblem

Praktisch in jeder allergologischen Statistik über Inhalationsallergene steht neben Gräserpollen die Hausstaubmilbe weitaus an erster Stelle. Im Beobachtungsgut unserer eigenen Praxis findet sich hingegen ein überraschend geringer Prozentsatz von relevanten Hausstaubmilbenallergien.

Die Diskrepanz ist auffallend. Auch hier dürfte die Erklärung vorwiegend in den grundsätzlich verschiedenen Testmethoden liegen.

Grundlage der **immunologischen Testmethoden** ist der Nachweis spezifischer Antikörper. Diese sind aber – wie sich gezeigt hat – nicht unbedingt gleichbedeutend mit einer, den Patienten tatsächlich in irgendeiner Form belästigenden Allergie (siehe auch Seite 113).
Ganz anders ist die Situation bei den Tests auf der Informationsebene:

> Die physikalischen Tests ermöglichen (in der Hand des Könners) eine Unterscheidung zwischen dem asymptomatischen Antikörperträger und der echten allergenspezifischen Allergiereaktion.

Gerade in Bezug auf das Antigen der Hausstaubmilbe hat sich diese Unterscheidung als besonders notwendig erwiesen.
Ein wichtiger kausaler Faktor für die Häufigkeit milbenspezifischer Antikörper in der Bevölkerung scheint darin zu liegen, daß **die Hausstaubmilbe sehr häufig das erste tierische Eiweiß liefert, mit dem der Mensch nach seiner Geburt in Kontakt kommt.**
In den Bettchen jeder Neugeborenenstation leben selbstverständlich ebenso Hausstaubmilben, wie in allen anderen Schlafzimmern der Welt. Der Kot der Milben enthält bekanntlich ein Protein, das als die eigentlich antigene Substanz angesehen wird (TOVEY und Mitarbeiter). Auch bei genauem Überlegen fällt uns kein einziges potentes Allergen ein, das so früh im Leben praktisch jedes Menschen eine so bedeutende Rolle spielen würde und durch sein Vorkommen im Bett so intensiv zur Wirkung kommen kann.
Das Immunsystem des jungen Säuglings scheint relativ leicht auf Fremdeiweiß zu reagieren. Die dabei gebildeten Antikörper müssen aber durchaus nicht Auslöser allergischer Symptome sein. Einen Einblick in diese Richtung gibt uns die bereits früher erwähnte Studie von HATTEWIG und Mitarbeitern, die bei nahezu einem Drittel aller gesunden (also nicht mit Allergiesymptomen irgendwelcher Art behafteten) Säuglingen spezifische Antikörper gegen Hühnereiweiß ab dem Zeitpunkt nachweisen konnten, in dem Hühnerei in die Kost eingeführt worden war.
Sogar die winzigen Mengen Hühnereiweiß, die der vollgestillte Säugling über die Muttermilch erhält, können zur Bildung von Antikörpern führen, ohne daß das Kind irgendwelche Symptome entwickelt (GERRARD).
Untersuchungen über die Häufigkeit spezifischer IgE-Antikörper gegen Hausstaubmilbenantigen bei gesunden Säuglingen sind uns nicht bekannt, wären aber zweifellos interessant.
Wir halten also fest: Relevante Allergien gegen das Antigen der Hausstaubmilbe (Dermatophagoides pteronyssinus) aber auch der Mehlmilbe (Dermatophagoides farinae) sind mit Sicherheit wesentlich seltener, als es nach dem Ausfall der immunologischen Testmethoden scheint.

Weder ein positiver Hauttest, noch der Nachweis der Antikörper im Blut beweist, daß irgendein allergieverdächtiges Krankheitsbild auch tatsächlich durch eine Hausstaubmilbenallergie verursacht ist.

Der einzig schlüssige Beweis wäre auch hier **das Verschwinden der Symptome nach erfolgreicher Therapie.** Diese Beweisführung ist der schulmäßigen Allergologie bisher bekanntlich nicht möglich, kann aber mit einer erfolgreichen physikalischen Allergietherapie ohne Schwierigkeiten erbracht werden.
Die Häufigkeit positiver immunologischer Milbentests hat zur Folge, daß der Hausstaubmilbenallergie von den Allergologen in aller Welt besonders große Bedeutung zugemessen wird, wobei **die für den Patienten tatsächlich wirksamen Allergene oft übersehen** werden.
Wir kennen Dutzende von Fällen, bei denen geradezu dramatische Feldzüge gegen die Hausstaubmilbe gestartet wurden. Mit großem finanziellem Aufwand wurden aus gemütlichen Wohnungen kahle, sterile Räume geschaffen. Die Patienten wurden monate-, ja jahrelang mit Hyposensibilisierungskuren geplagt, Klimakuren wurden absolviert usw. Dies alles blieb deshalb ohne den geringsten Erfolg, weil die eigentliche Ursache, z.B. die überallhin mitgeführte Lieblingspuppe oder der zum Schlafen unbedingt nötige Teddybär war.

Zum Thema Fehldiagnose einer Hausstaubmilbenallergie ein **typisches Beispiel:**
Pat. K. U., geb. 1976:
Seit dem 5. Lebensjahr zunehmendes Asthma bronchiale mit deutlicher Verschlechterung jeweils nachts. Von Beginn an massive Therapie mit Kortikoiden und Broncholytika, (z.B. über mehrere Monate *Betnelan, Perspiran, Sultanol, Zaditen* und *Becotide* gleichzeitig (!) als Kombinationstherapie), daneben häufig Antibiotika.
Nach einigen Jahren erfolgloser Massivtherapie resignierte die Mutter des Kindes und wehrte sich schließlich massiv gegen weitere Chemotherapie. Ein von den behandelnden Ärzten in die Wege geleiteter Versuch mit längerdauernder Psychotherapie schlug ebenso fehl, wie mehrere Versuche mit alternativmedizinischen Methoden.
Eine schon vor mehreren Jahren durchgeführte klinische Allergietestung (Pricktest und RAST) hatte folgenden Befund ergeben: *„Milben extrem positiv! Gräser, Kräuter, Bäume, Schimmel, Katzen, Pferde, Rinder, Hunde negativ."*
Ein Befund, wie er nicht typischer sein könnte (er wird deshalb hier auch wörtlich wiedergegeben). Auch hier wird ein positiver Milbentest für die

Diagnose als ausreichend erachtet, zumal die „übrigen Tests" negativ sind. Gänsefedernantigen wurde trotz der eindeutigen Nachtbetonung der Beschwerden bezeichnenderweise nicht in Erwägung gezogen und dementsprechend nicht getestet.
Das Testergebnis löste für die Familie die üblichen Maßnahmen gegen die Hausstaubmilbe aus, die allerdings (vorwiegend wegen der bereits entstandenen Skepsis allen ärztlichen Ratschlägen gegenüber) nur halbherzig durchgeführt wurden. Zumindest die gewohnten Federbetten der Familie wurden beibehalten.
Der Patient kam zu uns im Alter von 11 Jahren, nachdem das Asthma bereits seit nahezu 6 Jahren bestand. In den letzten Wochen war die Dyspnoe besonders stark gewesen, auch nächtliche Lidschwellungen wurden beobachtet.
Die schwere Beeinträchtigung der Lungenfunktion zeigte sich nicht nur in der erschwerten, pfeifenden Atmung. Das Atemstoßvolumen war stark

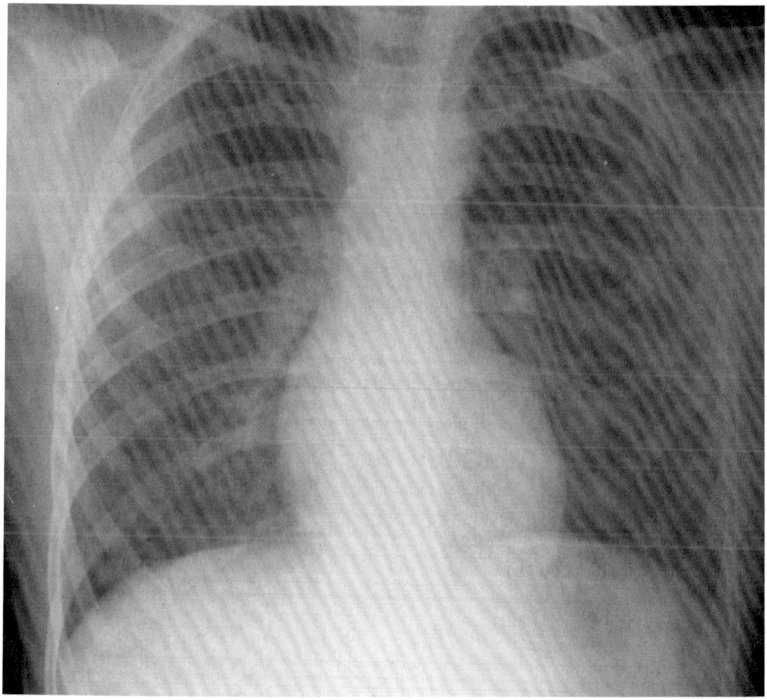

Abb. 69: Röntgenbefund bei Daunen-Asthma. Schweres, chronisches Asthma bronchiale. Seit 6 Jahren fälschlich als allergische Reaktion auf das Antigen der Hausstaubmilbe diagnostiziert und behandelt. Deutliche Lungenblähung, Zwerchfell tiefstehend, verstärkte perihiläre Zeichnung, Verkleinerung des Herzschattens.

herabgesetzt, röntgenologisch fand sich eine starke Lungenblähung mit Verbreiterung der Zwischenrippenräume, Zwerchfelltiefstand und Verkleinerung des eher kugelig imponierenden Herzschattens, sowie Vermehrung der perihilären Bronchialzeichnung (Abb. 69). Das EKG zeigte bereits deutliche Zeichen eines chronischen Cor pulmonale mit P-Betonung und vermehrter Rechtsherzbelastung.
Insgesamt bot der Patient also das Bild eines schweren, bereits chronisch gewordenen Asthma bronchiale mit allen Anzeichen einer beginnenden Dauerschädigung des Bronchialsystems und des Herzens.

Den für den Patienten wichtigsten Befund erbrachte der **Allergietest:** Wir fanden eindeutig keine Hausstaubmilbenallergie, dafür eine sehr starke **Allergie gegen Gänsedaunen.**
Dieser Befund wurde den Eltern mitgeteilt und alle notwendigen Maßnahmen besprochen. Bevor die Familie wieder die Heimreise antrat, wurde noch eine kombinierte Therapie durchgeführt, bestehend aus Inhalation und Bioresonanztherapie zur Verbesserung der Lungenfunktion und einer Laserakupunktur zur Behandlung der gleichzeitig bestehenden chronischen Sinusitis maxillaris. (Die Begleitsinusitis bei chronischen Inhalationsallergien ist ein häufiges Phänomen und darf wegen der oft massiven Allergendepots in den Nasennebenhöhlen nicht übersehen werden. Wir kommen später noch ausführlich auf diesen wichtigen Punkt zurück.)
Am Abend dieses Tages hatte der Patient den schwersten, aber gleichzeitig auch letzten Asthma-Anfall seines Lebens.
Glücklicherweise hatten wir eine mögliche Reaktion auf die Allergenmobilisation aus den Nasennebenhöhlen schon vorausgesagt, sodaß der schwere Dyspnoezustand des Kindes von der Familie mit relativer Ruhe und Fassung überstanden wurde.
Noch am selben Tag wurden sämtliche Daunen aus der Wohnung entfernt, womit nahezu schlagartig alle Beschwerden verschwanden.
Der Patient war in der Folgezeit mehrmals bei uns, zuerst wurde die Sinusitis behandelt, schließlich die Daunenallergie gelöscht. Den weiteren Verlauf gibt am besten ein Brief wieder, der uns vor wenigen Wochen erreichte. Wir hatten den Patienten seit drei Jahren aus den Augen verloren und bei den Eltern angefragt, wie es ihm in der Zwischenzeit ergangen sei.
Hier ein wörtlicher Auszug aus dem Brief des Vaters: *„Seit dem Tag, an dem unser Sohn das letztemal bei Ihnen war, hat er nie mehr irgendein Anzeichen einer asthmatischen Beschwerde gezeigt, es fehlt ihm seither nichts!*
Was mich sehr verwundert, ist eigentlich nur, daß noch immer so wenige Ärzte diese Behandlungsmethode praktizieren, wo es doch immer mehr Patienten gibt, die dies so dringend nötig hätten!"

Die in dem letzten Absatz dieses Briefes ausgedrückte Verwunderung über die allgemeine Ignoranz der Medizin, ungewohnten Behandlungsmethoden gegenüber, wird von Patientenseite immer wieder und oft sehr vehement geäußert. Wir glauben, daß in Zukunft der Druck der Patienten schließlich sehr wesentlich dazu beitragen wird, erfolgreichen, wenn auch für die klassische Medizin neuartigen Behandlungsmethoden zum Durchbruch zu verhelfen.

Die hier wiedergegebene Krankengeschichte ist beispielhaft für viele andere und zeigt den schicksalhaften Verlauf einer Allergose, die von Beginn an den falschen Diagnosestempel trägt. Gerade der Stempel „Hausstaubmilbenallergie" wird – aus den oben erwähnten Gründen – viel zu häufig verwendet.

Neben dem diagnostischen Aspekt gibt uns der Fall zugleich Gelegenheit, auf die Bedeutung der **„Begleitsinusitis"** bei Inhalationsallergien einzugehen:
Viele Patienten mit chronischen Inhalationsallergien entwickeln parallel zu den allergiespezifischen Symptomen (wie in diesem Fall Asthma bronchiale) eine chronische Sinusitis maxillaris. Offensichtlich werden Allergenpartikel, die beim Atmen an der Nasenschleimhaut haften bleiben, in die Kieferhöhlen verfrachtet und können dann dort ein Allergendepot bilden, das – wenn es nicht beachtet und beseitigt wird – eine Persistenz der Allergiesymptome bewirken kann, auch wenn das Allergen bereits aus dem Umfeld des Patienten beseitigt wurde.
Wir beziehen daher in jedem Falle von Inhalationsallergie die Nasennebenhöhlen in unsere Diagnostik mit ein. Dabei hat sich die Regulationsthermographie (A. Rost) als besonders aussagekräftig erwiesen. Sie gestattet vor allem eine Aussage über das generelle Regulationsverhalten des Patienten und über den aktuellen Belastungszustand der Nasennebenhöhlen.
Bei entsprechendem Befund – wie erwähnt bei Inhalationsallergikern nahezu obligat – wird von uns als erster Schritt der Allergietherapie in der Regel *eine entlastende Therapie der chronischen Sinusitis* eingeleitet. Wir vermeiden dabei bewußt alle chemischen Mittel mit abschwellenden Effekten auf die Schleimhäute. Bewährt hat sich seit vielen Jahren die Kombination der Bioresonanztherapie (Programm 101, anschließend Programm 500 mit Goldfingerelektrode perinasal) mit Laserakupunktur. Wir erreichen damit eine Schleimlösung und eine oft sehr starke Ausscheidungsreaktion, die freilich – nachdem wir ja ein Allergendepot entleeren – gelegentlich auch starke allergische Reaktionen bewirken kann.

III Asthma bronchiale

1 Pathogenese

Asthma ist eine vielschichtige Erkrankung mit Neigung zu anfallsweiser oder dauernder spastischer Verengung der Bronchien und entzündlicher Veränderungen in der Brochialschleimhaut. Der Beginn liegt häufig im Kindesalter, dabei spielen praktisch immer zunächst **allergische Mechanismen** eine zentrale Rolle.

Die in der Substanzebene ablaufenden biochemisch-zellulär-immunologischen Mechanismen sind heute weitgehend aufgeklärt. Eine relativ neue aber wichtige Erkenntnis ist das Wissen um eine **Spätphase,** die neben der allergischen Sofortreaktion (Mastzellaktivierung – Histaminfreisetzung etc.) abläuft und ein wichtiger pathophysiologischer Aspekt beim Asthma zu sein scheint.

Die Spätreaktion entwickelt sich erst einige Stunden nach Allergenkontakt und kann über mehr als 12 Stunden anhalten. Neben der Mastzelle sind Makrophagen, T-Lymphozyten, eosinophile und neutrophile Granulocyten beteiligt. Über verschiedene Mediatoren kommt es zu einem komplexen Entzündungsgeschehen, das über die rein allergische Schleimhautreaktion hinausgeht und das klinische Bild des Asthma bestimmt (Abb. 70).

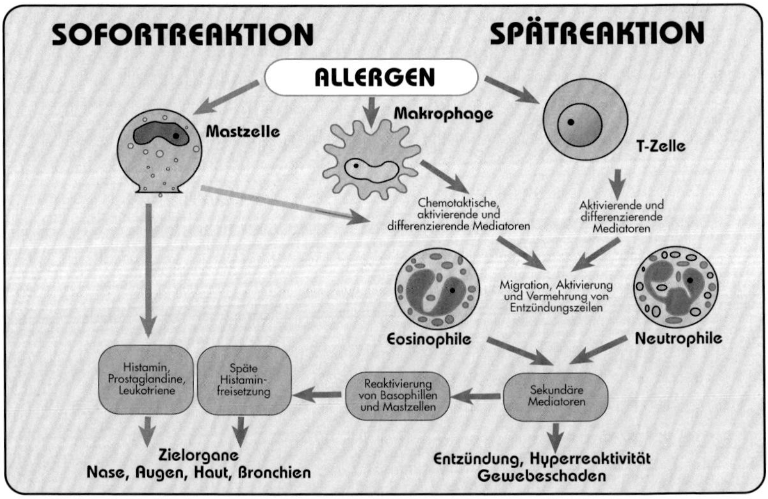

Abb. 70: Schema der allergischen „Spätreaktion". Neben der bekannten, über Mastzellen und Mediatoren ablaufenden „Sofortreaktion" wurde ein verzögert ablaufender Mechanismus nachgewiesen.

Die Erkenntnis der wichtigen Rolle der chronischen Entzündung im Pathomechanismus des chronischen Asthma bronchiale hat in letzter Zeit das Interesse für die allergischen Mechanismen deutlich in den Hintergrund gedrängt. In der Euphorie des neuen Wissens wird häufig übersehen, daß auch die zur Entzündung führenden biochemisch-zellulären Abläufe der „Spätreaktion“ eine Antwort des Körpers auf Kontakt mit einem Allergen darstellen, ihrem Wesen nach also dem Bereich Allergie zuzuordnen sind.
Eine heute allgemein als zutreffend anerkannte Definition des Asthma bronchiale lautet: *„Asthma ist eine variable und reversible Atemwegsobstruktion infolge Entzündung und Hyperreaktivität der Atemwege.“* (NOLTE)
Diese Definition schildert in kürzestmöglicher Formulierung den Pathomechanismus des Asthmageschehens, besagt aber nicht das Geringste über die zugrundeliegenden Ursachen und Auslöser.
Wir sind überzeugt, daß bei jedem Asthmapatienten am Beginn seines Leidens eine, mehrere oder viele Allergien standen, die zunächst die „Schiene“ gebildet haben, auf welcher das weitere pathologische Geschehen ablaufen konnte.

> Das Bronchialsystem **„lernt“** gewissermaßen durch die Reaktion auf ein Allergen die zur Obstruktion führenden Abläufe. Es wird in zunehmendem Maße überempfindlich und kann schließlich auch ohne Allergeneinwirkung durch die verschiedensten Einflüsse nach demselben Schema reagieren.

Derartige Einflüsse sind vor allem **Infekte** (speziell Virusinfekte) und körperliche **Anstrengungen,** aber auch **psychische Belastungen** und **mechanische oder chemische Irritationen** wie Staub, Luftschadstoffe, chemische Dampfe usw.
Das **„hyperreaktive Bronchialsystem“** entsteht also auf der Basis eines ursprünglichen allergischen Geschehens. Die für die Asthmareaktion charakteristische Trias: Spasmus, Ödem und vermehrte Schleimbildung wird aber in weiterer Folge in zunehmendem Maße zusätzlich durch nichtallergische Einflüsse ausgelöst, sodaß schließlich die Allergie-Komponente völlig in den Hintergrund treten kann.

Die am Beginn des schicksalhaften Verlaufes stehende **akute allergische Asthmareaktion** gehört oft in den Bereich der einfachen Inhalationsallergien, wie sie in den vorangehenden Kapiteln besprochen und am Beispiel des Heuschnupfens besonders gut demonstriert wurden. Die **Organwahl** der Allergiereaktion: Augenbindehäute, Nasenschleimhaut oder

Bronchialschleimhaut, ist vorwiegend von dispositionellen Faktoren abhängig. Atopiker reagieren besonders häufig schon in den ersten Jahren mit Asthmasymptomen, andere Patienten können jahrzehntelang in jeder Pollensaison ihren Heuschnupfen erleben, ohne jemals bronchiale Symptome zu entwickeln.
Nicht jede Inhalationsallergie führt also zum Asthma, aber auch nicht jedes allergische Asthma ist automatisch mit einer bronchialen Hyperreaktivität im Sinne der obigen Definition verknüpft.
Wie das letzte Fallbeispiel (Seite 177, Abb. 69) erkennen läßt, kann der rein allergische Asthmamechanismus durchaus sogar über lange Zeit isoliert ablaufen, ohne eine Hyperreaktivität der Bronchien zu verursachen. Bei dem Knaben mit schweren, seit Jahren bestehenden Asthmasymptomen genügte die richtige Allergendiagnose und Beseitigung dieser Allergie, um prompte und dauerhafte Heilung zu erzielen. Auch die Patienten von Abb. 66 (Polyesterallergie), Abb. 67 (Schafwollallergie) und Abb. 68 (Gänsedaunenallergie) gehören in diese Gruppe.
Bei all diesen Kindern waren nach Löschen der Allergie die Asthmasymptome verschwunden und traten auch bei Belastungen im obenerwähnten Sinne (Infekte, körperliche Anstrengungen, usw.) nicht mehr auf. Eine echte, allergieunabhängige bronchiale Hyperreaktivität hatte sich also, trotz teilweise schwerer und langdauernder Asthmasymptomatik, in diesen Fällen nicht entwickelt.

Auf der anderen Seite gibt es Patienten, bei welchen die Phase des rein allergischen Asthmabildes nur kurz und wenig dramatisch verläuft, aber sehr bald alle Zeichen der bronchialen Übererregbarkeit auftreten. Häufig verlaufen diese Fälle über längere Zeit unter dem Bild der **rezidivierenden spastischen Bronchitis,** d. h. daß banale bronchopulmonale Infekte mehr oder weniger regelmäßig durch bronchospastische Zustände kompliziert werden. Eine subtile Allergensuche deckt auch bei diesen Patienten – es handelt sich fast ausschließlich um Kinder – in der Regel eine oder mehrere Allergien auf, die unbedingt gelöscht werden müssen, weil sonst die eingefahrene Schiene der bronchialen Hyperreaktivität nicht verlassen werden kann.

Die Allergensuche darf sich in diesen Fällen nicht nur auf Inhalationsallergene beschränken, auch **Nahrungsmittel** und vor allem **Lebensmittelzusatzstoffe** kommen in Frage. Wir erinnern an die Allergien gegen Salicylsäure und ihre Derivate, aber auch pseudoallergische Reaktionen durch Kumulierung salicylathaltiger Nahrungsmittel. Auch Azofarbstoffe und Konservierungsmittel können Asthma auslösen (z. B. „Sulfit-Asthma" durch geschwefelte Weine, Früchte etc.). Wir verweisen in diesem Zusammenhang auf das Buch *„Die Testsätze nach Dr. P. Schumacher"*, erschienen im Eigenverlag, Innsbruck 1998.

Eine besondere und bisher unbekannte Rolle auch beim Asthma bronchiale spielen die **chronischen (= „zentralen") Nahrungsmittelallergien.**

Chronische Allergien gegen Weizen oder Kuhmilcheiweiß, wie sie im ersten Abschnitt beschrieben wurden, sind nicht selten die versteckte Grundursache eines Asthma bronchiale. Die medizinische Wissenschaft hat für Asthmafälle, bei welchen es nicht möglich ist, eine exogen-allergische Ursache nachzuweisen, den Begriff **„Intrinsic-Asthma"** geprägt. Wir selbst verwenden den Ausdruck *„zentrales Asthma"* und wissen (und können beweisen), daß in diesen Fällen häufig die chronisch-allergische Belastung durch Sensibilisierung gegen ein täglich zugeführtes Grundnahrungsmittel der für Entstehung und Inganghaltung der Asthmasymptomatik entscheidende Faktor ist. Nach unseren bisherigen Erfahrungen scheint speziell das **Weizeneiweiß** eine besondere Affinität zum Bronchialsystem zu haben. (Das Asthma infolge chronischer Weizenallergie darf natürlich nicht mit einer Inhalationsallergie gegen Mehlstaub verwechselt werden, wie es als „Bäckerasthma" allgemein bekannt ist.)

Aus dem Blickwinkel der chronischen Nahrungsmittelallergien werden auch die häufig beobachteten **Zusammenhänge mit der Neurodermitis** verständlich. Der „Etagenwechsel" von der Hautkrankheit zum Asthma im Laufe des Kindesalters ist allgemein bekannt, hat aber interessanterweise nie Überlegungen über eine gemeinsame Ursache der beiden Krankheitsbilder bewirkt. Beide gelten als „atopische" Krankheiten und der im Grunde nichtssagende Begriff „Atopie" wurde als ausreichende Erklärung empfunden.

Speziell beim **„Weizen-Asthma"** zeigen die Gesichter der Patienten für den erfahrenen Beobachter oft diskrete Hinweise auf die Weizenallergie, auch wenn sonstige Hauterscheinungen fehlen (Näheres zur Weizenallergie siehe Kapitel „Neurodermitis"). Typisch sind leichte Veränderungen an den Augenlidern im Sinne einer Verdickung und Faltelung, sowie diskrete „Unsauberkeiten" an den Lippen und in der Perioralregion.

Dem **„zentralen Asthma"** als Ausdruck einer chronischen Nahrungsmittelallergie sind häufig **akute Inhalationsallergien aufgepfropft.** Diese können irgendwann im Laufe des Lebens auftreten und die wahren Zusammenhänge noch mehr verschleiern. Auch hier ist eine sichere und zutreffende Diagnostik entscheidend. Die Standardaussagen der Allergologen, wonach fast jeder Asthmatiker eine Allergie gegen „Hausstaubmilben, Tierhaare und Gräserpollen" hat, entspricht zwar den Ergebnissen der immunologischen Tests, ist aber für den einzelnen Patienten wenig hilfreich.

2 Therapie

Der Beweis für die Richtigkeit der Diagnose ist – wie bereits mehrfach ausgeführt – ausschließlich der Erfolg einer allergenspezifischen Therapie. Das trifft natürlich auch für jeden Asthmapatienten zu, nur sind hier die Beurteilungsmöglichkeiten für Arzt und Patient stark erschwert.
Hat sich dem allergischen Geschehen eine manifeste bronchiale Hyperreaktivität aufgepfropft, so bedeutet ein erfolgreiches Behandeln der Allergie eben nicht gleichzeitig auch Beseitigung der Asthmasymptomatik. Die völlige und dauerhafte Heilung eines chronischen Asthma bronchiale mit hyperreaktivem Bronchialsystem setzt also die Behandlung sowohl der Allergien, als auch der vorwiegend entzündlichen Folgeerscheinungen an den Bronchien voraus. Nur eine von beiden Maßnahmen wäre in jedem Falle zu wenig.

Die Chemotherapie des Asthma bronchiale ist in den letzten Jahren stark in den Mittelpunkt des medizinischen Interesses gerückt. Asthma ist derzeit die einzige behandelbare Krankheit, bei welcher die Todesrate auch heute noch im Ansteigen begriffen ist. Durch diese alarmierende Feststellung, zusammen mit den neueren Erkenntnissen über die Rolle der Entzündungsreaktion in der Pathogenese des Asthma, wurden weltweit neue therapeutische Strategien ausgelöst.
In einem internationalen Konsens haben sich die Fachleute auf ein Therapieschema geeinigt, das eine wesentlich großzügigere Anwendung inhalativer Kortikoide vorsieht. Bereits beim mittelschweren Asthma (Husten und Dyspnoe mehr als 3× pro Woche, nächtliches Asthma mehr als 2× pro Monat) soll eine vorwiegend inhalative antiinflammatorische Therapie mit regelmäßigen Inhalationen von Beta 2-Agonisten, Nedocromil-Natrium, DNCG und inhalativen Kortikoiden einsetzen. Bei schwereren Asthmaformen sind zusätzlich orale Steroide vorgesehen. Bei Nichteinhalten dieser Richtlinien können für den Arzt durchaus forensische Folgen entstehen.
Es wäre sicher falsch und kurzsichtig, diese von internationalen Fachleuten erarbeiteten Richtlinien bekämpfen oder wegdiskutieren zu wollen. Bei schwerem, chronischem Asthma wäre ein starrköpfiger Verzicht auf chemische Mittel von jeder Warte aus als ärztlicher Kunstfehler zu werten.
Wir glauben aber, daß die entscheidenden Schritte beim Asthma schon in der Vorphase getan werden müssen. In der Phase, in welcher die Allergie noch im Vordergrund steht und eine Beseitigung der allergischen Mechanismen den gesamten vorgezeichneten Verlauf über die bronchiale Hyperreaktivität bis hin zur schweren, irreversiblen bronchialen Obstruktion noch stoppen kann.

Solange eine echte Elimination von Allergien nicht möglich war (für die Schulmedizin gilt dieses Faktum auch heute noch) hatte die Aufdeckung von Allergien beim Asthma eigentlich nur insofern Bedeutung, als es galt, die entsprechenden Allergene zu vermeiden. Das setzt aber wieder eine wirklich zutreffende Diagnostik voraus, eine Forderung, die – wie gezeigt werden konnte – durchaus nicht immer erfüllt wurde.
Asthma ist die typische **„Allergie-Krankheit"** im Sinne der im ersten Abschnitt gegebenen Definition: Die ursprünglich ausschließlich durch Allergenkontakt ausgelösten Mechanismen verselbständigen sich in zunehmendem Maße und lassen schließlich den Zusammenhang mit der Allergie nicht mehr erkennen. Eine wirklich kausale Therapie ist sinngemäß nur möglich, wenn alle allergischen Belastungen beseitigt werden. Alle chemisch-therapeutischen Maßnahmen, einschließlich der in den „Konsensus-Richtlinien" zusammengefaßten Möglichkeiten, haben – so indiziert und notwendig sie in vielen Fällen auch sein mögen – vorwiegend zudeckenden und symptomverhindernden Charakter.

Praktisch bei jedem Asthma-Patienten sind neben der an erster Stelle stehenden Allergiebehandlung und der (wo notwendig einzusetzenden) Chemotherapie breitgefächerte **adjuvante Maßnahmen** notwendig und sinnvoll.
Sie haben zum Ziel, den Organismus von zusätzlichen toxischen oder infektiösen Belastungen und Therapieblockaden zu befreien und das Gesamtsystem des Patienten in einen reagiblen, schwingungsfähigen Zustand zu versetzen.

Auch hier bewährt sich die **Bioresonanztherapie** (in diesem Falle als Therapie mit den Eigenschwingungen des Patienten) ganz ausgezeichnet. Im akuten Zustand wirkt sie spürbar entlastend und krampflösend, im anfallsfreien Intervall toxinlösend und harmonisierend. Nach einer, je nach Gegebenheiten des Falles gewählten (am besten ausgetesteten), Basistherapie mit dem BICOM-Gerät wird immer ein zweiter Therapiedurchgang angeschlossen. Für diese lokal betonte Folgetherapie benützen wir gerne einige Akupunkturpunkte:

Am Rücken hat sich die Behandlung des Punktes *Blase 13* (Zustimmungspunkt der Lunge), beidseits mit der Goldfinger- oder Punktelektrode gut bewährt (siehe Abb. 7, Seite 38). An der Vorderseite des Thorax verwenden wir gerne die Magnettiefensonde in der Mitte über dem Sternum in Höhe der Brustwarzen (Punkt *Kg 17,* siehe Abb. 8, Seite 38). Um eventuellen Mißverständnissen vorzubeugen, sei hier nochmals betont: Die Bioresonanztherapie wird beim Asthma in zweierlei Weise eingesetzt. Einmal als reine **Allergietherapie,** um den Patienten von allen allergischen Belastungen zu befreien und damit die Voraussetzung zur schließlichen Heilung des Asthma zu schaffen. Zum anderen als **Thera-**

pie mit den Eigenschwingungen des Patienten mit dem Ziel der Entlastung, Entgiftung und Beruhigung überschießender Reaktionen.
Auch die **klassische chinesische Akupunktur** als funktionell wirkende Regulationstherapie hat beim Asthma ein gesichertes Indikationsgebiet. Beeinflußt wird vor allem die allgemeine Übererregbarkeit der Bronchien und damit die Schwere und Häufigkeit der Asthmaanfälle. Die Akupunktur (bei Kindern immer in Form der völlig schmerzfreien **Laserakupunktur**) wird in der Regel im anfallsfreien Intervall durchgeführt. Meist genügen Serien von 3 bis 5 Behandlungen alle 2 bis 3 Monate. Bei günstigem Verlauf bewähren sich jeweils einmalige Auffrischungstherapien 2 bis 4× jährlich noch durch einige Jahre.
Auf die Bedeutung der **Begleitsinusitis** bei allen Inhalationsallergien wurde bereits hingewiesen (Seite 179). Dabei hat sich die Kombination von Laserakupunktur mit Bioresonanztherapie ausgezeichnet bewährt.
Auch sorgfältig gewählte **homöopathische Mittel** gehören zum ganzheitlichen Behandlungskonzept, ebenso wie **Darmsanierung, Symbioselenkung** und die Beratung des Patienten zu einer entsprechenden **allgemeinen Lebensweise.**
Grundsätzlich sollte ein Asthmapatient ein Leben führen, das sich so wenig wie möglich von dem Leben eines gesunden Menschen unterscheidet!
Körperliche Belastungen soll man nicht ängstlich meiden, ihr Ausmaß muß allerdings der jeweiligen Leistungsbreite angepaßt werden. Gegen sportliche Betätigung ist nur dann etwas einzuwenden, wenn der Patient zu ehrgeiziger Übertreibung neigt oder wenn während des Sports regelmäßig Atembeschwerden auftreten.
Für viele Patienten ist das Erlernen einer entspannten **Atemtechnik** wichtig. Die Atemtherapie sollte aber nur unter der Anleitung eines geschulten Therapeuten erfolgen. Von einer Selbstbehandlung mit Hilfe von Büchern oder Broschüren ist abzuraten.
Eine wichtige Rolle im Leben auch des Asthmatikers spielt die **Ernährung.** Gemeint ist hier nicht die für den Nahrungsmittelallergiker notwendige völlig allergenfreie Kost, sondern die „normale Ernährung", die heutzutage leider einiger Aufmerksamkeit bedarf, um sie „gesund" zu gestalten.
Das Wesen der vollwertigen Ernährung sollte darin bestehen, daß jedes Nahrungsmittel so naturbelassen wie möglich sein sollte. Alle gefärbten, konservierten, konzentrierten, industriell veränderten Lebensmittel sollten vermieden werden, ebenso Zucker und Weißmehlprodukte.
Eine allzu grobe und einseitige Getreidekost, wie sie von vielen Vollwertaposteln empfohlen wird, hat sich uns, speziell bei Kindern, nicht bewährt.
Ein besonders wichtiger Faktor bei der Behandlung, speziell aller chronischen Asthmafälle, ist die Kontrolle und Wegbegleitung durch den Arzt.

Im körperlichen Bereich hat sich die ständige Kontrolle des aktuellen Bronchuszustandes mittels **Peak-Flow-Meter** sehr bewährt. Die Kontrollen sind täglich vom Patienten selbst auszuführen und aufzuzeichnen. Auch Kinder lernen die Methode sehr rasch. Die untere Altersgrenze liegt bei ca. 3 Jahren. Die Objektivierung und Registrierung der Atemfunktion erleichtert die Steuerung der Therapie und kann zu beträchtlicher Einsparung chemischer Medikamente führen.
Asthma macht Atemnot, Atemnot macht Angst! Schon aus diesem trivialen Grund ist die **psychische Betreuung** durch den Arzt gerade bei Asthmapatienten besonders wichtig.
Ist der verhängnisvolle Mechanismus der bronchialen Hyperreaktivität einmal in Gang gekommen, so kann jegliche psychische Belastung, Aufregung, Streß etc. zum akuten Bronchospasmus führen und damit den Zustand des Patienten massiv verschlechtern. Verständnis seitens des Arztes und Vertrauen seitens des Patienten sind hier entscheidende Faktoren.

IV Ingestionsallergien

Als Ingestionsallergien bezeichnen wir allergische Reaktionen auf Substanzen, die über den Verdauungstrakt in den Körper gelangen. Es kann sich um Nahrungsmittel oder Nahrungsmittelbestandteile handeln, aber auch um chemische Substanzen wie Nahrungsmittelzusatzstoffe, Medikamente etc.
Die allergischen Reaktionen manifestieren sich am häufigsten an der **Haut** in Form der verschiedensten Exantheme, isoliertem Juckreiz, Urtikaria, Ekzem, Purpura, Quincke-Ödem usw.
In ca. 20% der Fälle ist der **Verdauungstrakt** betroffen. Häufige Symptome sind Übelkeit, Erbrechen, Bauchschmerzen, Durchfälle etc.
Etwas seltener, aber nicht zu vernachlässigen sind die **bronchopulmonalen Reaktionen** in Form von Dyspnoe, Husten bis zum akuten Asthma-Anfall. Schließlich kann auch das **Herz-Kreislauf-System** reagieren, z.B. mit Tachykardie, Extrasystolie usw.

1 Akute Nahrungsmittelallergien

Grundsätzlich können entsprechend veranlagte Menschen Sensibilisierungen gegen die meisten Nahrungsmittel entwickeln. Auch hier gibt es aber beträchtliche Unterschiede in der Allergenpotenz der einzelnen Substanzen.
In unserem vorwiegend pädiatrischen Material spielen *Erdbeeren, Zitrusfrüchte* (einschließlich der verschiedenen Züchtungssorten von *Mandarinen), Pfirsiche, Kiwi* und *Nüsse* eine relativ große Rolle, während z.B. *Hühnereiweiß* deutlich seltener vertreten ist, als es den übereinstimmenden Literaturberichten nach zu vermuten wäre. (Die Diskrepanz zwischen IgE-Nachweis und tatsächlicher Allergiesymptomatik wurde bereits mehrfach dikutiert.) Auch *Fleisch* jeglicher Art spielt bei uns als Allergen kaum eine Rolle. Das vieldiskutierte Schweinefleisch ist in vielen Fällen zwar schlecht verträglich, als Allergen kommt es nach unseren Erfahrungen aber kaum in Frage. *Fischeiweiß* spielt eher bei Erwachsenen eine Rolle. Hochgradige Sensibilisierungen mit anaphylaktischen Reaktionen kommen vor.
Die **Diagnose** aller Nahrungsmittelallergien erfolgt bei uns ausschließlich durch Test. Wir verlassen uns dabei nur auf physikalische Tests, die Ergebnisse eventueller immunologischer Testmethoden bleiben unbe-

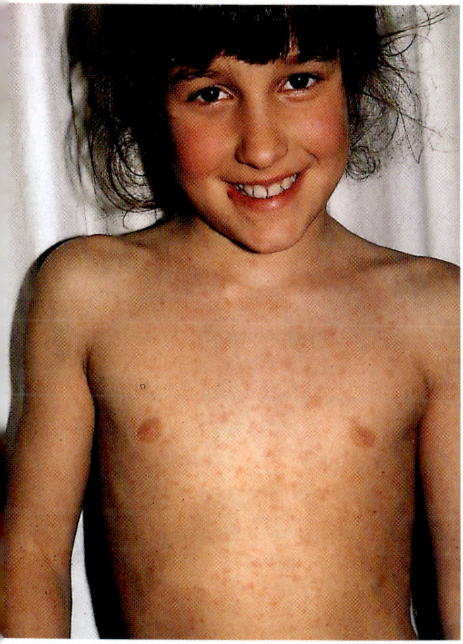
Abb. 71: Erdbeerallergie

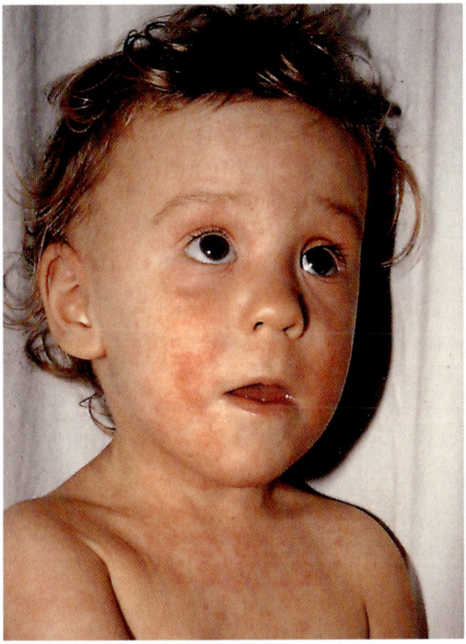
Abb. 72: Allergie gegen Zwiebel

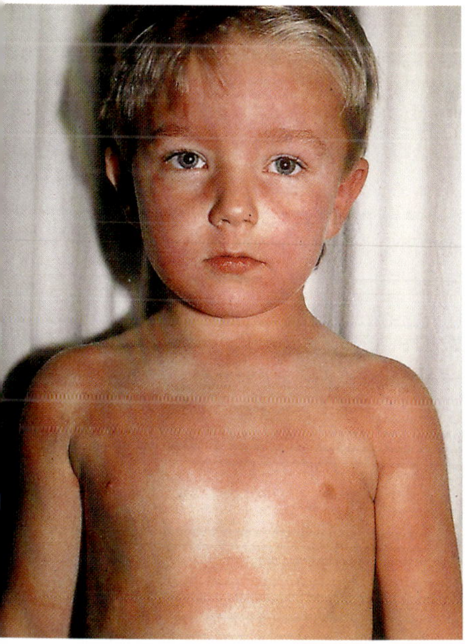
Abb. 73: Kiwi-Allergie

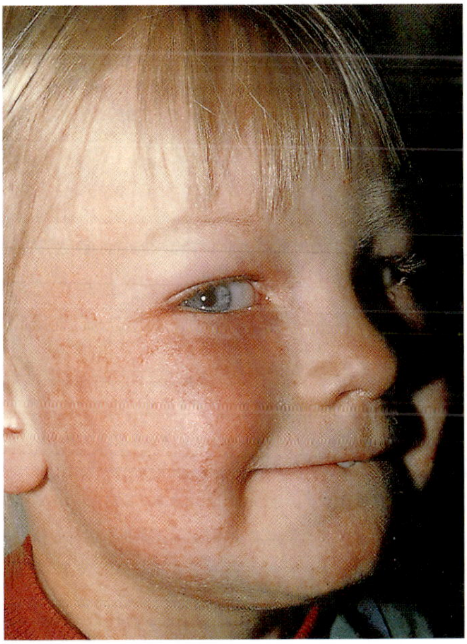
Abb. 74: Mandelallergie

rücksichtigt. Auch hier gilt der schließliche Therapieerfolg als Bestätigung der Diagnose.

Diagnostische Schwierigkeiten gibt es selten. Je genauer die Angaben des Patienten sind, umso gezielter kann getestet werden.

Die Abb. 71 bis 74 zeigen Beispiele für einfache, akute Nahrungsmittelallergien, wie sie jedem Arzt nahezu täglich begegnen. Sie sind leicht zu diagnostizieren und in wenigen Tagen verläßlich zu eliminieren.

Als **Therapiemethode** verwenden wir bei diesen Allergieformen praktisch ausschließlich die physikalischen Methoden ohne Karenz. Die Methode mit der verstärkten Inversschwingung des Allergens **(Programm 998),** ebenso wie die Methoden im Frequenzband 52 kHz **(Programm 530** bei Anwendung der Meridianmethode, **Programm 977** bei Verwendung von Kugelelektroden) haben sich in der Praxis sehr bewährt.

Bei Patienten mit extremer Sensibilisierung gegen ein bestimmtes Ingestionsallergen muß freilich besonders vorsichtig vorgegangen werden. Diese Fälle sind selten, meist aber recht dramatisch.

Dazu ein **Beispiel:**
Pat. S. L., geb. 1951: Seit mehreren Jahren besteht eine außerordentlich starke Überempfindlichkeit gegen Holunder. Bei Ingestion von Holunder in irgendeiner Form (Saft, Marmelade etc.) kommt es innerhalb weniger Minuten zu schwersten anaphylaktischen Zuständen. In letzter Zeit traten diese Reaktionen in etwas abgeschwächter Form auch bei Kontakt mit jedwedem Teil des Holunderstrauches auf. Schon der Duft der Blüten, aber auch das Berühren der Blätter, des Holzes usw. erzeugt in kürzester Zeit schwere allergische Reaktionen.

In einem derartigen Fall ergibt sich die Allergenkarenz von selbst, denn der Patient ist ohnehin ängstlich bemüht, auch nur den entferntesten Kontakt mit seinem Allergen zu vermeiden.

Bei derart hochsensibilisierten Patienten empfiehlt es sich, die Therapie individuell auszutesten und speziell die Verstärkung der Allergeninformation nur langsam zu steigern. Eine direkte Applikation des Allergens auf die Haut des Patienten kann in diesen Fällen selbst dann zu Reaktionen führen, wenn das Allergen in einem Glasröhrchen verschlossen ist. Im Falle unseres Patienten konnte die Therapie ohne Zwischenfälle durchgeführt werden. Eher schwierig war es allerdings, nach Beendigung der Therapie den Patienten davon zu überzeugen, daß Holunder in jeder Form jetzt reaktionslos vertragen wird. Die Angst war bereits tief verwurzelt, konnte aber schließlich Schritt für Schritt überwunden werden.

2 Schimmelpilze als Ingestionsallergene

Die Bedeutung der Schimmelpilze als potente Allergene wurde bereits im Kapitel über die Inhalationsallergien besprochen. Pilze derselben oder ähnlicher Spezies können auch als Verunreinigung von Nahrungsmitteln vorkommen und dann beträchtliche diagnostische Schwierigkeiten verursachen.

Dazu wieder ein **Beispiel:**
Pat. H. V., geb. 1990: Das Kind wurde uns im Alter von 2 Jahren erstmals vorgestellt. Es hatte bis zu diesem Zeitpunkt fünfmal schwere, akute Zustandsbilder mit generalisiertem urtikariellem Exanthem, Quincke-Ödem und starker Beeinträchtigung des Allgemeinzustandes durchgemacht. In der Zeit zwischen den einzelnen Schüben war das Kind völlig gesund und erscheinungsfrei.
Ein einheitlicher Auslöser war zunächst nicht erkennbar. Das Kind war von einem Kollegen auf eine Diät gesetzt worden, die praktisch nur mehr Reis und Kartoffeln enthielt. Eingehende Recherchen ergaben schließlich drei Nahrungsmittel als verdächtig: Weißbrot (aber offensichtlich nicht jedes Brot dieser Art), eine bestimmte Babynahrung und ein bestimmter Weizengrieß. Alle Tests auf Weizen, andere Getreidesorten, aber auch auf alle in Frage kommenden Lebensmittelzusatzstoffe verliefen negativ.
Einen Hinweis brachte schließlich der letzte Anfall, der ganz offensichtlich nach Essen einer kleinen Menge Ziegenkäse aufgetreten war. Die daraufhin durchgeführten Tests mit allen zur Verfügung stehenden Schimmelpilzmischungen ergaben endlich ein positives Ergebnis. Die genauere testmäßige Differenzierung erbrachte den Schimmelpilz *Pullularia pullulans* als eindeutiges Allergen. Er war offensichtlich als Verunreinigung in den zunächst angeschuldigten Nahrungsmitteln enthalten gewesen, möglicherweise auch ein „Hauspilz" dieser Wohnung und auf diese Weise in die Nahrungsmittel gelangt.
Die Therapie mit dem Einzelallergen dieses Pilzes brachte die völlige Heilung. Eine Allergiereaktion irgendwelcher Art ist seither nie mehr aufgetreten.

Das Beispiel zeigt einerseits die Bedeutung einer subtilen Diagnostik, andererseits die Notwendigkeit, ein breites Spektrum von Möglichkeiten in die diagnostischen Überlegungen einzubeziehen.

Schimmelpilzallergien sind ganz allgemein im Zunehmen begriffen. Auf dem Sektor der Ingestionsallergien sind es besonders verunreinigte, oft schlecht gelagerte Nahrungsmittel wie Brot, Backwaren jeder Art, aber auch Marmeladen, Kompotte usw. Im Grunde kann jedes einigermaßen feuchte Nahrungsmittel Schimmelpilze enthalten.

Wenig berücksichtigt wird bisher die Möglichkeit, daß Schimmelpilze noch vor der Ernte bereits auf dem Getreidekorn angesiedelt sein können. In wärmeren Klimazonen sind es vor allem Pilze der Gattung *Aspergillus flavus,* in den gemäßigten Zonen speziell *Fusarien.* Diese Pilze befallen das Getreide (speziell Hafer, Weizen und Mais) auf dem Feld und sind vor allem als Toxinbildner bekannt. Durch einseitige Verfütterung fusarientoxinhaltiger Futtermittel kann es bei Haustieren zu schweren Vergiftungen kommen.
Neben den eben erwähnten „Feldpilzen" spielen beim Getreide auch die „Lagerpilze" eine gewisse Rolle. Sie besiedeln vor allem zu feucht gelagertes Getreide, es handelt sich vorwiegend um Pilze der Gattungen *Aspergillus* und *Penicillium.*
Für den Menschen mit einigermaßen gemischter Ernährung ist die Gefahr an einer Schimmelpilztoxikose zu erkranken nur gering. Ein beträchtliches Risiko besteht aber für den Schimmelpilzallergiker, zumal gerade auf diesem Gebiet hochgradige Sensibilisierungen mit sehr starken allergischen Reaktionen vorkommen.

Ein weiteres Risiko für Schimmelpilzallergiker ist der zunehmende industrielle Einsatz sogenannter *Starterkulturen* bei der Herstellung verschiedenster Produkte (z.B. Joghurt, Käse, Brot, Wein und Bier).
Auch *Enzyme von Schimmelpilzen* bedeuten Gefahr für den Allergiker. Immer häufiger werden Pilzenzyme zur enzymatischen Spaltung höhermolekularer Stoffe in Nahrungsmitteln verwendet. Man erreicht damit günstigere Eigenschaften z.B. in Lagerfähigkeit, Geschmack usw. Der wirtschaftliche Aspekt all dieser Maßnahmen mag durchaus plausibel sein, für den Allergiker ergibt sich aber eine immer schwierigere Situation.

3 Allergien gegen Lebensmittelzusatzstoffe

Lebensmittelzusatzstoffe sind *„natürliche oder chemische Substanzen, die dazu bestimmt sind, Lebensmitteln zur Beeinflussung ihrer Beschaffenheit oder zur Erzielung bestimmter Eigenschaften oder Wirkungen zugesetzt zu werden"* (Lebensmittelgesetz von 1974).
Um dem Konsumenten wirksamen Schutz vor gesundheitsschädigenden Zusätzen zu seiner Nahrung zu garantieren, wurde eine Liste aller unbedenklichen und daher erlaubten Zusatzstoffe erstellt. Die Mitgliedsländer der Europäischen Gemeinschaft einigten sich auf eine gemeinsame Liste und gaben den einzelnen Substanzen Nummern. Diese **„E-Nummern"** (eigentlich EG-Nummern) sollten vor allem den Warenverkehr zwischen den einzelnen EG-Ländern vereinfachen, ein Nebeneffekt ist die Information des Verbrauchers.

Erklärtes und angestrebtes Ziel einer Liste aller erlaubten Lebensmittelzusätze ist der Schutz des Verbrauchers. Um in die Liste aufgenommen zu werden, muß eine Substanz zahlreiche Tests bestehen und gilt dann als toxikologisch unbedenklich. Sie darf in normaler Dosis nicht zu Vergiftungerscheinungen führen, sie darf das Erbgut nicht schädigen, die Entstehung von Krebs, Mißbildungen, Fruchtbarkeitsstörungen nicht fördern, usw.

Es erhebt sich die Frage, ob durch dieses „Sicherheitsnetz um unsere Nahrung", wie es von offizieller Seite formuliert wurde, unsere Ernährung tatsächlich gesünder und risikoärmer geworden ist.

Bei näherem Hinsehen hat sich die gesetzliche Regelung der **„Positivliste"**, d. h. die Auflistung aller „erlaubten" Zusatzstoffe, als Lösung mit sehr verschiedenen – und durchaus nicht immer positiven – Aspekten erwiesen.

Auf der einen Seite stehen die Verminderung des Risikos, an einer Lebensmittelvergiftung im weitesten Sinne zu erkranken, sowie die vielfachen Möglichkeiten, Nahrungsmittel vor dem Verderb zu bewahren. Auf der anderen Seite steht aber die immer spürbarer werdende und immer bedenklicher stimmende Tatsache, **daß mit dieser gesetzlichen Regelung der merkantil orientierten Manipulation unserer Nahrung Tür und Tor geöffnet wurde.** Ein mächtiger Wirtschaftszweig mit Milliardenumsätzen ist weltweit damit beschäftigt, unsere Nahrung mittels „erlaubter" Zusätze immer noch besser, noch haltbarer, noch farbiger, noch duftender, noch praktischer usw. zu machen. Wie erschreckend sich die einzelnen Nahrungsmittel dabei von ihrem natürlichen Zustand entfernen, ist für den Produzenten eher zweitrangig, solange sich die Ware gut verkauft. Das betrifft nicht etwa nur die Großproduzenten. Jeder kleine und kleinste Gewerbebetrieb (etwa ein Bäcker, Fleischer, Konditor usw.) erhält heute von der chemischen Industrie in reicher Auswahl die Substanzen, gratis dazu das nötige know how, um seine Ware völlig erlaubterweise zu „verbessern" und damit konkurenzfähig zu machen.

Der Verbraucher, um dessen Schutz es ursprünglich ging, gerät in einen Strudel nicht mehr durchschaubarer, aber durchaus „erlaubter" Manipulationen seiner täglichen Ernährung, dem er sich kaum mehr entziehen kann.

Einen ungefähren Begriff von den geradezu unglaublichen Mengen chemischer Substanzen, die im Laufe eines Jahres unserer Nahrung beigemischt werden, gibt die folgende Tabelle. Sie ist einem Bericht der Chemiefirma Hoechst aus dem Jahre 1981 entnommen und betrifft die Bundesrepublik Deutschland in ihrer damaligen Form. Es kann mit Sicherheit angenommen werden, daß die heutigen Zahlen um ein Vielfaches höher liegen (offizielle Angaben sind aus naheliegenden Gründen in den letzten Jahren nicht mehr erhältlich). Es wird geschätzt, daß jeder Bundesbürger pro Jahr mehr als 150 kg Lebensmittelzusatzstoffe zu sich nimmt!

Jahresverbrauch von Lebensmittelzusatzstoffen (Bundesrepublik Deuschland 1981)

Farbstoffe	*325 Tonnen*
Konservierungsstoffe	*2.300 Tonnen*
Emulgatoren	*15.870 Tonnen*
Süßmittel	*1.300 Tonnen*
Verdickungsmittel	*15.700 Tonnen*
Säuremittel	*44.600 Tonnen*
Geschmacksverstärker	*13.380 Tonnen*

Für Menschen mit Neigung zu allergischen Reaktionen wiegen all diese Tatsachen doppelt schwer. Viele der in die E-Nummernliste aufgenommenen Substanzen haben sich zwar toxikologisch als unbedenklich erwiesen, zeigen aber für den Menschen eine oft sehr ausgeprägte **Allergenpotenz,** wobei sowohl echte allergische als auch pseudoallergische Reaktionen ausgelöst werden können. („Pseudoallergie" wurde im ersten Abschnitt definiert als *Überempfindlichkeitsreaktion, die erst nach Erreichen einer gewissen Grenzmenge einer Substanz auftritt.* Sie ist also ein quantitatives Phänomen, im Gegensatz zur „echten" Allergie, die mengenunabhängig schon durch die Information des Allergens ausgelöst wird.)
Mengenabhängige, also im Sinne unserer Definition „pseudoallergische" Reaktionen sind bei den Lebensmittelzusatzstoffen deshalb bedeutsam, weil die gleiche Substanz (z.B. Azofarbstoffe, bestimmte Konservierungsmittel, etc.) am selben Tag mit den verschiedensten Lebensmitteln zugeführt werden kann (Abb. 20 auf Seite 78 zeigt ein Beispiel).
Die Abgrenzung pseudoallergischer Reaktionen von „echten" Allergien ist zwar für das Verständnis mancher Zusammenhänge wichtig, hat aber sonst keine große praktische Bedeutung. Die Grenzen sind unscharf, Diagnose und Therapie folgen denselben Regeln.

3.1 Symptome

Lebensmittelzusatzstoffe sind meist chemische Substanzen. Nur einige davon haben Allergenpotenz. Die **Symptomatik** der durch sie ausgelösten allergischen Reaktionen ist vielfältig und insgesamt eher bunter als bei den einfachen Nahrungsmittelallergien.

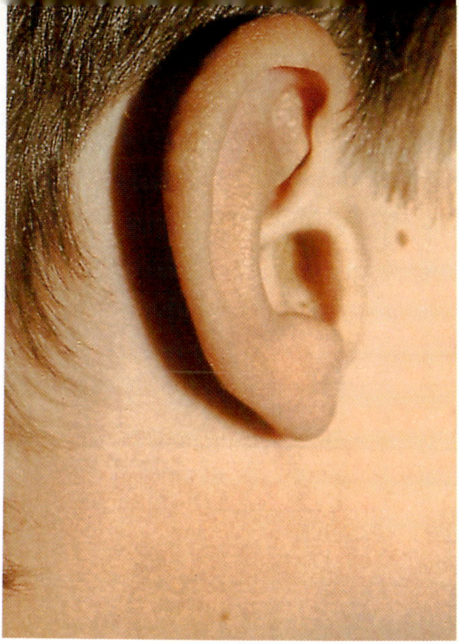

Abb. 75: Lokalisierte Allergiereaktion auf Tartracin (E 102). Juckende Knötchen an der Helix beider Ohren.

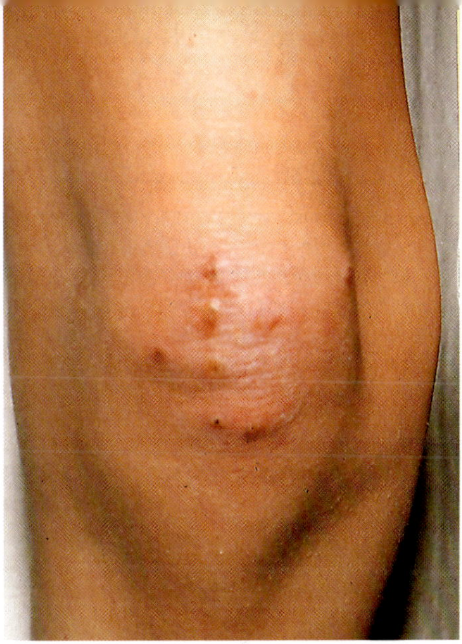

Abb. 76: Lokalisierte Allergiereaktion auf Natrium-Nitrit (E 250) in einer bestimmten Wurstsorte.

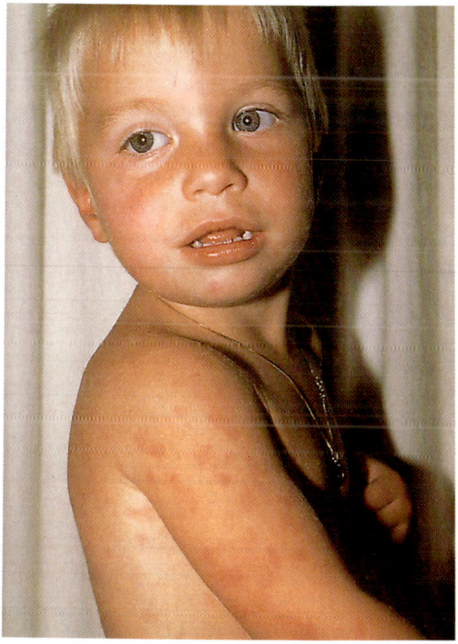

Abb. 77: Allergisches Exanthem auf den Rotfarbstoff Amaranth (E 123).

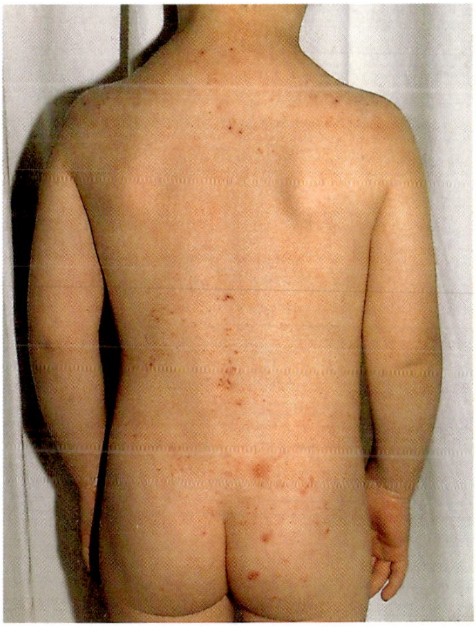

Abb. 78: Allergiereaktion auf PHB-Ester (E 214). Neurodermitisähnliches Bild infolge täglicher Zufuhr der Substanz mit verschiedenen Lebensmitteln.

Die Abbildungen 75–78 auf Seite 195 zeigen typische, durch Lebensmittelzusatzstoffe ausgelöste Hautveränderungen.

Es wird erkennbar, daß neben generalisierten Exanthemen auch streng lokalisierte Veränderungen vorkommen, die nach jedem Kontakt mit der betreffenden Substanz immer an der gleichen Körperstelle auftreten. So bekam z.B. der Patient von Abb. 75 jedesmal, wenn er mit irgendeinem Nahrungsmittel den Gelbfarbstoff Tartracin (E 102) zu sich genommen hatte, an der Helix beider Ohren juckende Knötchen, die nach 1 bis 2 Tagen wieder vergingen.

Ein anderer Patient bekam jedesmal, wenn er eine bestimmte Räucherwurst gegessen hatte, für einige Tage juckende Knötchen an beiden Knien (Abb. 76). Wir konnten eine Allergie gegen Natrium-Nitrit (E 250) nachweisen, einem Konservierungsstoff, der als Pökelsalz verwendet wird und in Wurstwaren das Auftreten von Botulismusbakterien verhindern soll. Auch die Hautveränderungen des Patienten von Abb. 20 (Seite 78) traten immer nur an einer bestimmten Stelle an der Innenseite des Oberschenkels auf. In diesem Fall, wenn eine bestimmte Grenzmenge des Farbstoffes *Azorubin* (E 122) überschritten wurde.

Abb. 77 zeigt ein Exanthem, das jedesmal nach Trinken größerer Mengen eines bestimmten Orangensaftes auftrat. Die ursprünglich angeschuldigten Orangen erwiesen sich als schuldlos. Als Auslöser fand sich eine Allergie gegen den Azofarbstoff *Amaranth* (E 123).

Die modernen Ernährungsgewohnheiten, verbunden mit der Haupteinkaufsquelle Supermarkt, bringen es immer häufiger mit sich, daß bestimmte Lebensmittelzusatzstoffe täglich oder nahezu täglich mit der Nahrung aufgenommen werden. Entsteht gegen diese Substanzen eine Sensibilisierung, so können durchaus neurodermitisähnliche Bilder entstehen. Abb. 78 zeigt ein chronisches Exanthem, seit vielen Wochen bestehend, vom Hautarzt als Neurodermitis diagnostiziert. Es handelt sich um eine Allergie gegen den Konservierungsstoff Parahydroxibenzoesäure-Ethylester *(PHB-Ester, E 214).* Der Stoff wird zur Haltbarmachung der verschiedensten Nahrungsmittel viel verwendet.

Auch bei dieser Patientin konnten mehrere Nahrungsmittel des täglichen Gebrauches eruiert werden, die E 214 als Konservierungsmittel enthielten.

3.2 Substanzen

Bei der Erstellung der E-Nummernliste wurde eine Einteilung in **Substanzkategorien** vorgenommen. Hier werden nur die wichtigsten, nach allgemeiner Erfahrung häufig zu Allergien führenden Substanzen erwähnt.

3.2.1 Erlaubte Farbstoffe (E 100–180)

Die Verwendung von Farbstoffen in der Nahrungsmittelindustrie hat ausschließlich verkaufspsychologische Gründe. Dagegen wäre nichts einzuwenden – kein Verbraucher kauft gern blasse und unansehnliche Ware –, wenn es nicht gerade unter den Farbstoffen eine ganze Reihe von Substanzen mit starker Allergenpotenz gäbe.

Vor allem die **Azofarbstoffe** (E 102, E 104, E 123, E 124, E 132, E 133) sind wichtige Allergene.

Früher hatte die größte Bedeutung der Gelbfarbstoff **Tartracin (E 102).** Viele Jahre lang war E 102 der weitaus am häufigsten verwendete chemische Lebensmittelfarbstoff. Auf Grund seiner starken Allergenpotenz wurde die Substanz schließlich verboten. Die als Ersatz verwendeten Gelbfarbstoffe **E 104 und E 110** sind aber kaum weniger allergenpotent wie das Tartracin.

Allergiereaktionen sind vor allem verschiedenartige Hautausschläge, auch Allgemeinsymptome wie vorübergehende Müdigkeit, gastrointestinale Beschwerden etc. kommen vor.

Wir selbst konnten bei einem Patienten auffallende Gewichtszunahmen von mehr als 1 kg jeweils am Tag nach Tartracin-Ingestion beobachten (Abb. 79). Die mit Tartracin gefärbten Speisen waren jeweils verschieden und als solche weder gekennzeichnet noch erkennbar. Man kann heute durchaus davon ausgehen, daß praktisch alle Lebensmittel, die in irgendeiner Form von Natur aus ein gelbliches oder orangerotes Aussehen haben, mit Azofarben, speziell mit Tartracin, gefärbt sind.

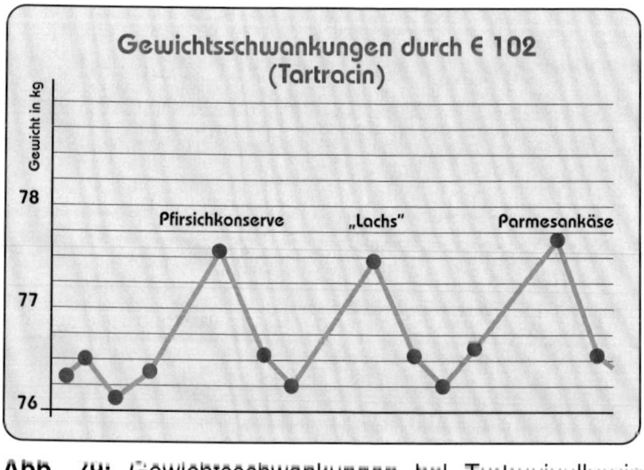

Abb. 79: Gewichtsschwankungen bei Tartracinallergie (E102). Jeweils nach Ingestion von tartracingefärbten Speisen kommt es zu einer signifikanten Gewichtszunahme von mehr als 1 kg.

Praktisch wichtig sind die Beziehungen der Allergie gegen Azofarbstoffe zu der häufigen **Salicylatüberempfindlichkeit.** Fast die Hälfte aller Patienten mit einer Unverträglichkeit von Aspirin und anderen Salicylsäureabkömmlingen reagiert zugleich auf Tartracin und andere Azofarbstoffe mit allergischen Reaktionen.

Typische Produkte, denen Azofarbstoffe beigemischt werden, sind

Zuckerwaren aller Art, Obsterzeugnisse in Konserven, Limonaden und Colagetränke, Pudding, Speiseeis, Liköre, Margarine, Käse und Fischerzeugnisse.
Auch Medikamente werden – teils zu Unterscheidungszwecken, teils aus optischen Gründen – mit Azofarbstoffen gefärbt. Wir kennen mehrere Fälle einer vermeintlichen Medikamentenallergie, die sich schließlich als Allergie gegen ein Färbemittel herausstellte.

3.2.2 Konservierungsstoffe (E 200–290)

Die Haltbarmachung ist einer der wichtigsten Gründe, warum Lebensmitteln chemische Substanzen zugesetzt werden. Die jeder Hausfrau bekannten traditionellen Konservierungsstoffe wie Zucker, Salz, Essig, Alkohol etc., sind längst nicht mehr ausreichend, um das heute zur Selbstverständlichkeit gewordene breitgefächerte Nahrungsangebot in praktikabler Form dem Konsumenten anbieten zu können. Speziell die immer beliebter werdenden Fertig- und Halbfertigprodukte kommen ohne chemische Konservierung nicht aus. Die Zusätze sollen die Vermehrung von Schimmelpilzen, Gärungs- und Fäulniserregern verhindern. Sie entfalten also eine segensreiche Wirkung, sofern nicht auch hier wieder **allergische** Mechanismen zum Tragen kommen.
Aus der großen Zahl der erlaubten Konservierungsstoffe (E 200 bis 290) kommen als mögliche Antigene in Frage:

- Die **Sorbate** (Salze der Sorbinsäure E 200 bis 202)
- Die **Benzoate** (Salze der Benzoesäure E 210 bis 213)
- Die **PHB-Ester** (p-Hydroxybenzoesäureester in verschiedenen chemischen Varianten, E 214 bis 219)
- Die **Sulfite** (Salze der schwefeligen Säure E 220 bis 227)
- Die **Nitrite** und **Nitrate** (E 250 bis 252).

Besondere Bedeutung kommt in dieser Gruppe den als **PHB-Ester** zusammengefaßten Ethyl-, Methyl- und Propylestern der para-Hydroxybenzoesäure zu (E 214 bis 219, Handelsbezeichnungen: Paraben, Nipagin, Nipasept, Solbrol etc.). Sie werden nicht nur in den verschiedensten Nahrungsmitteln wie Gemüsekonserven, Würzmitteln, marinierten Fischprodukten, Salatsoßen, Marmeladen, Fruchtsaftgetränken usw., sondern in großem Maße auch in Kosmetika, Salben, Cremes etc., meist in Form von Mischungen der verschiedenen Ester, verwendet. Ihr allergisierendes Potential ist beträchtlich, allergische Reaktionen manifestieren sich allgemein in Form von Hauterscheinungen wie Urtikaria und Ekzem (Abb. 78).

Eine Sensibilisierung gegen PHB-Ester kann eine lokale *Nickelallergie* (z. B. gegen Modeschmuck, Uhrarmbänder, Kleiderschnallen) verstärken oder auslösen.

Nicht selten sind auch Kreuzallergien gegenüber anderen Para-Verbindungen wie Sulfonamid, Novocain etc. Viele salicylempfindliche Patienten reagieren zudem allergisch auf Abkömmlinge der Benzoesäure.

Sulfite (E 220 bis 227) werden verwendet z. B. in „geschwefelten" Trokkenfrüchten, aber auch in Kartoffeltrockenprodukten, Marmeladen, Säften, vielen Weinsorten usw. Die den Lebensmitteln zugesetzten Mengen sind oft sehr groß, speziell Asthma-Patienten reagieren häufig mit Überempfindlichkeitsreaktionen (**„Sulfit-Asthma"**). Interessanterweise berichten viele dieser Patienten auch über eine erhöhte Smog-Empfindlichkeit.

Nitrite und **Nitrate** (E 250 bis 252) werden vor allem zur Haltbarmachung von Fleischwaren („Pökelsalz") verwendet. Allergisierungen sind weniger häufig, aber Kumulierungen sollten beachtet werden (Abb. 77).

Gerade auf dem Gebiet der Konservierungsstoffe gibt es immer wieder neue Entwicklungen. Die chemische Industrie bringt regelmäßig neue Substanzen auf den Markt. Diese werden nach toxikologischer Prüfung zunächst in eine „Positivliste" eingetragen und gehören dann zu den erlaubten Zusatzstoffen. Eine eigene E-Nummer wird erst sehr viel später zugeteilt.Über eine eventuelle Allergenpotenz dieser Substanzen ist naturgemäß zunächst nichts bekannt. Erst mehrjährige Erfahrungen lassen Schlüsse in dieser Richtung zu.

Ein typisches Beispiel ist der neuartige Konservierungsstoff **Kathon-CG** (= *„Euxyl"*). Der Stoff wird in den letzten Jahren in zunehmendem Maße speziell zur Haltbarmachung von Kosmetika verwendet und ist bereits in die „Positivliste" aufgenommen. Nach den bisherigen Erfahrungen scheint die Allergenpotenz beträchtlich zu sein (Kathon-CG ist seit Sommer 1992 im Testsatz für Lebensmittelzusatzstoffe enthalten).

Eine besondere Gruppe von Konservierungsstoffen bilden die **Oberflächenkonservierungsstoffe:** *Biphenyl* (= Diphenyl) = E 230, *Orthophenylphenol* = E 231, *Natriumorthophenylphenolat* = E 232, *Thiabendazol* = E 233. Sie dienen speziell zur Behandlung der Schalen von Zitrusfrüchten und können in Marmeladen und Konfitüren aus diesen Früchten enthalten sein.

3.2.3 Antioxydantien

In dieser Gruppe besitzen nur wenige Substanzen Allergenpotenz: Die Alkylsalze der Gallussäure Propyl-, Octyl- und Dodecylgallat (E 210 bis 212) werden vor allem als Antioxydiermittel für Fette und pflanzliche Öle verwendet, finden sich aber auch in Margarine, Instant-Artikeln, Kartoffelerzeugnissen und Kaugummi. Asthmatiker und salicylempfindliche Menschen können Allergiereaktionen zeigen.
Gleiches gilt auch für die chemisch verwandten Stoffe Butylhydroxianisol (BHA) = E 320 und Butylhydroxitoluol (BHT) = E 321. Sie werden oft mit Gallaten und Phosphaten kombiniert und verhindern das Ranzigwerden von Nahrungsmitteln. Auch sie finden sich in vielerlei Bequemlichkeitsprodukten, Süßigkeiten, Margarine, Suppenwürfeln usw.

3.2.4 Emulgatoren

Emulgatoren sind Stoffe, die es ermöglichen, Substanzen zu mischen, die sich normalerweise nicht mischen lassen (z.B. Öl und Wasser). Sie werden oft verwendet, um Nahrungsmitteln (z.B. Fleischprodukten) die Billigsubstanz Wasser zugeben zu können.
Medizinisch interessant sind aus dieser Substanzgruppe vor allem die verschiedenen **Phosphate** (E 338-341, E 450, E 544, E 545). Sie wirken bei entsprechend empfindlichen Personen eher quantitativ durch Summation als im Sinne einer echten allergischen Reaktion. Sie werden u.a. verantwortlich gemacht für das Zustandekommen des **Hyperaktivitätssyndroms** bei Kindern. Nach unserer eigenen Erfahrung bilden die hyperaktiven Kinder eine eher heterogene Gruppe, nur etwa bei der Hälfte dieser Fälle dürfte die Phosphatüberempfindlichkei der ausschlaggebende Faktor sein.
Dabei kumuliert das Phosphat, welches aus den natürlichen Quellen der Nahrung stammt, mit den oft außerordentlich reichlich als Stabilisatoren, Emulgatoren, Triebmittel, Farbverstärkern etc. den Nahrungsmitteln zugesetzten Phosphorsalzen. Der Anteil der Phosphate in den Lebensmitteln hat in Deutschland im Laufe der letzten 30 Jahre um mehr als 300 Prozent zugenommen!
In Frage kommen die verschiedenen Salze der Orthophosphorsäure (E 338 bis 341) und die *Natrium-, Kalium- und Calciumsalze der Phosphorsäure* (Di-, Tri-, Tetra- Penta- und Polyphosphate, E 450 a, b, c, E 544, 545). Typische phosphathaltige Produkte sind Käse (z. B. Emmentaler), Kondensmilch, Trockenmilcherzeugnisse, Brot, Backpulver, tiefgefrorene Fischprodukte (Fischstäbchen), Dosenwürstchen etc.

3.2.5 Geschmacksverstärker

Geschmacksverstärker schmecken selbst nach nichts, bewirken aber über eine Stimulation der Geschmacksrezeptoren eine Verstärkung des Eigenaromas eines Nahrungsmittels.

Typische Vertreter dieser Gruppe sind die **Glutamate** (Natrium-, Kalium-, Calciumsalz der Glutaminsäure; E 620 bis 623). Sie werden in Fertignahrungsmitteln, Suppen, Wurstwaren, vor allem aber in typischen Speisen der chinesischen Küche viel verwendet. Bei entsprechend sensibilisierten Menschen kann es zu einem charakteristischen Krankheitsbild mit Herzklopfen, Schwindel, Kopfschmerzen und Schwäche kommen, das als **„Chinarestaurant-Syndrom"** bekannt geworden ist.

3.2.6 Aromastoffe

Für die von der Nahrungsmittelindustrie immer öfter verwendeten künstlichen Aromen gilt nach wie vor lediglich die allgemeine Bestimmung, daß sie „nicht gesundheitsschädlich" sein dürfen. Sie tragen dementsprechend keine „E-Nummern" und müssen auf der Verpackung der Lebensmittel nicht einzeln deklariert werden.

Allergische Reaktionen werden offensichtlich immer häufiger.

3.3 Therapie

Auch auf dem Gebiet der Allergien gegen Lebensmittelzusatzstoffe hat uns die Einführung der **Therapiemethoden ohne Karenz** eine deutliche Verbesserung und Vereinfachung der therapeutischen Möglichkeiten gebracht. Die früher notwendige absolute Allergenkarenz war gerade bei den chemischen Lebensmittelzusätzen außerordentlich schwierig. Zu viele Lebensmittel sind heutzutage chemisch verändert und zu wenig kann man sich auf deklarierte Inhaltsangaben verlassen.

Die Therapie kann mit Hilfe der im Testsatz „Lebensmittelzusatzstoffe" enthaltenen Ampullen durchgeführt werden.

Nähere Informationen zu den einzelnen Substanzen finden sich in dem Buch *„Die Testsätze nach Dr. P. Schumacher"*, erschienen im Eigenverlag, Innsbruck 1998.

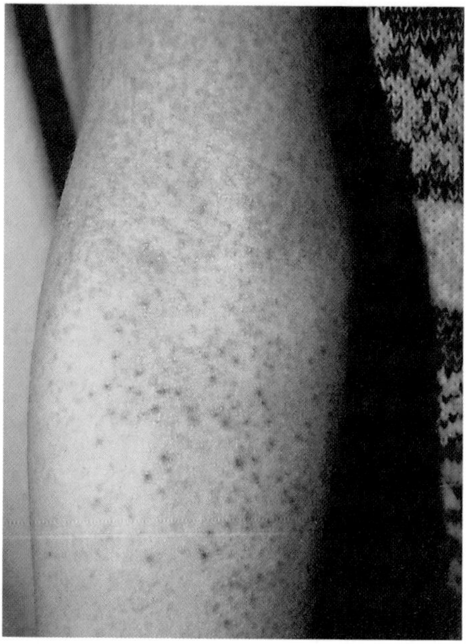

Abb. 80: Allergisches Exanthem auf Paracetamol.

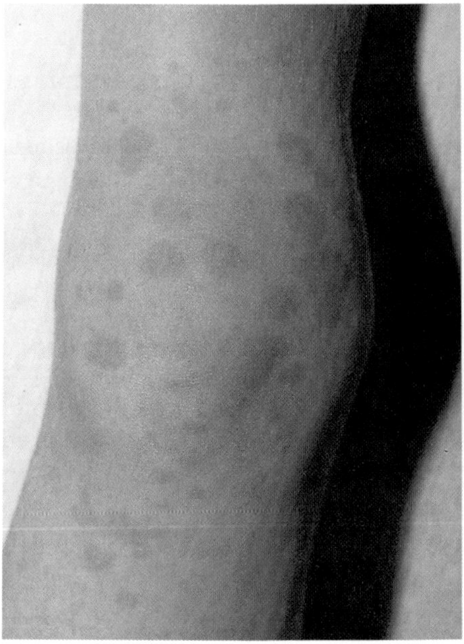

Abb. 81: Allergisches Exanthem auf Trimethoprim.

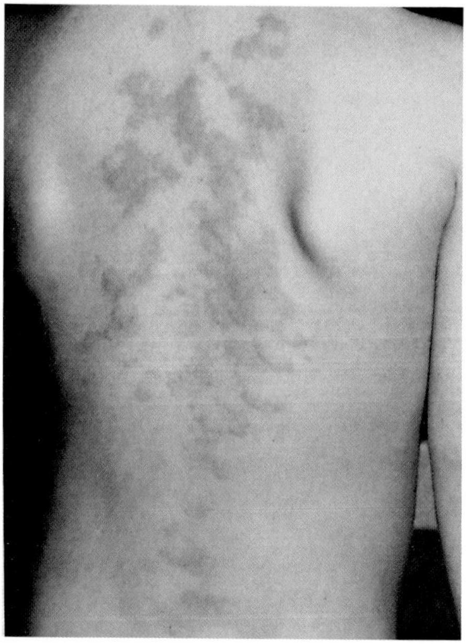

Abb. 82: Allergisches Exanthem auf Amoxycillin.

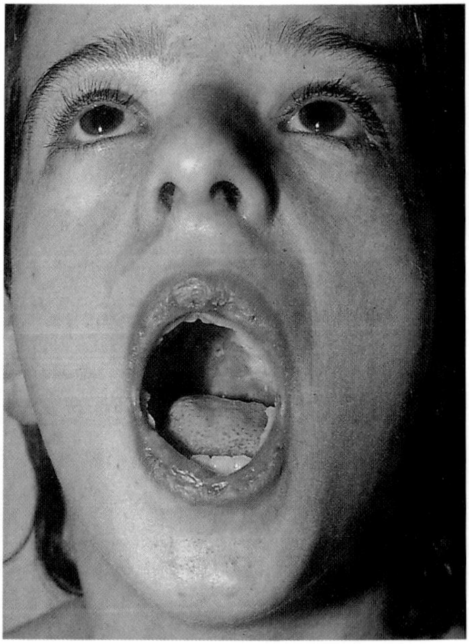

Abb. 83: Allergische Schleimhautreaktion (Stevens-Johnson-Syndrom) auf Keflex.

4 Allergien gegen Arzneimittel

Arzneimittelallergien sind *„unerwünschte, unerwartete Reaktionen bei klinisch üblicher Dosierung eines Medikamentes“* (RING). Ihre Bedeutung nimmt eindeutig zu, schwere Krankheitsbilder bis zum anaphylaktischen Schock sind gerade in dieser Gruppe von Allergien häufig. Die parenteralen Applikationsformen durch Injektion oder Infusion erhöhen die Gefährlichkeit beträchtlich.

Grundsätzlich kann jedes Arzneimittel als Allergen in Frage kommen. Einige Gruppen von Pharmaka zeichnen sich aber durch ein besonders großes Risiko aus. Dazu gehören speziell die auf Schimmelpilzbasis gewonnenen Antibiotika wie Penicillin, Ampicillin, Erythromycin etc., aber auch Sulfonamide, Antipyretika, Antirheumatika usw.

Symptomatologisch stehen – neben Symptomen seitens des Verdauungstraktes – Hautausschläge im Vordergrund. Schwere Verlaufsformen sind nicht selten. Auf Seite 202 sind einige typische Beispiele aus der Praxis zusammengestellt (Abb. 80 bis 83).

In der Diagnostik der Arzneimittelallergien ist die Schulmedizin fast ausschließlich auf die Anamnese und den stark risikobehafteten Provokationstest angewiesen. Die physikalischen Diagnosemethoden erweisen sich auch hier als in jeder Beziehung weit überlegen. Jedes vom Patienten mitgebrachte verdächtigte Medikament kann sofort und völlig risikolos am Patienten (oder auch nur an einem Tropfen Blut des Patienten) getestet werden.

Auch hier ist die Diagnose Grundlage der Therapie. Das Arzneimittel selbst ist das Therapeutikum. Seine physikalische Schwingungsinformation, mittels BICOM-Technologie invertiert und verstärkt, bewirkt auch bei diesen, oft schwer gefährdeten Patienten die prompte und nebenwirkungsfreie Beseitigung ihrer Allergie.

V Neurodermitis

Die Neurodermitis (auch „atopische Dermatitis“, „chronisch-konstitutionelles Ekzem“, „Vierzigerausschlag“ etc.) ist statistisch gesehen eine der häufigsten Hautkrankheiten, vorwiegend des Kindes- und Jugendalters. Alle Untersuchungen belegen außerdem eine signifikante Zunahme in den letzten Jahren. Einer Studie von E. SCHÖPF zufolge hat die Häufigkeit der Neurodermitis bei Kindern von 3% im Jahre 1960 auf heute bereits über 10% zugenommen. B. J. PRZYBILLA fand bei bayerischen Vorschulkindern bereits eine Inzidenz von 13,2%.

Die Krankheit beginnt häufig im Säuglings- oder Kleinkindesalter und verläuft chronisch oder chronisch rezidivierend, oft über viele Jahre und Jahrzehnte.

1 Pathogenese

Schon lange bekannt ist die Zugehörigkeit der Neurodermitis zum *„atopischen Formenkreis“*. Der Begriff **„Atopie“** beinhaltet bekanntlich die angeborene und ererbte Bereitschaft, gegen bestimmte Allergene sensibilisiert zu werden und mit klinischen Erscheinungsbildern wie Heuschnupfen, allergischem Asthma, Neurodermitis etc. zu reagieren. 60% aller Neurodermitispatienten sind familiär mit anderen atopischen Erkrankungen belastet. Die Konkordanzrate bei eineiigen Zwillingen beträgt etwa 85%, bei zweieiigen 30% (SCHULTZ-LARSEN).
Wenn ein Elternteil erkrankt ist, ist bei einem Drittel der Kinder gleichfalls mit einer Atopie zu rechnen, bei Erkrankung beider Eltern bei zwei Dritteln der Kinder.

Obwohl die Neurodermitis zu den Krankheitsbildern mit den höchsten IgE-Werten im Serum gehört und alle Anzeichen (einschließlich der eindeutigen Beziehungen zur Atopie) auf eine allergische Genese schließen lassen, wurde die **Rolle der Allergie im Rahmen der Neurodermitisentstehung bisher kraß unterbewertet.**
Es wird zwar vage davon gesprochen, daß neben der genetischen Disposition ein Trigger, ein zusätzlicher Provokationsfaktor gegeben sein muß. Als Trigger für die Exazerbation wird aber nicht etwa eindeutig ein allergisches Geschehen angesehen, sondern vielerlei exogene Faktoren wie Textilien, Waschmittel, Inhalationsallergene (wie etwa die Hausstaubmilbe, Tierhaare oder Pollen) oder endogene, vorwiegend psychologische Faktoren und unspezifische Hautreize wie Reiben, Kratzen usw.

Insgesamt steht die Medizin der Neurodermitis nach wie vor weitgehend ratlos gegenüber. Das beweisen sowohl die vielen Spekulationen zur Pathogenese, als auch die zahlreichen Rezepte zur Therapie. Trotz aller Anstrengungen und zahlreicher hochdotierter Forschungsprojekte in aller Welt gilt auch heute noch der Satz, den jeder Neurodermitispatient immer wieder zu hören bekommt: „Neurodermitis ist ein Lebensschicksal, sie kann sich irgendwann von selbst bessern, ist aber an sich nicht heilbar und jeder der das Gegenteil behauptet ist von vornherein ein Scharlatan."

Wir selbst sind glücklich, unseren Patienten eine wesentlich optimistischere Prognose stellen zu können. Die Erfahrungen der letzten Jahre, belegt an mehreren hundert von uns, inzwischen aber auch von vielen weiteren Bioresonanzärzten erfolgreich behandelten Neurodermitispatienten, sprechen eine eindeutige Sprache.
Unsere heutige Einstellung der Neurodermitis gegenüber läßt sich in kurzgefaßter Form etwa wie folgt zusammenfassen:

- Neurodermitis ist eine rein allergische Erkrankung.
- Voraussetzung zu ihrer Entstehung ist eine, meist starke, angeborene und vererbte Allergiebereitschaft.
- Eigentliche Ursache ist immer eine chronische, zumeist freilich maskierte Allergie gegen ein oder mehrere Grundnahrungsmittel, weitaus am häufigsten **Milch** oder **Weizen** oder beides. Ähnliche Krankheitsbilder können auch durch Allergene ausgelöst werden, die dauernd im Körper vorhanden sind (Allergie gegen Candidapilze bei gleichzeitig bestehender Candidamykose des Darmes oder Quecksilberallergie bei Trägern von Amalgamfüllungen im Gebiß).
- Eine Heilung ist möglich,wenn es gelingt, den chronisch-allergischen Mechanismus zu durchbrechen und die zentrale Allergie zu löschen.

Wir stehen mit dieser Definition zwar im krassen Gegensatz zur gängigen Lehrmeinung, unsere Vorstellungen beruhen aber nicht etwa auf theoretisch fundierten Hypothesen. Sie haben sich ausschließlich aus den Erfahrungen der Praxis entwickelt und sind jederzeit beweisbar. Jeder Neurodermitispatient kann sich innerhalb weniger Wochen von der Richtigkeit überzeugen.
Entscheidender Punkt für das Verständnis einer chronischen Allergie und damit auch der Neurodermitis, ist und bleibt das Phänomen der **Maskierung.**

> Maskierung einer Allergie bedeutet, daß Art und Ausmaß der Krankheitserscheinungen (beim Neurodermitiskranken der Ekzemveränderungen) in keinem erkennbaren Zusammenhang mit der Zufuhr des Allergens stehen.

Es kommt also z.B. nicht unmittelbar zu einer Verschlechterung der Hauterscheinungen, wenn der Milchallergiker besonders viel Käse oder Topfen (Quark) ißt oder der Weizenallergiker im Urlaub vorwiegend von Teigwaren lebt.
Maskierung bedeutet aber nicht etwa, daß der Patient nur möglichst viel von seinem maskierten Allergen zu sich nehmen sollte, um frei von Symptomen zu sein. Der **Neurodermitiskranke** im **Stadium der Allergen-Maskierung lebt in einem schweren Dauerbelastungszustand.** Die Schwere seiner Hauterscheinungen hängt weitgehend davon ab, wie weit es dem Organismus gelingt, den allergischen Dauerstreß zu kompensieren. Aus diesen Gründen wirken alle zusätzlichen Belastungen körperlicher, aber auch seelischer Art (Krankheiten im weitesten Sinne, toxische, geopathische oder Herd-Belastungen, besonders auch psychische Spannungen und Konfliktsituationen) als Auslöser von Verschlechterungen. Umgekehrt wissen viele Neurodermitispatienten, daß sich ihre Haut in Zeiten genereller Entlastung, z. B. im Urlaub, meist wesentlich bessert. Alle Bücher und sonstigen Publikationen über Neurodermitis sind voll von Ratschlägen, die alle in diese Richtung zielen. Jede **Entlastung** des Organismus kann sich bessernd und beruhigend auf Verlauf und Schwere der Neurodermitis auswirken.

Eine echte Heilung ist aber nur möglich, wenn die Ursache der Krankheit – die Allergie – beseitigt wird!

Dazu ist aber unabdingbare Voraussetzung, daß zunächst das **Allergen** (wie bereits erwähnt ist es fast immer Kuhmilcheiweiß oder Weizen oder beides) als solches erkannt wird und völlig aus der Nahrung weggelassen wird. Das führt – spätestens nach 4 bis 5 Tagen – zur **„Demaskierung“** der Allergie!
Erst ab diesem Zeitpunkt werden die tatsächlichen Allergiezusammenhänge erkennbar und damit jederzeit beweisbar, weil ab diesem Tag jeder kleinste Fehler, also auch die winzigste Spur einer Allergenzufuhr zu einer deutlichen Hautreaktion mit verstärktem Juckreiz und Verschlechterung der Ekzemveränderungen führt.

Neben der chronischen Allergie, die immer die Grundursache der Neurodermitis darstellt, kommen beim gleichen Patienten auch **aufgepfropfte akute Allergieformen** vor. Sie können die verschiedensten Nahrungsmittel betreffen (z. B. Zitrusfrüchte, Tomaten, Schokolade usw.), sie können im Verlaufe der Erkrankung wechseln, d. h. auftreten und wieder verschwinden, können durchaus Hautverschlechterungen verursachen, sind aber nie die eigentliche Ursache der Neurodermitis. Auch **lokal** die Haut tangierende Substanzen (z.B. Salben, Kosmetika, Textilien, Wasch-

mittel etc.) können als akute Allergene wirken, für sie gilt das gleiche wie für die akuten Nahrungsmittelallergene.
Die Ausprägung der Hauterscheinungen ist von Fall zu Fall, aber auch im Verlauf des Einzelfalles sehr verschieden. Sie ist abhängig vom **„Sensibilisierungsgrad“** (= Ausmaß der Überempfindlichkeit), aber auch vom augenblicklichen **Gesamtzustand des Patienten.** Deshalb können sich eben die Erscheinungen im Urlaub bessern, in Zeiten mit Streß, psychischen Belastungen etc. aber deutlich verschlechtern. Im Gegensatz zu der von Psychosomatikern häufig vertretenen Meinung, ist die **Psyche nicht die Ursache der Neurodermitis,** sondern lediglich einer von mehreren möglichen, oft freilich recht wirksamen **Labilisierungsfaktoren!**
Patienten mit schwerer chronischer Neurodermitis sind meist **„Multiallergiker“**, d. h. sie reagieren auf vielerlei Reize, die sich oft kaum durchschauen lassen. Trotzdem gilt auch bei diesen Patienten die **Hierarchie der Allergene,** d. h.

das zentrale Allergen (Milch oder Weizen oder beides) ist immer das wichtigste und die eigentliche Ursache der allergischen Krankheit.

Die akuten, oberflächlich aufgepfropften Allergene, so zahlreich sie zeitweise auch sein mögen, wirken lediglich als modifizierende oder labilisierende Faktoren, ihre Ausschaltung kann bestenfalls eine gewisse Beruhigung bringen, aber nie zur echten Heilung führen!

2 Verlauf

Der Beginn der Erkrankung liegt sehr häufig bereits im ersten Lebensjahr. Nach einer französischen Studie an 300 Kindern haben 38% aller kindlichen Neurodermitispatienten die ersten Krankheitserscheinungen schon innerhalb der ersten drei Lebensmonate gezeigt, 26% zwischen dem 3. und dem 6. Lebensmonat und weitere 16% innerhalb des zweiten Lebenshalbjahres (C. Queille und J. H. Saurat).
Auch Formen mit einem wesentlich späteren Ausbruch der Krankheit kommen vor und gelten allgemein als prognostisch ungünstiger.
Kindliche Neurodermitisformen können – müssen aber nicht – nach einigen Jahren von selbst ausheilen. Selbst bei den Patienten mit (scheinbar) völliger Remission ist es aber keineswegs ungewöhnlich, wenn in der Schulzeit wieder einige unbedeutende lichenifizierte Läsionen in den Gelenkbeugen oder an den Händen auftreten.

Über die Langzeitprognose gibt es eine Reihe genauer Untersuchungen. Am besten belegt dürfte wohl die 1985 publizierte Studie von I. RYSTEDT sein: RYSTEDT untersuchte nahezu 1000 Menschen im Alter von 24 bis 44 Jahren, die in ihrer Kindheit an Neurodermitis erkrankt waren. 62% der in der Kindheit schweren Krankheitsfälle und 40% der eher leichteren Fälle wiesen dabei weiterhin kutane Symptome, zumeist an den Händen, auf.
Alle bisher publizierten Studien beziehen sich natürlich auf Fälle, die nach den derzeit geltenden Regeln der Schulmedizin behandelt wurden, also im wesentlichen mit hautpflegenden Maßnahmen unter Einbeziehung kortikoidhaltiger Externa bis hin zur oralen oder parenteralen Anwendung von Kortikoiden.
Unsere eigenen Erfahrungen zu Verlauf und Prognose der Neurodermitis sind begreiflicherweise völlig andere. Seit wir erkannt haben, daß dem Krankheitsbild der Neurodermitis in all seinen Escheinungsformen praktisch immer eine chronische Nahrungsmittelallergie zugrundeliegt, hat sich beides – Verlauf und Prognose – bei unseren Patienten dramatisch geändert.

3 Klinische Erscheinungsformen

Gemeinsame Symptome aller Phasen und Formen der Neurodermitis sind *Ekzemveränderungen an der Haut* und der stets vorhandene *starke Juckreiz.*

Daß es dabei in Lokalisation und Morphologie deutliche Unterschiede gibt, die eindeutig auf das verursachende Allergen schließen lassen, war eine Erkenntnis, die uns selbst überraschte.
Zunächst brachten die verbesserten Möglichkeiten der Testung von Nahrungsmittelallergien ein Krankheitsbild zutage, das – obwohl es offensichtlich außerordentlich häufig vorkommt – bislang weltweit noch völlig unbekannt war. Es handelt sich um die **Neurodermitis infolge Allergie gegen Weizenprotein** (nicht zu verwechseln mit der allseits bekannten Allergie gegen das Klebereiweiß Gliadin als Ursache der Zöliakie!).
Weizen selbst ist bisher lediglich bekannt als Inhalationsallergen in Form von Mehl und damit Ursache des chronisch-allergischen „Bäckerasthma“ (WOITOWITZ, POPESCU und Mitarbeiter, THEOBALD und Mitarbeiter).
Ein Zusammenhang mit dem klassischen Krankheitsbild der Neurodermitis wurde bisher aber nicht einmal vermutet. Umso überraschter waren wir, als sich herausstellte, daß bei einem Großteil der bislang unter der all-

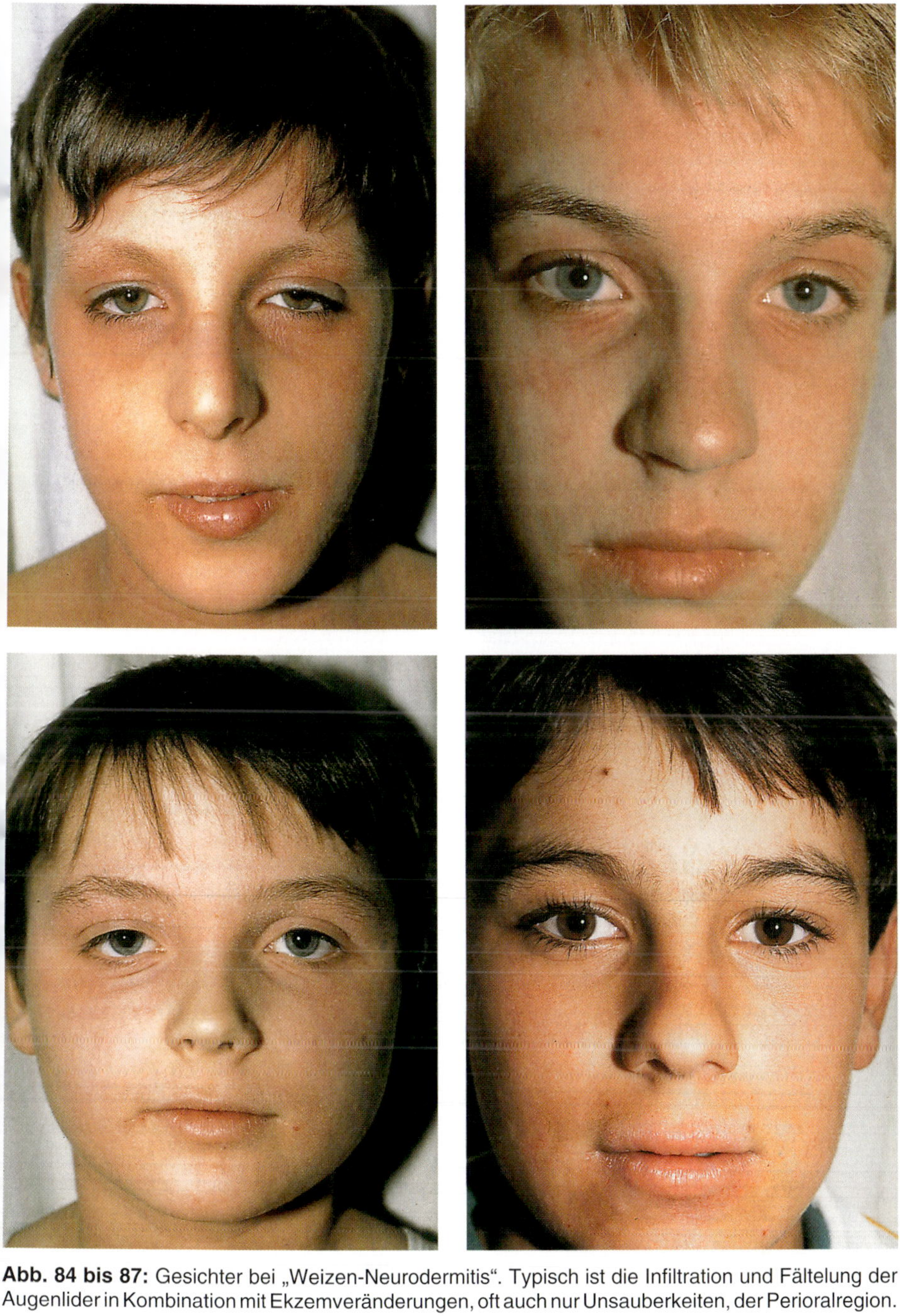

Abb. 84 bis 87: Gesichter bei „Weizen-Neurodermitis“. Typisch ist die Infiltration und Fältelung der Augenlider in Kombination mit Ekzemveränderungen, oft auch nur Unsauberkeiten, der Perioralregion.

gemeinen Diagnose „Neurodermitis“ gelaufenen Patienten als eigentliche Ursache des Krankheitsbildes, eine Weizenallergie nachweisbar war.
Wir konnten inzwischen ein sehr typisches, scharf umrissenes dermatologisches Krankheitsbild erkennen, das zwar die allgemeinen Kriterien des Neurodermitisbildes enthält, auf Grund der Lokalisation und Beschaffenheit der Hautveränderungen aber deutlich als eigenständiges Syndrom erkennbar ist.

3.1 Das Krankheitsbild der „Weizen-Neurodermitis“

Allergenspezifische Besonderheiten sind bei allergischen Krankheitsbildern eher ungewöhnlich. Ein Heuschnupfen bleibt ein Heuschnupfen, von welchen verschiedenen Pollen er auch ausgelöst wäre. Auch eine Tierhaarallergie, eine akute Nahrungsmittelallergie etc., lassen kaum je aus der Symptomatik auf die Art des Allergens schließen.
Anders bei der Neurodermitis als Folge einer chronischen Nahrungsmittelallergie. Die beiden, fast ausschließlich in Frage kommenden Allergene *Kuhmilch* und *Weizen* prägen fast immer das Krankheitsbild so deutlich und so spezifisch, daß der Eingeweihte meist schon auf den ersten Blick auf den Patienten die zutreffende Diagnose stellen kann.
Bei der chronischen Weizenallergie tragen vor allem das **Gesicht** und die **Streckseiten der Extremitäten** die unverwechselbaren Spuren des allergischen Geschehens.
Im Gesicht sind vor allem die Augenlider und die Perioralregion betroffen. Die Abbildungen auf Seite 209 (Abb. 84 bis 87) zeigen typische Beispiele.
Die **Augenlider** sind verdickt, infiltriert und meist deutlich gefältelt. (Die Faltenbildung an den Unterlidern ist in der Dermatologie als Stigma von Neurodermitispatienten schon lange bekannt und wird nach ihren Erstbeschreibern gerne als *Dennie-Morgan-Zeichen* hervorgehoben.)
Bei etwas älteren Kindern und Jugendlichen kommt es nach längerem Verlauf der Krankheit oft zu einer starken Lichenifikation der Augenpartien, sodaß schließlich der Eindruck eines Maskengesichtes entsteht. Auch an die Augen eines Elefanten wird man nicht selten erinnert. Abgesehen von dem begleitenden ständigen Spannungsgefühl und Juckreiz sind diese Veränderungen für die jugendlichen Patienten meist psychisch außerordentlich belastend. Sie sind nicht zu verbergen und führen fast immer zu einer zunehmenden Ausgrenzung und Isolierung des Patienten innerhalb der Altersgruppe.
Die meist gleichzeitig bestehenden Veränderungen in der **Perioralregion** können sehr vielgestaltig sein. Typisch ist hier die Lokalisation, nicht aber die Art oder Ausprägung der Veränderungen. Oft erscheint nur das

Lippenrot in eigenartiger Weise unscharf begrenzt, manchmal finden sich ekzematische Läsionen direkt an der Haut-Schleimhautgrenze, gelegentlich auch im weiteren Perioralbereich. Die Lippen selbst sind seltener befallen, sie können nach längerem Verlauf verdickt oder rissig werden.
Eine weitere typische Lokalisation der chronischen Weizenallergie ist der Hals. Bei jüngeren Kindern besteht oft nur starker Juckreiz, die Haut selbst ist kaum verändert. Bei längerem Verlauf wird auch hier die Haut zunehmend verdickt und lichenifiziert (Abb. 88 und 89).

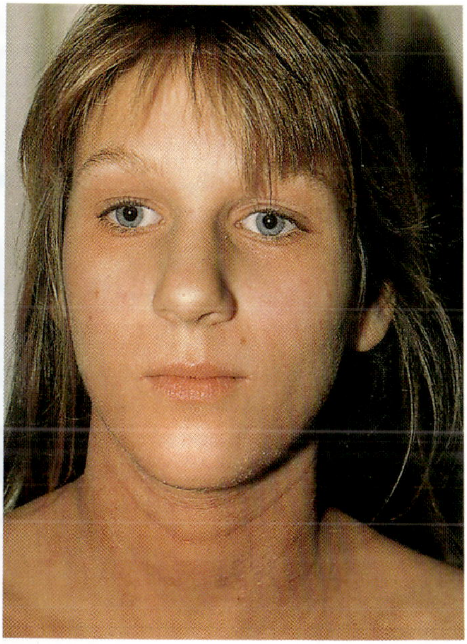

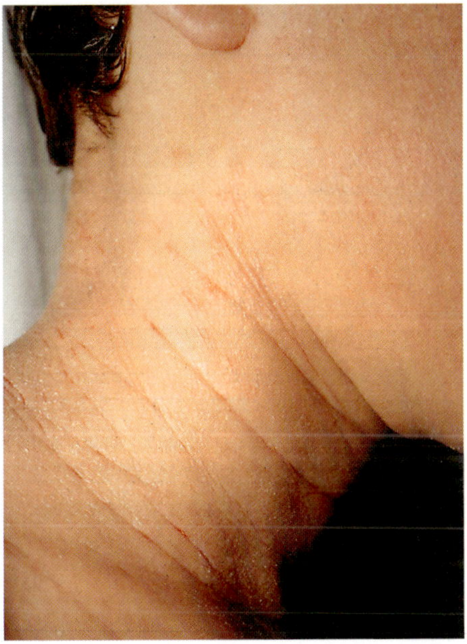

Abb. 88 und 89: Veränderungen an der Haut des Halses bei Weizen-Neurodermitis. Auch am Hals steht die Infiltration und Lichenifikation der Haut im Vordergrund. Die Haut ist verdickt und vermehrt gefältelt.

Ganz allgemein sind die Hautveränderungen der „Weizen-Neurodermitis" gekennzeichnet durch *Xerose, Infiltration und Lichenifikation.* Ganz im Gegensatz zu der anschließend zu besprechenden „Kuhmilch-Neurodermitis", bei welcher eher exsudative Bilder im Vordergrund stehen.
Lichenifiziert und eher trocken sind meistens auch die – für die Weizenallergie geradezu pathognomonischen – Ekzemveränderungen an den **Händen.** Betroffen ist fast ausschließlich die Streckseite des Handgelenkes und der Handrücken (Abb. 90). Infolge des starken Juckreizes sind Kratzeffekte häufig (Abb. 91).
Chronische Ekzemherde in den Gelenkbeugen gehören an sich eher zum

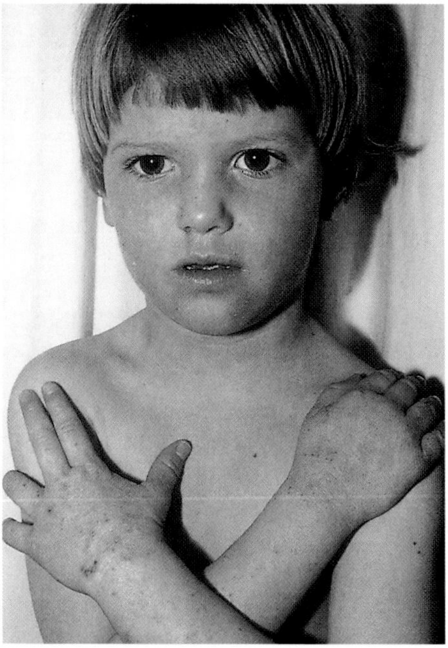
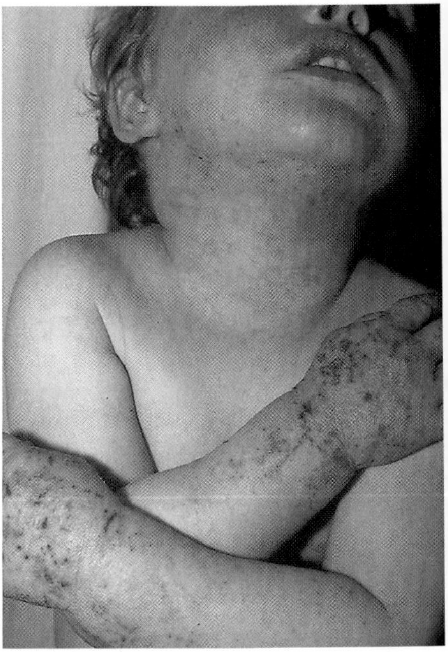

Abb. 90 und 91: Typische Extremitätenlokalisation bei Weizen-Neurodermitis. Ekzemveränderungen an den Streckseiten der Unterarme und an den Handrücken sind – zusammen mit den Veränderungen im Gesicht – nahezu pathognomonisch für die chronische Allergie gegen Weizenprotein.

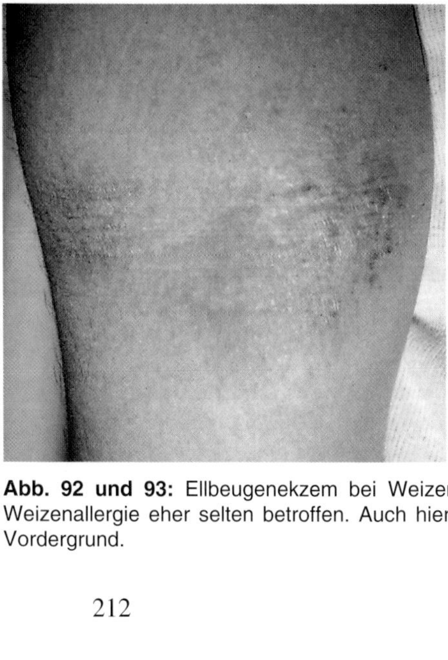
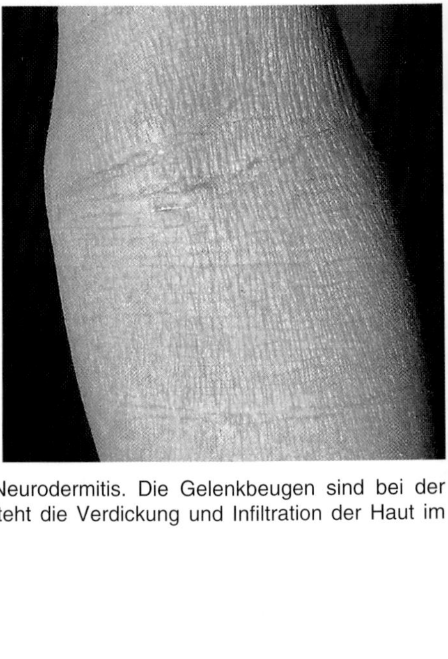

Abb. 92 und 93: Ellbeugenekzem bei Weizen-Neurodermitis. Die Gelenkbeugen sind bei der Weizenallergie eher selten betroffen. Auch hier steht die Verdickung und Infiltration der Haut im Vordergrund.

Krankheitsbild der Kuhmilch-Neurodermitis (Abb. 107 bis 110), kommen aber analog bei der Weizenallergie vor. Auch diese Veränderungen sind meist eher trocken und lichenifiziert (Abb. 92 und 93). Der Juckreiz kann beträchtlich sein, ist aber generell nicht so stark wie beim Beugenekzem infolge Kuhmilchallergie.
Die unteren Extremitäten sind insgesamt deutlich seltener betroffen. Wenn, dann sind auch hier die Streckseiten bevorzugt.
Der **Beginn der Erkrankung** liegt fast immer jenseits des Säuglingsalters, also etwa im zweiten Lebensjahr oder später, gelegentlich erst im Erwachsenenalter. Sensibilisierungen über die Muttermilch, wie sie bei Kuhmilchallergie vorkommen, haben wir bisher noch in keinem Fall beobachtet.
Insgesamt ergibt sich für die „Weizen-Neurodermitis“ ein außerordentlich charakteristisches und unverwechselbares Bild. Es läßt sich in folgenden Kriterien zusammenfassen:

Krankheitsbild der „Weizen-Neurodermitis“

- Beginn meist erst im 2. Lebensjahr oder später.
- Pathognomonische Lokalisation sind das Gesicht und die Streckseiten der Extremitäten.
- Im Gesicht sind fast ausschließlich die Augenpartie und die Perioralregion betroffen, an den Extremitäten speziell die distalen Abschnitte der Unterarme und die Handrücken. Ekzemveränderungen in den Gelenkbeugen kommen vor, sind aber insgesamt eher selten.
- Die Hautveränderungen sind vorwiegend trocken und lichenifiziert.

Wir kennen inzwischen weit über hundert Fälle mit diesem absolut unverwechselbaren Krankheitsbild und konnten uns in jedem Fall durch den Therapieerfolg von der Richtigkeit unserer Diagnose überzeugen. Das Beispiel auf Seite 214 (Abb. 94 und 95) zeigt eindrücklich, wieviel Leid einem jungen Menschen erspart werden kann, wenn es gelingt, durch eine zutreffende Diagnose und ein adäquates Therapieverfahren ein derart belastendes Leiden, wie eine chronische Neurodermitis zu heilen.

Wir erwähnten bereits, daß auch **oligosymptomatische Formen** der chronischen Weizenallergie vorkommen. Vielfach findet sich lediglich eine „trockene Haut“, teils mit, teils ohne Juckreiz. Der Begriff der „atopischen Xerose“ als Ausdruck eines infraklinischen Ekzems ist auch in der wissenschaftlichen Medizin durchaus bekannt (Uehara), wenn auch

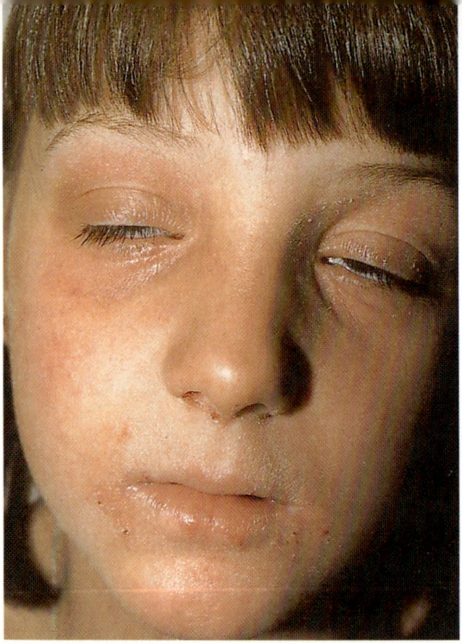

Abb. 94: Weizen-Neurodermitis. Typische, seit mehreren Jahren bestehende Ekzemveränderungen im Gesicht (Augenpartie und perioral).

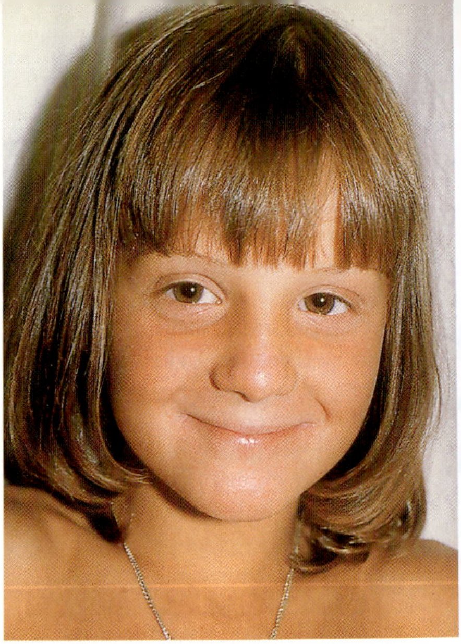

Abb. 95: Patientin von Abb. 94 geheilt.

nicht im Zusammenhang mit einer Allergie gegen Weizenprotein. Ein spezielles Krankheitsbild, in der Dermatologie als **„juvenile Plantardermatose"** bekannt, scheint gleichfalls Beziehungen zur chronischen Weizenallergie zu haben. Die Krankheit wurde 1985 von ASHTON und Mitarbeitern als eigenständiges Syndrom beschrieben. Das klinische Bild ist typisch, die Veränderungen sind ausschließlich im vorderen Drittel beider Fußsohlen lokalisiert. Die Haut ist trocken und zeigt oft ein eigenartig collodiumartiges Aussehen. Speziell an der Plantarseite der Großzehen bilden sich häufig Rhagaden, die nur schwer wieder abheilen.

Das Krankheitsbild tritt fast nur bei älteren Kindern und Jugendlichen auf und verschwindet mit der Adoleszenz. Die Ätiologie galt bisher als völlig unbekannt. Diskutiert wurden allergische Einflüsse seitens des Schuhmaterials bei bestehender Atopie etc.

Wir kennen bereits mehrere Fälle, bei welchen ein Zusammenhang mit einer chronischen Weizenallergie eindeutig nachgewiesen werden konnte.

Dazu ein Beispiel:
Pat. O. C., geb. 1981:

Der Patient kommt im Alter von 8 Jahren erstmals in unsere Praxis. Er hat seit mehreren Jahren ein chronisches Ekzem im vorderen Drittel beider Fußsohlen, speziell an den Großzehen. Immer wieder treten schmerzhafte Rhagaden auf (Abb. 96), trotz zahlreicher Therapieversuche war eine

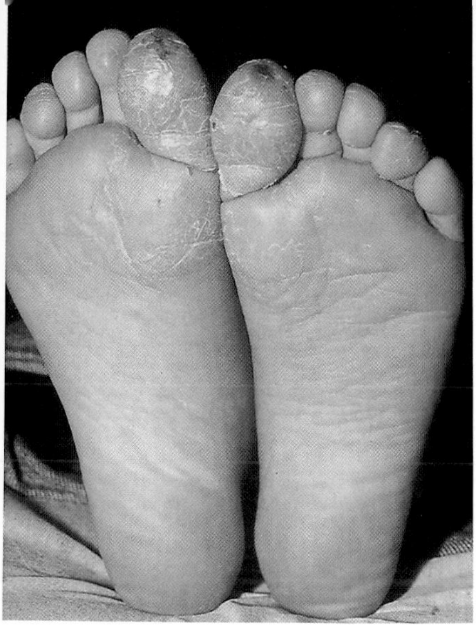

Abb. 96: „Juvenile Plantardermatose". Auch dieses festumrissene Krankheitsbild hat sich als Folge einer chronischen Weizenallergie erwiesen.

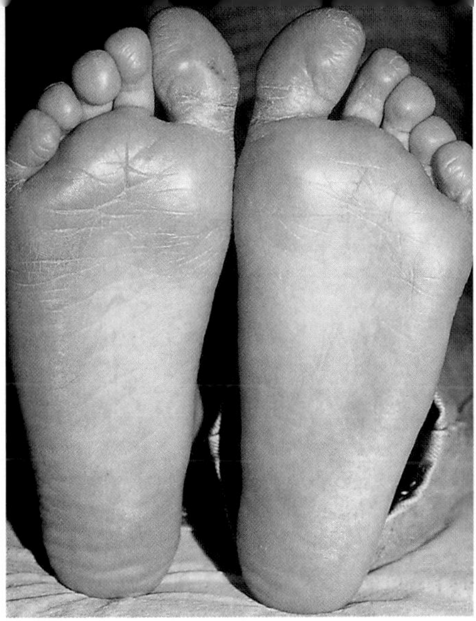

Abb. 97: Besserung nach 3 Wochen Weizenkarenz.

bleibende Besserung bisher nicht zu erzielen.

Der Allergietest ergibt eine Allergie gegen Weizenprotein. Auf die daraufhin eingeleitete Weizenkarenz kommt es erstmals seit Jahren innerhalb weniger Wochen zu einer deutlichen Besserung der Hauterscheinungen (Abb. 97). Ein ungewollter Karenzfehler (der Bub hatte anläßlich seiner Erstkommunion eine weizenhaltige Hostie bekommen) brachte prompt wieder eine Verschlechterung des Hautbildes (Abb. 98). Nach weiterer Karenz und schließlicher Allergietherapie heilten die Veränderungen ab und sind in den seither verstrichenen 4 Jahren nicht wieder aufgetreten.

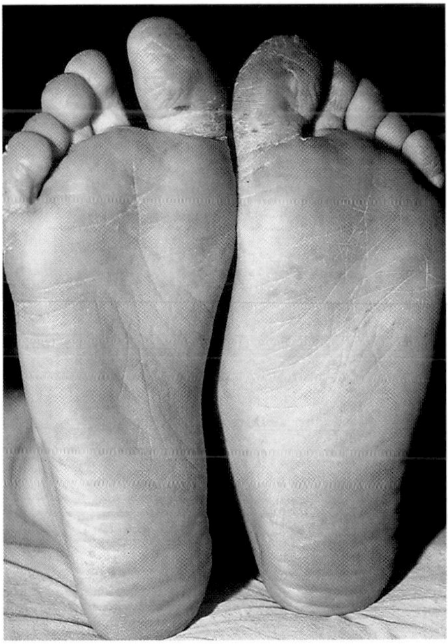

Abb. 98: Wiederverschlechterung nach Karenzfehler. Auf einen miminalen Karenzfehler – der Patient hat in der Kirche eine weizenhaltige Hostie bekommen – kommt es sofort wieder zu einer Verschlechterung der Ekzemveränderungen.

3.2 Das Krankheitsbild der „Kuhmilch-Neurodermitis“

Auch die Neurodermitis infolge chronischer Allergie gegen Kuhmilcheiweiß zeigt in ihrem Erscheinungsbild typische, für den Kenner unverwechselbare Eigenheiten:

Beginn schon im frühen Säuglingsalter:
Die ersten Hautveränderungen treten oft schon in den ersten Lebenswochen auf. Sie sind zunächst fast ausschließlich im Gesicht lokalisiert, insbesonders die konvexen Gesichtspartien (Wangen, Stirn, Kinn) sind betroffen, während Mund- und Augenpartien ausgespart bleiben.

Die Veränderungen entsprechen dem Bild eines akuten, eher exsudativen Ekzems mit Rötung und Bläschenbildung, teilweise zum Nässen und zur Borkenbildung neigend. Abb. 99 zeigt ein **typisches Beispiel:**

Pat. M. D., geb. 1989:
Das Kind entstammt einer Atopikerfamilie. Es konnte von Geburt an nie gestillt werden. Die Krankheit begann ziemlich akut in der dritten Lebenswoche, zunächst nur im Gesicht, später mit leichter Ausbreitungstendenz auf die oberen Thoraxpartien. Das Kind war infolge des starken Juckreizes außerordentlich unruhig, kortikoidhaltige Salben brachten jeweils nur kurzfristige Besserung.

Wir sahen das Kind erstmals im Alter von 3 Monaten (Abb. 99), stellten die Diagnose „Kuhmilch-Allergie“ und begannen sofort mit exakter Kuhmilchkarenz in Form von Sojamilchernährung des Säuglings und Verbannung jeglicher Kuhmilch aus der Wohnung der Familie.

Die Hautveränderungen besserten sich schon nach wenigen Tagen. Abbildung 100 zeigt das Kind nach einem Monat. Die Haut ist jetzt sauber, das Kind ist ruhig und ausgeglichen und kann jetzt erst zeigen, welcher Charme und welche Intelligenz in ihm steckt. Nach der anschließenden Milchtherapie (Inverstherapie mit Allergen Kuhmilcheiweiß) konnte das Kind normal ernährt werden. Es war gesund und ist es in den inzwischen verstrichenen Jahren geblieben.

Gewisse Schwierigkeiten kann bei jungen Säuglingen die Abgrenzung der „echten“ Neurodermitis von der **Dermatitis seborrhoides infantum** machen. Diese typische Säuglingsdermatose mit eher fettig-schuppigen, nicht juckenden Hautveränderungen speziell am Kopf, hinter den Ohren, aber auch in verschiedenen Hautfalten im Leisten- und Genitalbereich, hat nachweisbar keine allergische Ursache, offenbar aber Beziehungen zur Candidamykose des Darmes.

Für uns ist die Differentialdiagnose eindeutig durch den Ausfall des Allergietests gegeben.

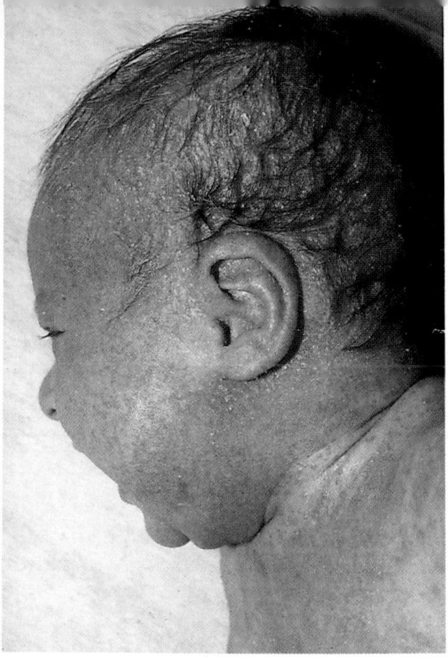

Abb. 99: Typische Kuhmilch-Neurodermitis beim Säugling.

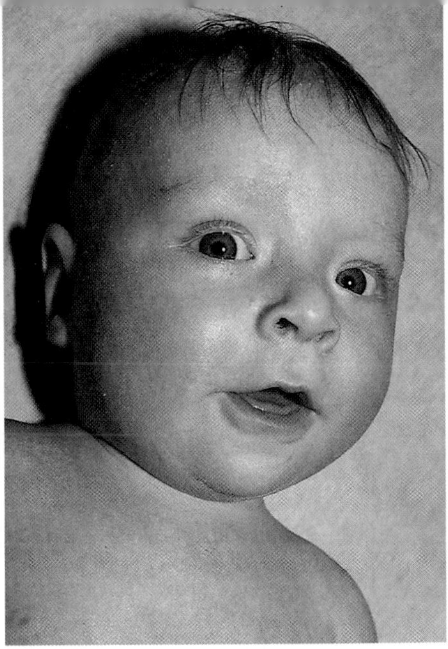

Abb. 100: Patient von Abb. 99 geheilt.

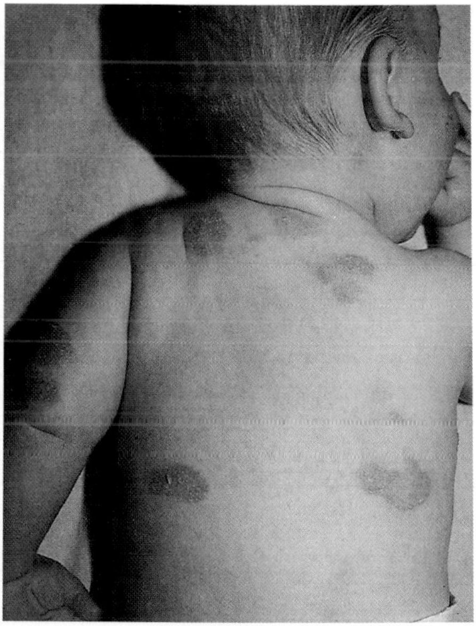

Abb. 101: „Nummularekzem“ bei Kuhmilch-Neurodermitis. Diese Ekzemform ist typisch für das spätere Säuglings- und Kleinkindesalter.

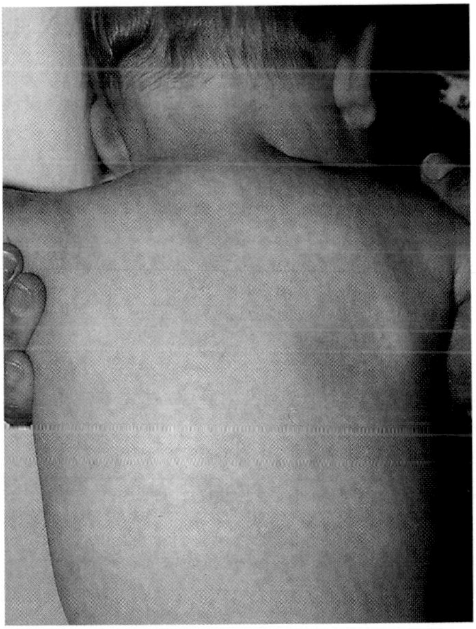

Abb. 102: Patient von Abb.101 in geheiltem Zustand.

> Ein positiver Test gegen Kuhmilcheiweiß beweist das Vorliegen einer Kuhmilch-Neurodermitis, bei der reinen Dermatitis seborrhoides ist dieser Test immer negativ.

Der Nachweis von Candidapilzen im Stuhl ist kein differentialdiagnostisches Kriterium. Eine Candidamykose des Darmes ist bei beiden Erkrankungen häufig. Auf ihre Bedeutung im Rahmen der Neurodermitis wird später noch näher eingegangen.

Die Rolle der Kuhmilch als Ursache einer Neurodermitis wird immer wieder angezweifelt, wenn es sich um vollgestillte Säuglinge handelt, die nachweisbar noch nie Kuhmilch in irgendeiner Form erhalten haben. Wir selbst kennen zahlreiche Fälle eindeutiger und bewiesener **Sensibilisierung über die Muttermilch** mit Ausbildung einer Kuhmilch-Neurodermitis beim vollgestillten Säugling.

Für den geübten Tester ist die Diagnose einfach: Der Allergietest am Kind ergibt ein positives Ergebnis auf Kuhmilch **und** auf die Milch seiner eigenen Mutter. Bei exakter Kuhmilchkarenz der Mutter wird der Test mit Muttermilch in wenigen Tagen negativ, gleichzeitig heilen in der Regel die Hauterscheinungen ab (es sei denn, es bestünde noch eine signifikante Mykose des Darmes).

Das Kind kann nun – unter Beibehaltung der Milchkarenz durch die Mutter – wieder voll gestillt werden, gleichzeitig wird die Allergietherapie mit dem Kuhmilchallergen durchgeführt. Ist im Anschluß daran der Test mit Kuhmilchallergen negativ geworden, kann die Mutter die Karenz wieder aufheben. Das Kind verträgt nun sowohl die Muttermilch, als auch jede – auch kuhmilchhaltige – Beikost.

Typische plaqueartige Ekzemveränderungen beim Kleinkind:

Beim etwas älteren Säugling und Kleinkind verläuft die Kuhmilch-Neurodermitis häufig unter dem eigenartigen, aber sehr charakteristischen Bild eines **„Nummularekzems“** (auch der Ausdruck „Ekzem en plaque“ ist gebräuchlich). Die einzelnen Ekzemherde sitzen dabei scharf abgegrenzt, wie aufgeklebte Münzen (Nummus = Münze) auf der ansonsten unveränderten Haut.

Bevorzugte Lokalisation ist die Haut des Stammes. Häufig, aber nicht immer, sind die Veränderungen angedeutet symmetrisch angeordnet (Abb. 101).

Bei Befall des Gesichtes sind typischerweise die Augenregion und der Mund ausgespart (Abb. 103).

Wie alle Hautsymptome der Neurodermitis, sind auch die Veränderungen des Nummularekzems primär therapieresistent. Durch Applikation kortikoidhaltiger Salben kann höchstens vorübergehende Besserung erzielt

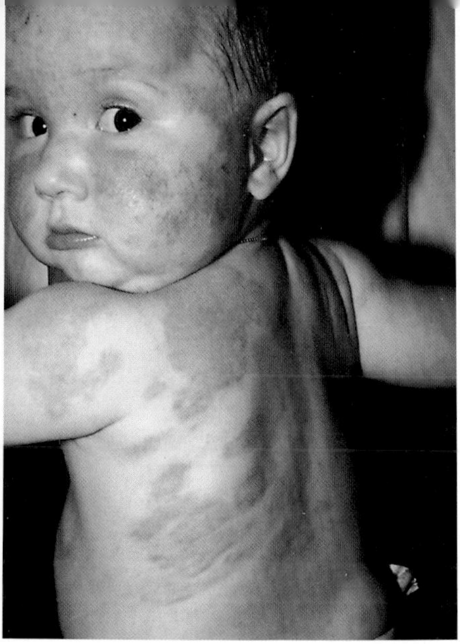

Abb. 103: Typisches plaqueförmiges Ekzem bei Kuhmilch-Neurodermitis des älteren Säuglings. Bei Befall des Gesichtes sind die Augen- und Mundregion ausgespart.

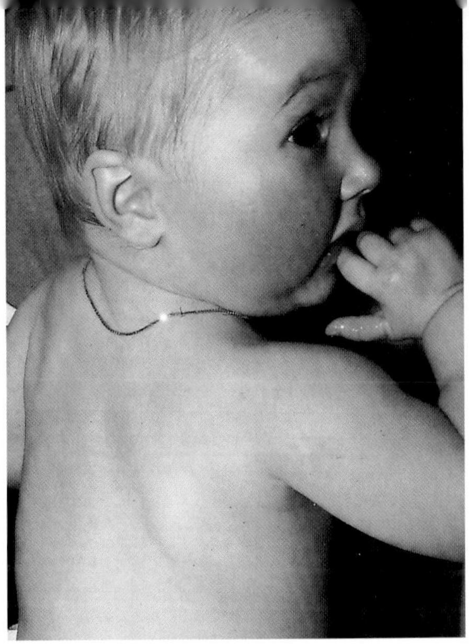

Abb. 104: Patient von Abb.103 geheilt.

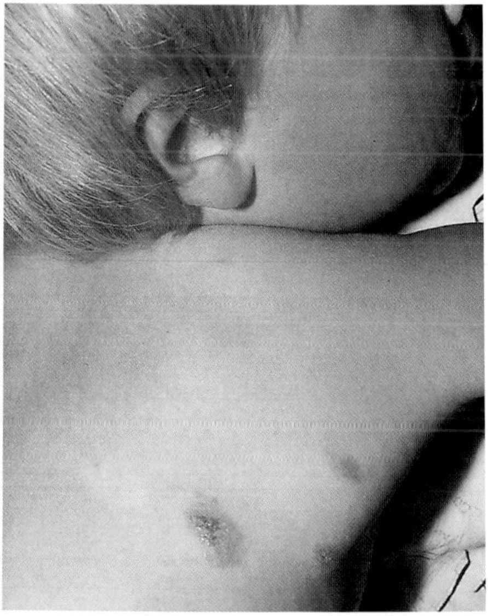

Abb. 105: Kuhmilch-Neurodermitis beim Kleinkind. Akute Reaktion auf Karenzfehler. (Das Kind hatte eine kleine Menge Sauerkraut bekommen, das mit Molke hergestellt war.)

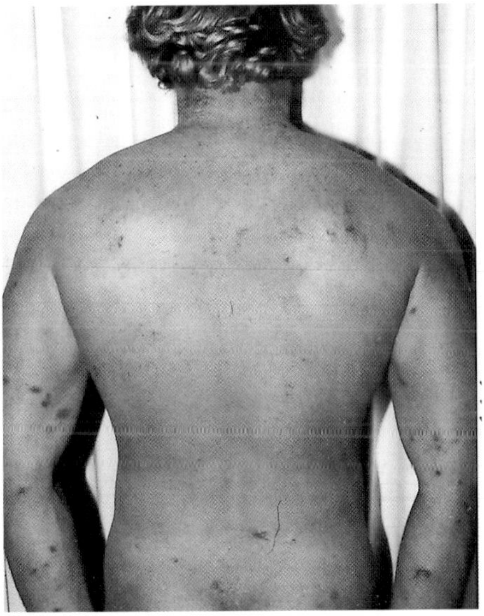

Abb. 106: Plaqueförmiges Ekzem, beim Erwachsenen eine seltene Manifestationsform der Kuhmilch-Neurodermitis.

werden. Eine bleibende Abheilung gelingt nur durch Beseitigung des zentralen Allergiemechanismus, also Kuhmilchkarenz und Allergietherapie mit der Inversschwingung des Kuhmilchantigens (Abb. 102, 104).

Bei Fehlern während der Karenzphase können die bereits in Abheilung begriffenen Ekzemherde akut wieder aufflackern und zeigen dann oft ein stark exsudatives Bild. Abb. 105 zeigt eine derartige Reaktion bei einem Kind, das während der Phase der Milchkarenz eine kleine Menge Sauerkraut bekommen hatte (bei der Herstellung des Sauerkrauts war Molke verwendet worden).
Ohne erfolgreiche biophysikalische Therapie geht das Nummularekzem innerhalb einiger Monate bis Jahre dann meist in die klassische Erwachsenenform der Kuhmilch-Neurodermitis mit bevorzugter Lokalisation in den Gelenkbeugen über. In selteneren Fällen kann der disseminiert herdförmige Charakter aber bis ins Erwachsenenalter bestehen bleiben (Abb. 106).
Auch der durch die Abb. 138 bis 140 (S. 245, 246) dokumentierte Fall eines stationären, lokalisierten Ekzems an den Innenseiten beider Oberschenkel gehört in diese Gruppe.

Vorwiegender Befall der großen Gelenkbeugen beim älteren Kind und Jugendlichen:
Das typische Bild der Kuhmilch-Neurodermitis beim älteren Kind ist das chronische, stark juckende Ekzem, symmetrisch angeordnet und vorwiegend die Beugeseiten der Extremitäten betreffend. Speziell die Ellbeugen und Kniekehlen sind nahezu pathognomonische Lokalisationen (Abb. 107 bis 109).
Auch an den Unterarmen und am Handgelenk sind die Veränderungen vorwiegend an der Beugeseite lokalisiert (Abb. 110).
In schweren Fällen kann die Haut des ganzen Körpers betroffen sein. In Abb. 111 wird das schreckliche Leiden dieser Patienten deutlich erkennbar. Die Kuhmilch-Neurodermitis dieses Kindes (Pat. S. F., geb. 1988) besteht bereits seit dem ersten Lebensmonat. Die ganze Familie ist der Verzweiflung nahe, hatte aber bis zu diesem Zeitpunkt keinerlei Hoffnung, von irgendeiner Seite Hilfe zu finden. Zu viele vergebliche Versuche wurden schon gemacht.
Abb. 113 zeigt dasselbe Kind einige Monate später nach Kuhmilchkarenz und einer biophysikalischen Allergietherapie. Die Hautveränderungen sind völlig abgeheilt. Auch die signifikante Verbesserung des Allgemeinzustandes des vorher deutlich dystrophen Kindes ist erkennbar.

Zusammenfassend, und im Vergleich zu der oben besprochenen „Weizen-Neurodermitis", ergibt sich auch für die „Kuhmilch-Neurodermitis" eine sehr charakteristische Phänomenologie. Eine Abgrenzung der beiden

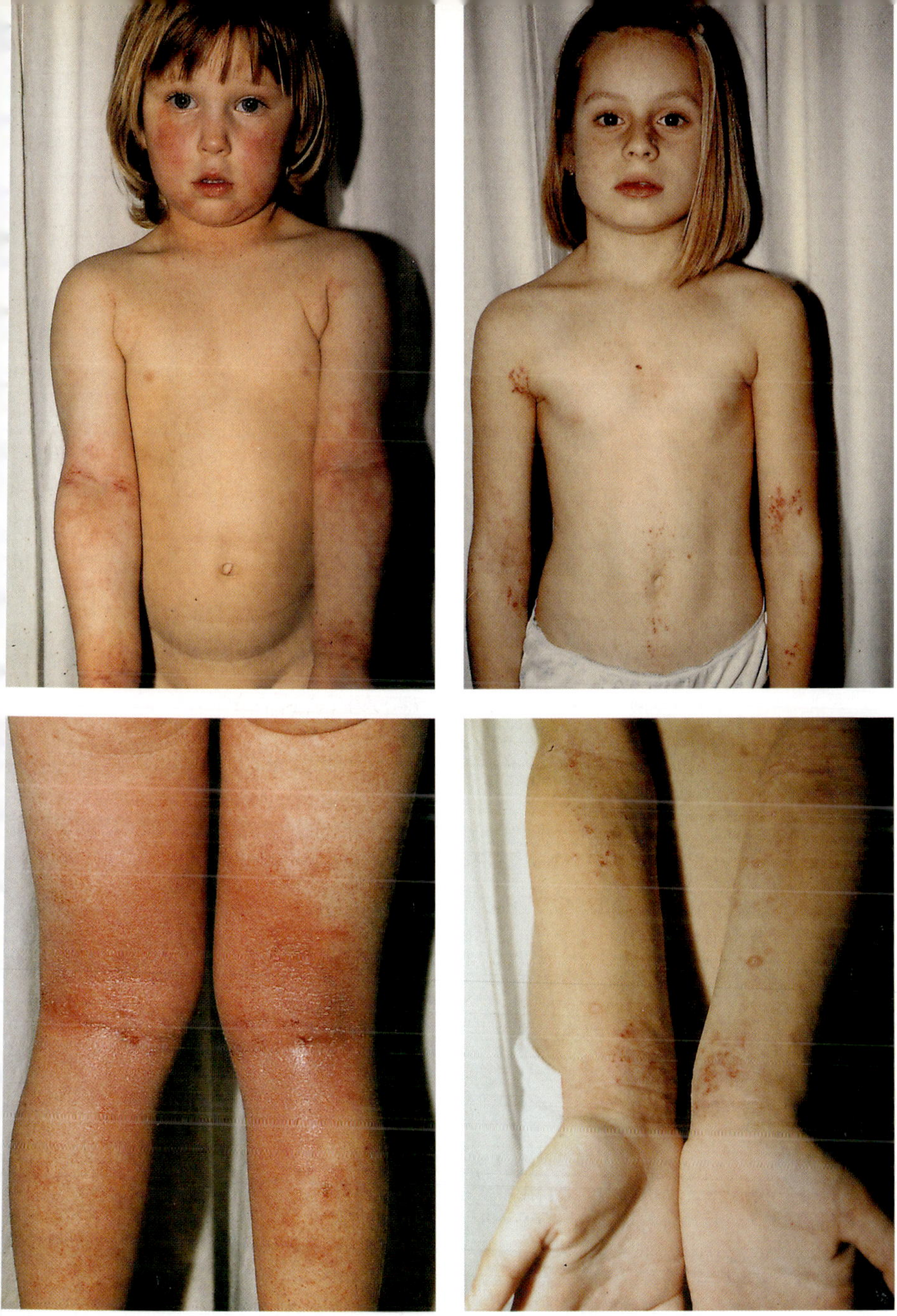

Abb. 107 bis 110: Typische Lokalisationen bei der Kuhmilch-Neurodermitis des älteren Kindes sind die Beugeseiten des Rumpfes und der Extremitäten mit Bevorzugung der Gelenkbeugen.

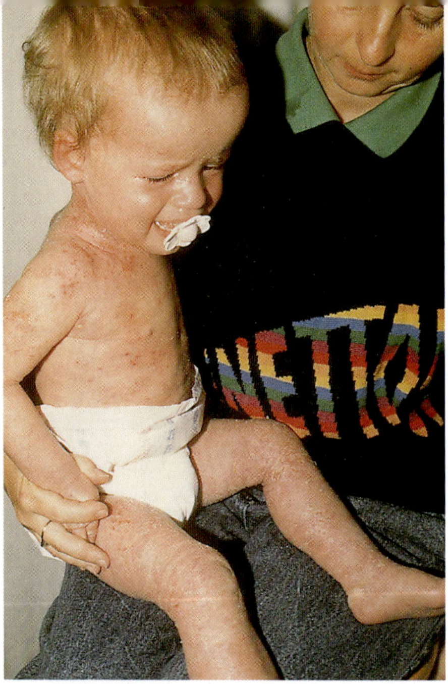

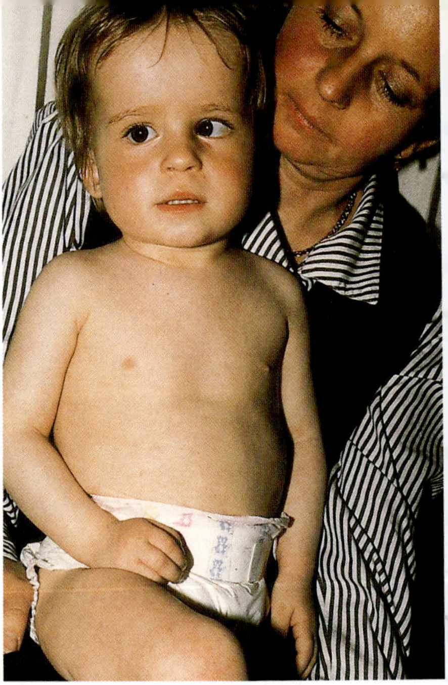

Abb. 111 und 112: Schwere Form der Kuhmilch-Neurodermitis mit Befall des ganzen Körpers und Patient in geheiltem Zustand.

Krankheitsbilder gegeneinander ist selbst für den nur einigermaßen Erfahrenen meist schon auf den ersten Blick möglich:

Krankheitsbild der „Kuhmilch-Neurodermitis“

- Beginn meist schon in den ersten Lebensmonaten mit teilweise nässenden und zur Borkenbildung neigenden Ekzemveränderungen am Kopf und im Gesicht unter Aussparung der Augen- und Mundpartie. Sensibilisierung über die Muttermilch bei vollgestillten Säuglingen ist nicht selten.

- Bei älteren Säuglingen sind plaqueartige („nummuläre“) Ekzemformen häufig.

- Im späteren Lebensalter sind vorwiegend die Beugeseiten der Extremitäten betroffen. Pathognomonisch sind die chronischen Ekzeme in den Beugen der großen Gelenke.

- Die Hautveränderungen sind zunächst eher exsudativ und werden erst später durch Kratzen, Reiben und Therapieversuche zunehmend lichenifiziert.

Die Unterscheidung zwischen den beiden Grundformen der Neurodermitis erfolgt natürlich am einfachsten und sichersten durch den Allergietest. Die charakteristische Topographie der Ekzemveränderungen – Gesicht und Streckseiten der Extremitäten bei der Weizenallergie, Stamm und Beugeseiten bei der Kuhmilchallergie – gibt aber auf jeden Fall wichtige Hinweise.

3.3 Kombinationsformen der Weizen- und Kuhmilch-Neurodermitis

Bei entsprechend veranlagten Menschen (fast immer handelt es sich um Atopiker) kann es durchaus zu **Sensibilisierungen sowohl gegen Kuhmilcheiweiß als auch gegen das Weizenprotein** kommen.
In der Regel besteht zuerst eine Kuhmilch-Neurodermitis, auf welche sich dann im zweiten Lebensjahr oder später die Weizenallergie aufpropft.
Die entsprechenden Krankheitsbilder sind meist schwer und für den Patienten besonders belastend. Fast immer lassen sich die beiden beteiligten Allergieformen beim gleichen Patienten mehr oder weniger deutlich erkennen.
Die Abbildungen 113 und 114 zeigen ein **typisches Beispiel.**
Pat. F. B., geb. 1989:
Das Kind entstammt einer Atopikerfamilie. In der mütterlichen Familie mehrere Neurodermitisfälle, in der väterlichen Familie Pollinose.
Bereits im Alter von wenigen Wochen trat ein Ekzem an den Wangen auf, später typische Beugenekzeme und Veränderungen am Thorax und Bauch. Im zweiten Lebensjahr kamen Läsionen perioral und vor allem an den Streckseiten der Unterarme und Handgelenke dazu. Das Kind war mehrmals in klinischer Behandlung und erhielt reichlich Kortikoide, ohne daß freilich eine bleibende Besserung erzielt werden konnte.
Wir sahen das Kind erstmals im Alter von 2 1/2 Jahren. Es fanden sich die typischen Symptome einer Kuhmilch-Neurodermitis mit den entsprechenden Ekzemveränderungen an den Beugeseiten der Arme und am Stamm (Abb. 113). Daneben aber gleichzeitig auch das charakteristische Weizenbild mit Befall der Streckseiten der Unterarme und Handgelenke und diskreten perioralen Läsionen (Abb. 114).
Der Allergietest ergab, wie zu erwarten, eine Allergie sowohl gegen Kuhmilcheiweiß als auch gegen Weizen. Nach entsprechender Karenz wurden beide Allergien nacheinander (zuerst Milch, dann Weizen) gelöscht. Die Haut heilte innerhalb weniger Wochen ab. Das Kind ist bei normaler Ernährung inzwischen fast fünf Jahre erscheinungsfrei.
Bei erfolgreich behandelten Neurodermitispatienten besteht durchaus die Möglichkeit, daß nach einem Intervall von Monaten bis Jahren eine

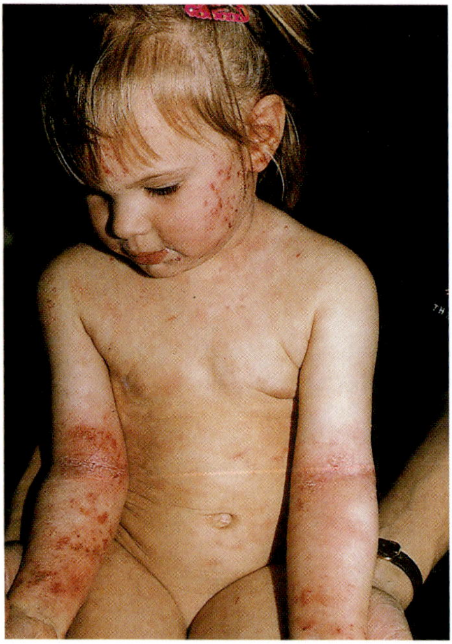

Abb. 113: Neurodermitis infolge kombinierter Allergie gegen Kuhmilch und Weizen. Der Befall der Beugeseite ist typisch für die chronische Kuhmilchallergie.

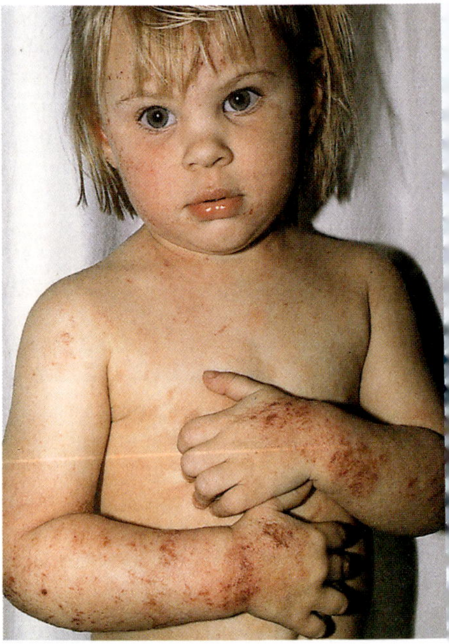

Abb. 114: Neurodermitis infolge kombinierter Allergie gegen Kuhmilch und Weizen (Patient von Abb.114). Die Perioralregion und die Streckseiten der Unterarme und Handgelenke sind typische Lokalisationen der chronischen Weizenallergie.

weitere chronische Allergie auftritt, die dann wieder zum Krankheitsbild der Neurodermitis führt. Echte Rückfälle mit dem bereits einmal erfolgreich behandelten Allergen sind selten, kommen aber nach einigen Monaten oder Jahren vor und sind dann wieder in gleicher Weise wie die Erstallergie zu behandeln.

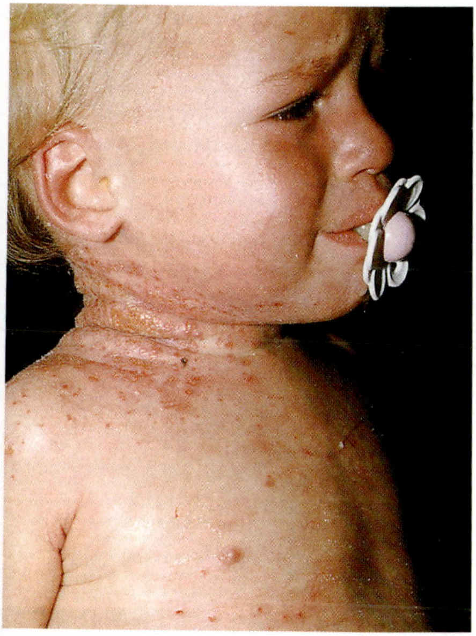

Abb. 115: Infektion mit Herpes-simplex-Virus bei Kuhmilch-Neurodermitis.

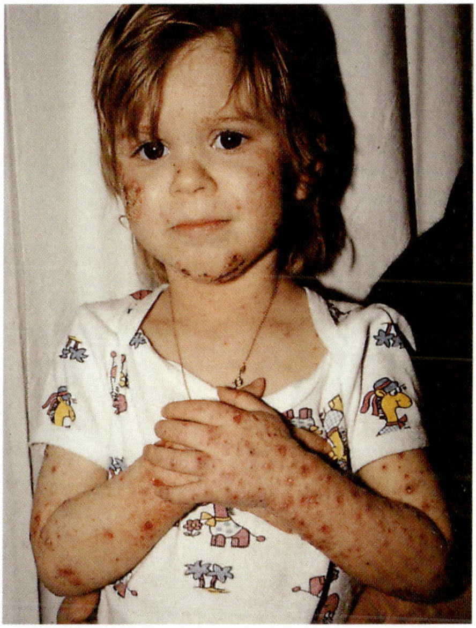

Abb. 116: Infektion mit Staphylococcus aureus (Impetiginisation) bei Weizen-Neurodermitis.

4 Infektiöse Komplikationen der Neurodermitis

Die ekzematös veränderte, häufig auch durch Kratzeffekte lädierte Haut des Neurodermitispatienten ist besonders anfällig für lokale Infektionen. Bekannt und gefürchtet sind Infektionen mit Herpesviren (Abb. 115) und mit Eitererregern, speziell Staphylococcus aureus (Abb. 116).
In beiden Fällen kann es zur Generalisation der Hauterscheinungen mit schweren, hochfieberhaften Krankheitsbildern kommen. Fast immer ist auch eine beträchtliche Destabilisierung der Dermatose damit verbunden.

5 Neurodermitis und Mykose

Seit wir die Möglichkeit haben, Pilze nicht nur mikroskopisch oder kulturell nachzuweisen, sondern mit Hilfe biophysikalischer Methoden ihre spezifische physikalische Schwingungsinformation zu identifizieren, haben unsere Kenntnisse auf diesem Gebiet rasch zugenommen. Das hat uns, speziell der Neurodermitis, ein großes Stück weitergebracht.

Die Erkenntnis, daß in einem hohen Prozentsatz aller chronischen Neurodermitisfälle Superinfektionen mit Hautpilzen vorliegen, war auch für uns zunächst neu, ist aber im Laufe der letzten Jahre – seit wir speziell darauf achten – zur absoluten Gewißheit geworden. Wir haben für diese Pilzinfektionen, welche die Hautveränderungen einer Neurodermitis begleiten und komplizieren, den Ausdruck **„Begleitmykose"** geprägt. Unsere Erfahrungen decken sich übrigens mit denen von JONES, der bei Neurodermitispatienten auffallend häufig positive Trichophytin-Hauttests fand und geradezu von einem *„atopic-chronic-dermatophytosis-syndrome"* sprach. Andere Autoren (HANIFIN, SAURAT) konnten die Prädominanz von Pilzinfektionen bei der Neurodermitis nicht bestätigen. Sie waren bei ihren Untersuchungen allerdings auf die bisher zur Verfügung stehenden Kulturmethoden angewiesen, die – wie sich immer mehr herausstellt – gerade bei Trichophyton-Infektionen allzuoft falsch negative Befunde ergeben.
Seit wir die Neurodermitis von der Ursache her wirklich heilen können, wird immer deutlicher erkennbar, daß in vielen Fällen die schon vorher bestehende Pilzinfektion (also die „Begleitmykose") nach Abheilen der Neurodermitisveränderungen noch weiterschwelt und eine Persistenz der

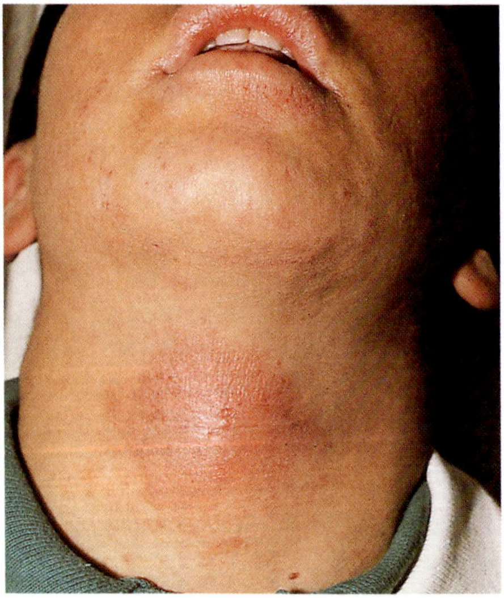

Abb. 117: „Begleitmykose" bei bestehender Weizen-Neurodermitis. Typische, infiltrative Hautveränderungen durch chronische Weizenallergie im Gesicht, perioral und am Hals. Im Hautabstrich von dem deutlich betonten Herd an der Vorderseite des Halses ist Trichophyton rubrum nachweisbar.

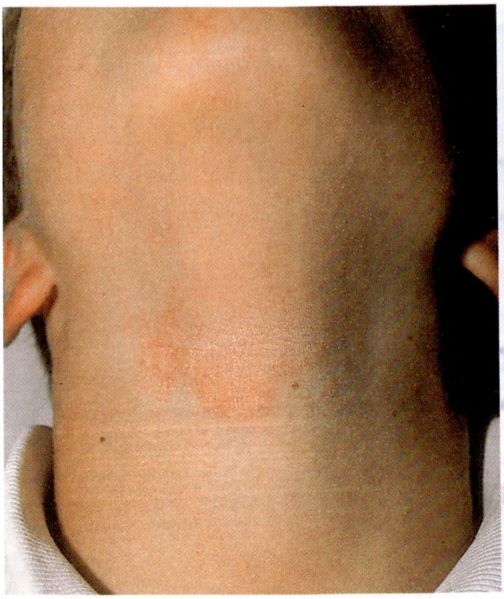

Abb. 118: „Restmykose" nach Abheilen der Neurodermitis. Patient von Abb.117: Nach Abheilen der Weizen-Neurodermitis ist die Haut glatt und sauber, nur an der in Abb.117 gezeigten Stelle an der Vorderseite des Halses bleibt ein leicht schuppender Herd zurück, in dem weiterhin Trichophyton rubrum nachweisbar ist.

Neurodermitis vortäuscht. Wir bezeichnen diese, meist recht hartnäckigen Mykosen als **„Restmykosen"**.

Sie sind in der Regel an den hauptsächlich von der Neurodermitis befallenen Hautstellen (Gelenkbeugen, Hals, Hände etc.) lokalisiert und heilen erst auf intensive antimykotische Therapie ab, sind aber mit Sicherheit keine Manifestationen der Neurodermitis mehr.

Ein **typisches Beispiel** wird in Abb. 117 und 118 demonstriert:

Pat. P. J., geb. 1976:

Seit dem zweiten Lebensjahr Neurodermitis, speziell perioral, am Hals und an den Streckseiten der Extremitäten. Der Patient kommt mit 13 Jahren in unsere Behandlung, es ergibt sich die Diagnose „Weizen-Neurodermitis". An der Vorderseite des Halses findet sich eine besonders stark entzündlich veränderte und juckende Hautpartie (Abb.117), im Hautabstrich von dieser Stelle wird Trichophyton rubrum nachgewiesen **(„Begleitmykose").**

Der Patient hält Weizenkarenz, anschließend wird die Löschtherapie durchgeführt. Die Hautveränderungen heilen völlig ab, lediglich an der besagten Stelle an der Vorderseite des Halses bleibt ein leicht schuppender, von einem angedeuteten Randwall begrenzter Herd zurück (Abb.118), der zeitweise fast völlig verschwindet, aber in weiterer Folge immer wieder aufflackert. Im Hautabrieb werden dieselben Pilze nachgewiesen wie früher, als der Patient noch unter seiner Neurodermitis litt **(„Restmykose").** Die Abheilung dieses Herdes erfolgt erst nach intensiver antimykotischer Therapie. Die Abb. 119 bis 122 zeigen weitere Beispiele. Jeder dieser Fälle betrifft eine persistierende Pilzinfektion bei ansonsten geheilter Neurodermitis. Der Allergiemechanismus ist durch Karenz und Allergietherapie beseitigt. Die „echten" Neurodermitisveränderungen sind abgeheilt, geblieben sind aber die Hautmykosen, die ein Weiterschwelen der Neurodermitis vortäuschen. An der Lokalisation der Restmykose läßt sich auch noch nach Behandlung der chronischen Allergie das betreffende Allergen ablesen: Lokalisation in den Beugen bei Restmykosen nach Kuhmilch-Neurodermitis (Abb.119, 121) – Lokalisation am Handrücken (Abb. 120) oder in der Augenregion (Abb. 122) nach Weizenallergie.

Der Charakter der Veränderungen ist fast immer trocken, manchmal leicht schuppend. In bestehenden Hautfalten entstehen nicht selten nässende Rhagaden (Abb. 122), die dann in der Regel besonders therapieresistent sind.

Im Hautabrieb der befallenen Stellen wird fast ausschließlich der Hautpilz **Trichophyton rubrum** nachgewiesen. Der Pilz macht relativ wenig Entzündungserscheinungen und ist nach übereinstimmender Meinung führender Mykologen seit einigen Jahrzehnten bei weitem der häufigste menschenpathogene Dermatophyt (RIETH, MEINHOF, u. a.). Hefepilze,

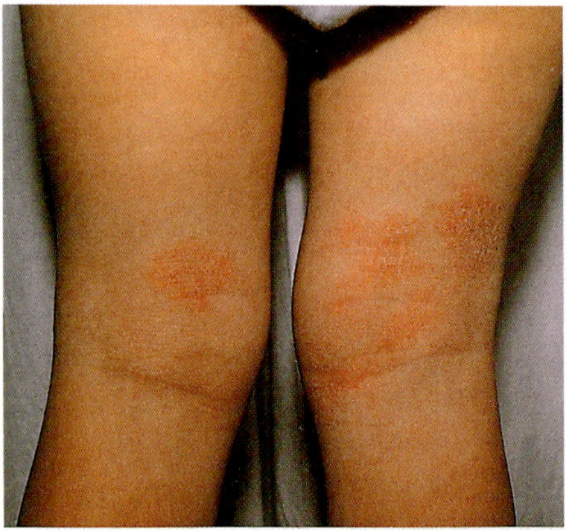

Abb. 119: Restmykose nach Kuhmilch-Neurodermitis.

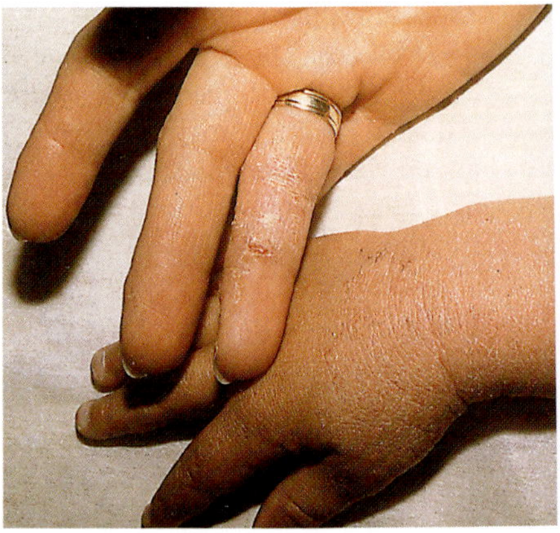

Abb. 120: Restmykose nach Weizen-Neurodermitis. In den Hautveränderungen am Finger der Mutter wurden dieselben Hautpilze (Trichophyton rubrum) nachgewiesen.

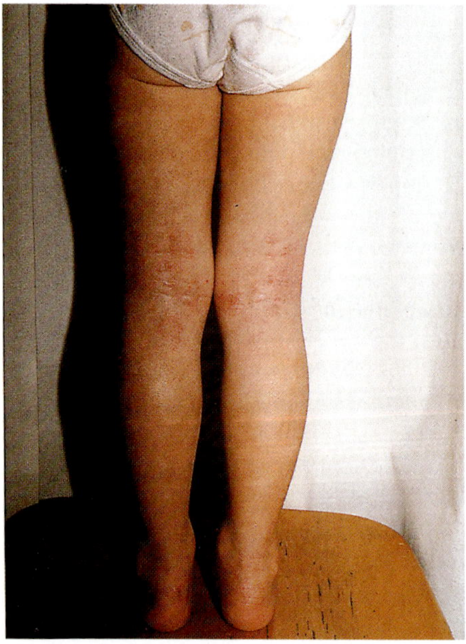

Abb. 121: Restmykose nach Kuhmilch-Neurodermitis. Die Veränderungen in den Kniekehlen täuschen eine Persistenz der Neurodermitis vor.

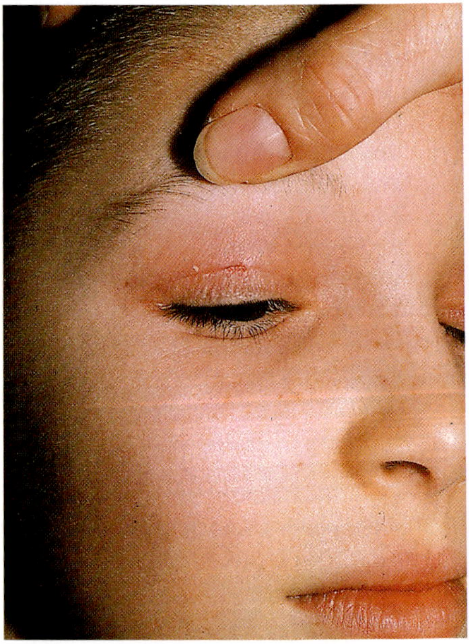

Abb. 122: Restmykose nach Weizen-Neurodermitis. Der Befall mit Trichophyton rubrum täuscht ein Weiterschwelen der Neurodermitis vor. In der Lidfalte hat sich eine typische Rhagade gebildet.

speziell **Candida albicans,** finden sich in der Regel nur in feuchten Hautfalten und Intertrigostellen, kaum aber in den eher trockenen Herden der Restmykosen nach Neurodermitis.

> Eine außerordentlich wichtige und immer zu berücksichtigende Rolle spielen Candidapilze aber im Darm des Neurodermitispatienten.

Die Darm-Candidose wirkt als „Trigger" für die Hauterscheinungen der Neurodermitis. Offensichtlich bilden die im Darm angesiedelten Pilze durch ihre proteolytischen Fermente einen potenten *Provokations- und Manifestationsfaktor* für die Hauterscheinungen (HAUSS, MEINHOF, MENZEL u. a.).
Seit uns mit dem biophysikalischen Identifikationstest eine sehr aussagekräftige und genaue Diagnosemethode auch für den Candidanachweis im Stuhl zur Verfügung steht, haben wir die Bedeutung der Darm-Mykose erst so richtig erkannt.

> Wir sind heute davon überzeugt, daß die Darm-Candidose zwar nicht die Ursache der Neurodermitis darstellt – das ist mit Sicherheit die chronische Nahrungsmittelallergie –, daß ihr aber für Ausbruch und Verlauf zumindest der schwereren Neurodermitisfälle eine ganz wesentliche Triggerfunktion zukommt!

Dementsprechend wird in unserer Praxis bei jedem Patienten schon bei der Erstuntersuchung und dann in kurzen Abständen immer wieder, der Stuhl auf Candida untersucht. Eine Unterlassung dieser Maßnahme halten wir für einen echten ärztlichen Kunstfehler, denn erst die Diagnose und anschließende Beseitigung des Pilzbefalls im Darm ermöglicht ein Wirksamwerden unseres, inzwischen bewährten, Therapiekonzepts.

Neben der Triggerfunktion – auf welchem Wege diese auch immer abläuft – können Candidapilze zugleich als höchst wirksame **Allergene** wirken (MEINHOF u. a.). Allergische Hautmanifestationen auf Pilzantigene werden generell als **„Mykide"** bezeichnet. Dementsprechend spricht man bei allergischen Erscheinungen durch Candidapilze von *„Candididen"*. Hierher gehört mit sehr großer Wahrscheinlichkeit die bereits erwähnte Dermatitis seborrhoides infantum (MENZEL u. a.), aber auch eine ganze Reihe *ekzemähnlicher Dermatosen* (GRIGORIU und Mitarbeiter), die bisher als ätiologisch ungeklärt galten.
Die Abbildungen auf Seite 230 (Abb. 123–126) zeigen typische Beispiele für derartige Mykid-Ekzeme. Bei jedem dieser Patienten bestand eine

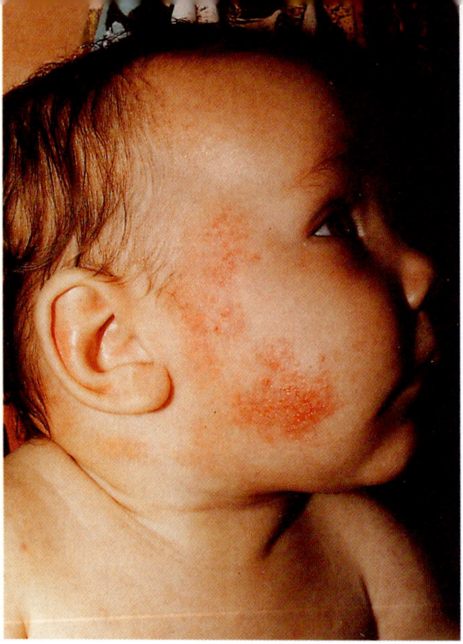

Abb. 123: Dermatitis seborrhoides infantum. „Mykidreaktion“ bei Candidamykose des Darmes.

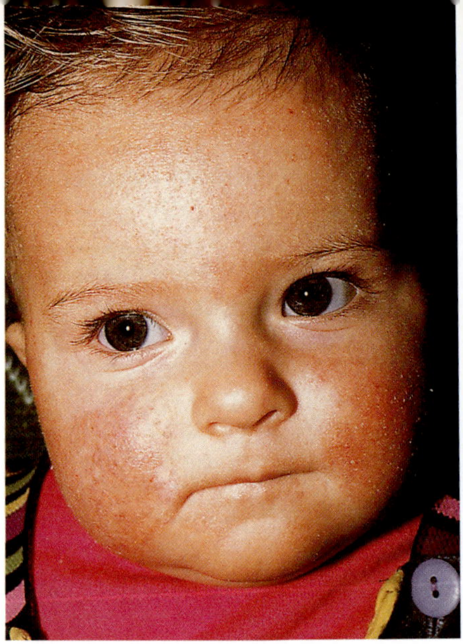

Abb. 124: Dermatitis seborrhoides infantum „Mykidreaktion“ bei Candidamykose des Darmes.

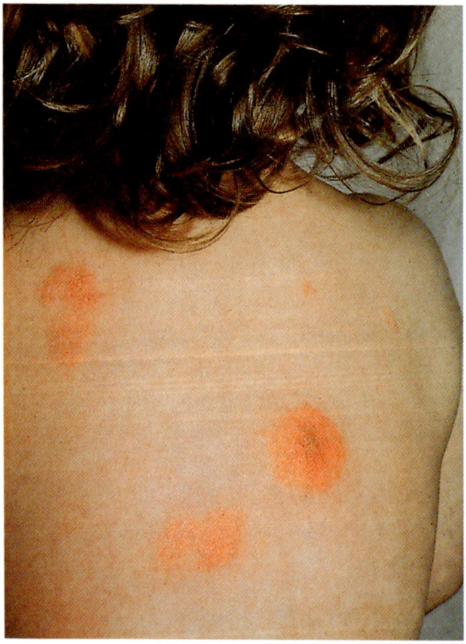

Abb. 125: Vesikulös-urticarielle „Mykidreaktion“ bei Candidamykose des Darmes.

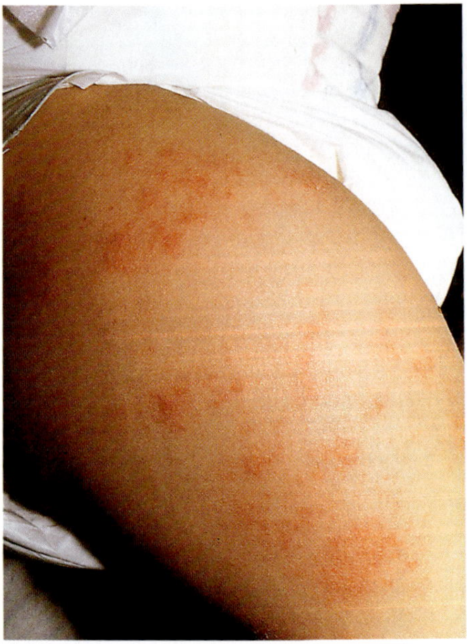

Abb. 126: Ekzematöse „Mykidreaktion“ bei Candidamykose des Darmes.

Candidamykose des Darmes, in allen Fällen verschwanden die Hautsymptome nach erfolgreicher Behandlung der Darm-Mykose und der Allergie gegen Candidapilze.

Ganz besondere Bedeutung kommt der Sensibilisierung gegen Candida albicans dann zu, wenn bereits eine Neurodermitis besteht oder bestanden hat.

In diesen Fällen läuft die Candida-Allergie offenbar auf der vorgegebenen Schiene der Neurodermitis ab, es entsteht eine **„Candida-Neurodermitis“.**

5.1 Das Krankheitsbild der „Candida-Neurodermitis“

Diese bisher noch völlig unbekannte Krankheit erfüllt alle Kriterien der „Allergie-Krankheit“ infolge chronischer Allergie (siehe erster Abschnitt). Zu ihrer Entstehung müssen folgende Voraussetzungen gegeben sein:

- Ein Befall des Darmes mit Candidapilzen.
- Sensibilisierung gegen diesen Pilz, der (weil Dauerkontakt besteht) als chronisches Allergen wirkt.
- Die spezielle Reaktionsform der Neurodermitis muß dem Organismus aufgeprägt sein, sei es durch eine bestehende oder eine bereits behandelte und schon abgeheilte Neurodermitis.

Diese geprägte „Schiene“ einer speziellen Reaktionsform auf verschiedene Noxen beobachten wir auch bei anderen Allergie-Krankheiten, z. B. beim hyperreaktiven Bronchialsystem nach allergischem Asthma oder beim erfolgreich behandelten Heuschnupfen, wenn eine neu entwickelte Pollenallergie wieder dasselbe, für diesen Patienten charakteristische Beschwerdebild hervorruft. Bei manchen Pollinosepatienten steht z. B. die Augensymptomatik ganz im Vordergrund, bei anderen reagieren regelmäßig die Bronchien mit, wieder andere leiden unter unerträglichen Niesanfällen usw.
Auch bei der voll entwickelten Candida-Neurodermitis ist in der Regel die Art der „Schiene“ erkennbar, welche dieser Patient aufgeprägt erhal-

ten hat, selbst dann, wenn die prägende Krankheit schon länger zurückliegt. Dementsprechend wird auch fast immer zunächst an einen Rückfall der alten Allergie gedacht und die Wirksamkeit der Löschtherapie in Zweifel gezogen.
Einen echten Rückfall einer lege artis durchgeführten Therapie haben wir in unserem Beobachtungsgut von immerhin mehreren hundert Neurodermitisfällen weder bei chronischer Kuhmilch-, noch bei Weizenallergie beobachtet.

Ein Beispiel
Pat. H. C., geb. 1973:
Es betrifft einen typischen Fall einer Candida-Neurodermitis nach erfolgreich behandelter chronischer Weizenallergie:
Die Patientin hatte seit ihrem zweiten Lebensjahr zeitweise schwere Ekzemveränderungen im Gesicht, am Hals und an den Händen. Sie kam im Alter von 18 Jahren zu uns, nachdem schon viele Therapieversuche erfolglos geblieben waren. Es fand sich das Bild einer Weizen-Neurodermitis mit den typischen Veränderungen in der Augenregion und perioral (Abb. 127). Auch die Unterarme waren stark befallen. Im Stuhl war gleichzeitig ein massiver Befall mit Candida albicans nachweisbar.
Die Darm-Mykose wurde (wegen der relativ großen räumlichen Entfernung zu unserer Praxis) nicht wie sonst üblich, mit Ozoninsufflationen, sondern mit Nystatin oral behandelt. Die Weizenkarenz wurde sofort eingeleitet. Winzigste Minimalfehler führten vorübergehend zu einer hyperergen Phase, sodaß die Patientin zeitweise sogar den Kontakt mit Personen, die selbst nicht weizenfrei lebten, streng meiden mußte. Schließlich konnte die Allergietherapie mit dem Weizenallergen durchgeführt werden und die Haut heilte ab.
Nach einigen Monaten kam die Patientin wieder mit einem akut aufgetretenen Ekzemschub, der – abgesehen von einer stärker exsudativen Komponente am Hals – ganz jenem Bild glich, das die Patientin viele Monate vorher im Stadium der Weizenallergie gezeigt hatte (Abb. 128). Selbstverständlich vermutete sie einen Rückfall der Weizenallergie. Der Allergietest ergab jedoch für Weizen einen eindeutig negativen Befund, dafür aber jetzt eine **Allergie gegen Candida albicans.** Der Pilz war – wie zu erwarten war – im Stuhl wieder massiv nachweisbar.
Die Diagnose lautete jetzt **Candida-Neurodermitis mit dem klinischen Bild einer Weizenallergie.** Eine Weizenkarenz war in diesem Falle nicht erforderlich, die Patientin mußte aber im Rahmen der Mykosetherapie streng jede Zuckerzufuhr meiden. Die Darmmykose wurde jetzt mit Ozoninsufflationen behandelt, anschließend eine Löschtherapie für Candida durchgeführt, was schließlich zur Heilung auch dieses Krankheitsbildes führte.

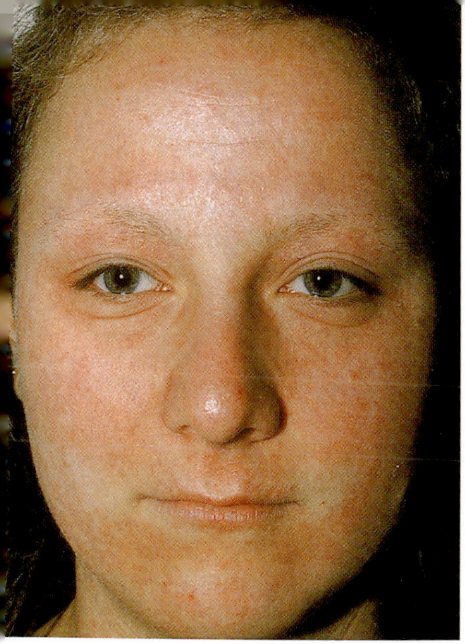

Abb. 127: Weizen-Neurodermitis mit typischen Veränderungen in der Augenregion und perioral.

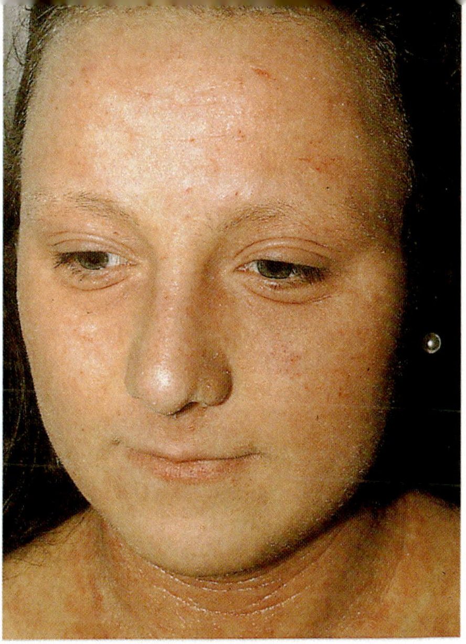

Abb. 128: Candida-Neurodermitis nach abgeheilter Weizen-Neurodermitis. Die Symptome der Weizen-Neurodermitis werden kopiert.

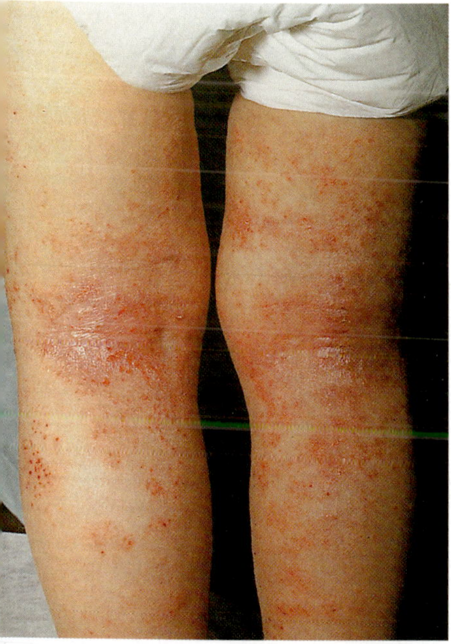

Abb. 129: Candida-Neurodermitis nach abgeheilter Kuhmilch-Neurodermitis.

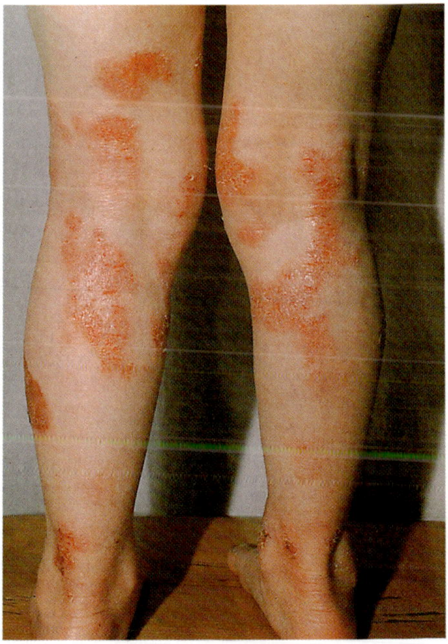

Abb. 130: Candida-Neurodermitis nach abgeheilter Kuhmilch-Neurodermitis.

Die Abb. 129 und 130 zeigen Beispiele von Candida-Neurodermitis nach Kuhmilchallergie. Auch bei diesen Patienten waren die Ekzemveränderungen der Kuhmilch-Neurodermitis nach Therapie bereits abgeheilt. Nach einem erscheinungsfreien Intervall von mehreren Monaten traten dann relativ akut die im Bild gezeigten Hautveränderungen auf.
Die Allergietests auf Nahrungsmittelallergene waren zu diesem Zeitpunkt negativ, der Test auf Candida positiv. In jedem Fall bestand eine massive Darmmykose. Die Abheilung der Hautveränderungen erfolgte erst nach Beseitigung der Pilze aus dem Darm (jeweils 5 Ozoninsufflationen) und Allergietherapie mit dem Candida-Allergen.
Die Hautveränderungen der Candida-Neurodermitis sind in der Regel schwer, tiefgreifend, aggressiv und hartnäckig. Abb. 131 zeigt die Hände eines Kindes mit Weizen-Neurodermitis, bei dem es **im Verlaufe der Erkrankung** infolge Sensibilisierung gegen Candida (bei selbstverständlich bestehender Darm-Candidose) zu einer massiven Verschlechterung der Ekzemveränderungen gekommen ist. Es besteht in diesem Fall also eine Candida-Neurodermitis, aufgepfropft auf eine noch bestehende Weizen-Neurodermitis. Der Allergietest ist positiv sowohl auf Weizen, als auch auf Candida. Identisch gelagerte Beispiele demonstrieren Abb. 132

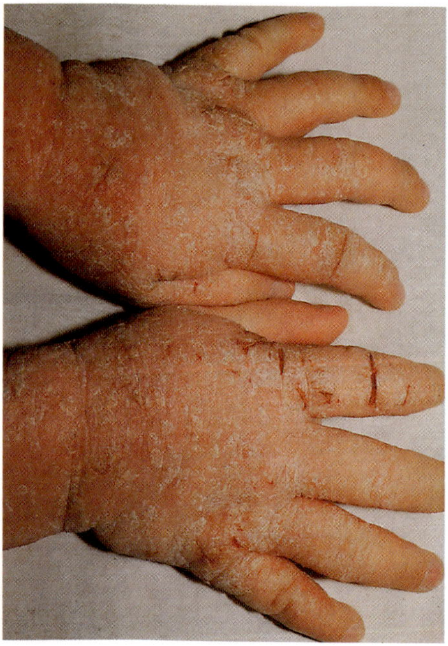

Abb. 131: Candida-Neurodermitis bei bestehender Weizen-Neurodermitis.

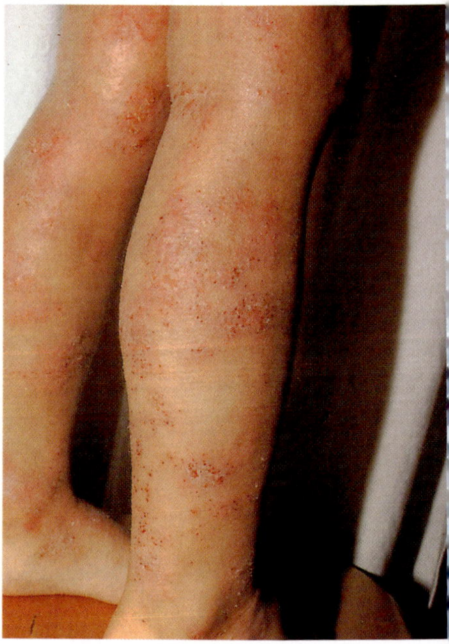

Abb. 132: Candida-Neurodermitis bei bestehender Weizen-Neurodermitis.

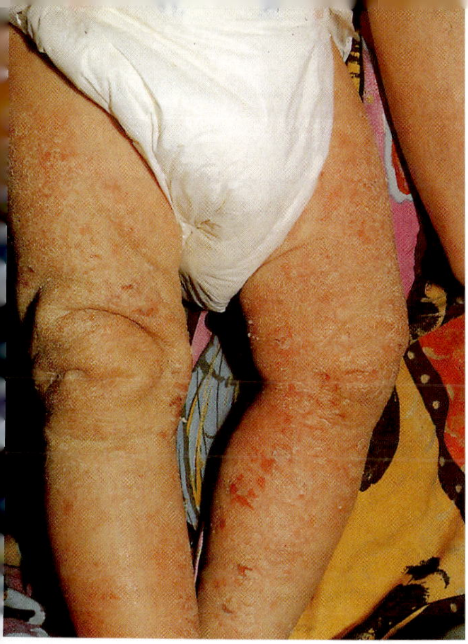

Abb. 133: Candida-Neurodermitis bei bestehender Weizen-Neurodermitis.

und 133. Die Fälle, bei welchen eine Candida-Allergie im Verlaufe einer, meist ohnehin schweren Neurodermitis auftritt und hier gewissermaßen als Komplikation wirkt, gehören zu den schwersten Neurodermitisfällen, die wir kennen. Um hier wirksam helfen zu können, muß immer zuerst die Darm-Mykose und die Candida-Allergie behandelt werden, erst dann können alle anderen Therapiemaßnahmen wirksam werden. Gerade bei diesen Patienten, die zu den am meisten belasteteten Neurodermitis-Kranken gehören, ist die endgültige Heilung ein besonders beglückendes Erlebnis.

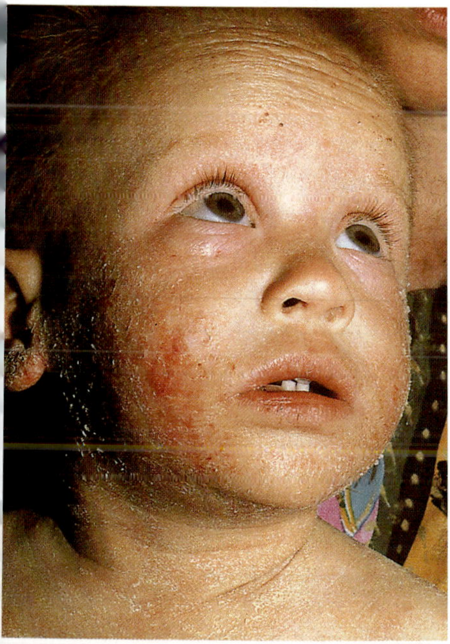

Abb. 134: Candida-Neurodermitis bei bestehender Weizen-Neurodermitis (gleicher Patient wie Abbildung 134).

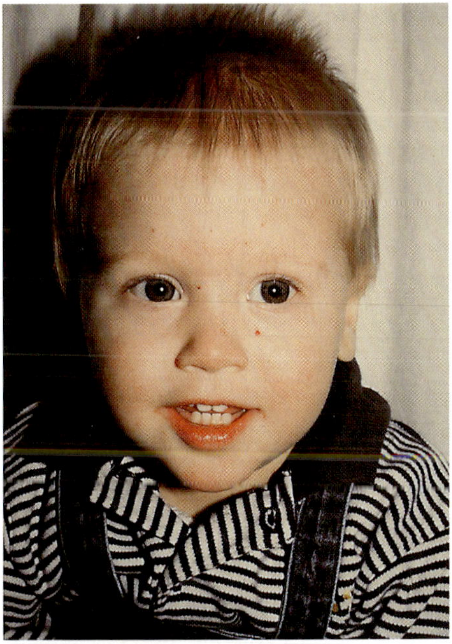

Abb. 135: Patient von Abbildung 134 geheilt.

Die Abb. 134 stammt von demselben Kind wie Abb. 133. Wenige Monate später, nach erfolgreich abgeschlossener Therapie der Weizen- **und** Candida-Allergie, kann sich auch dieses Kind seines Lebens wieder freuen (Abb. 135).
Abzugrenzen ist die aufgepfropfte Candida-Neurodermitis von der Verschlechterungsreaktion einer bestehenden Neurodermitis über den reinen Triggermechanismus einer Darm-Candidose.
Im einen Fall besteht eine echte **Allergie gegen den eigenen Darmpilz** (Stuhlbefund **und** Allergietest auf Candida positiv), im zweiten Fall wirken lediglich die **Stoffwechselprodukte der Pilze destabilisierend auf die Hautveränderungen** (Stuhlbefund auf Candida positiv, Allergietest negativ).

Durch die vielen Kollegen, die im Laufe der Jahre unsere Seminare besucht haben und in schwierigen Fällen bei uns Rat suchen, überblicken wir eine große Zahl von andernorts behandelten Neurodermitispatienten.

> Immer wieder sind es die Mykosen und ihre vielgestaltigen Auswirkungen auf Krankheitsbild und Verlauf einer Neurodermitis, die zu echten Schwierigkeiten und Verunsicherungen führen und immer wieder stellen wir fest, daß gerade dieser wichtige Faktor von Therapeuten und Patienten viel zu wenig beachtet und ernst genommen wird.

Aus diesem Grunde nochmals die wichtigsten Richtlinien zu diesem Thema in zusammengefaßter Form:

Merksätze zum Thema Neurodermitis und Mykose

- In den Ekzemveränderungen einer Neurodermitis siedeln sich häufig Dermatophyten der Spezies Trichophyton rubrum an **(Begleitmykose).**
- Nach Abheilen der Neurodermitis bleiben die Mykoseherde erhalten und täuschen ein Weiterschwelen der Neurodermitis vor **(Restmykose).**
- **Candida-Mykosen des Darmes** sind bei Neurodermitispatienten häufig, in schweren Fällen fast die Regel. Die proteolytischen Fermente der Darmpilze sind ein potenter Provokations- und Manifestationsfaktor für die Hautveränderungen.

- Die Untersuchung des Stuhles auf Candida albicans gehört bei jedem Neurodermitispatienten ebenso zur Basisdiagnostik wie der Test auf Kuhmilch- oder Weizenallergie.
- Bei positivem Stuhlbefund ist die Behandlung der Darm-Mykose erste Maßnahme bei diesem Patienten.
- Eine erfolgreich durchgeführte Therapie der Darmmykose schützt nicht vor Rückfällen, daher müssen in regelmäßigen Abständen, jedenfalls aber bei jeder Verschlechterung des Hautzustandes, Kontrollen durchgeführt werden.
- Eine Sensibilisierung gegen den eigenen Darmpilz ist möglich und kann zum Krankheitsbild der **Candida-Neurodermitis** führen. Diese kann eine bereits bestehende Neurodermitis komplizieren und meist eine massive Verschlechterung des Hautzustandes hervorrufen.
- Kommt es nach Abheilen einer Neurodermitis bei bestehender Darm-Mykose zu einer Sensibilisierung gegen Candida, kann gleichfalls eine **Candida-Neurodermitis** entstehen, die dann meist die Maske der früher bestandenen Allergie (Kuhmilch oder Weizen) trägt und einen Rückfall vortäuscht. Der Allergietest auf Candida ist in diesem Falle positiv, Test auf Weizen oder Kuhmilch negativ. Stuhlbefund auf Candida positiv.

6 Therapie

Die Therapie der Neurodermitis ist nicht einfach, aber dankbar. Sie liegt zum Teil in den Händen des Patienten selbst und seiner Familie und erfordert viel Aufmerksamkeit und Geduld. Es wird empfohlen, den hier aufgezeigten Weg so konsequent wir irgend möglich zu verfolgen, er ist bei vielen Neurodermitispatienten erprobt und scheint der einzige zu sein, der tatsächlich zu einer echten **Heilung** führen kann.
Die Grundzüge der Therapie chronischer Allergien wurde bereits im ersten Abschnitt ausführlich besprochen (Seite 109 ff.). Ungeachtet eventueller Wiederholungen soll an dieser Stelle nochmals ein zusammenfassender Überblick über alle notwendigen und bewährten Maßnahmen gegeben werden, ohne deren Berücksichtigung eine Neurodermitis nicht wirklich geheilt werden kann.

6.1 Allergenkarenz

Neurodermitis ist Folge einer chronischen Allergie gegen ein täglich zugeführtes Grundnahrungsmittel. Diese durchaus neue Erkenntnis war für uns der erste und wichtigste Schlüssel zur erfolgreichen Behandlung dieser – auch heute noch als unheilbar geltenden – Krankheit.

Die logische Konsequenz aus diesem Wissen ist zunächst Vermeidung der auslösenden Ursache, also des betreffenden Allergens, in zweiter Linie aber natürlich Beseitigung der Allergie durch eine unserer bewährten biophysikalischen Methoden.
Es stehen uns zwar inzwischen biophysikalische Allergietherapieverfahren zur Verfügung, die eine exakte Allergenkarenz nicht mehr erforderlich machen. Bei der Neurodermitis aber – zumindest bei den schwereren und chronischen Formen – hat sich eine mehrwöchige komplette Vermeidung des auslösenden Allergens als notwendig, zumindest jedenfalls als zweckmäßig erwiesen.

Je länger eine Neurodermitis schon besteht, um so wichtiger ist eine initiale Allergenkarenz vor Beginn der eigentlichen Allergietherapie!

Der Versuch, die umständliche und belastende Allergenkarenz zu vermeiden und sofort mit der biophysikalischen Allergietherapie zu beginnen, hat schon zahlreichen Patienten massive Verschlechterungen ihrer Neurodermitis beschert. Man hat den Eindruck, daß bei einem schon seit längerer Zeit bestehenden Leiden ein allzu abruptes „Abschalten" des auslösenden Mechanismus zunächst mit einer Art Panikreaktion des Körpers beantwortet wird.
In vielen Fällen wird man also um die Allergenkarenz nicht herumkommen und jeder Arzt und Patient ist gut beraten, wenn er sich mit den Grundprinzipien dieser Maßnahme vertraut macht.
Die „echte" Allergie ist ein qualitatives und kein quantitatives Phänomen, das heißt, es kommt nicht auf die Menge, sondern ausschließlich auf die dem Allergen eigentümliche **Information** an. Diese – im ersten Abschnitt bereits ausführlich besprochene und begründete – Tatsache ist der zweite Schlüssel zur erfolgreichen Therapie der Neurodermitis (siehe Beispiel Abb. 34/35).
Gefordert wird **„Code-Karenz"**, d. h. es genügt nicht das einfache Weglassen z. B. von Kuhmilch (oder Weizen) aus der Nahrung, auch die **immaterielle Schwingungsinformation** des betreffenden Allergens muß berücksichtigt werden.

In der exakten Ausschaltung jeder Kuhmilch- oder Weizeninformation liegt die eigentliche Schwierigkeit der Neurodermitistherapie. Es erfordert viel Aufmerksamkeit, ja geradezu detektivischen Spürsinn, um allen im täglichen Leben auf Schritt und Tritt lauernden Gefahren aus dem Weg zu gehen und wirklich alle Fehler zu vermeiden. (Als Hilfe dienen Merkblätter über Kuhmilch- und/oder Weizenallergie, die jeder Patient mitbekommt. Sie sind im Anhang abgedruckt.)
In den ersten Tagen bis Wochen der Allergenkarenz kann es zunächst zu einer deutlichen **Verschlechterung** der Hauterscheinungen kommen. Diese, ähnlich wie eine Entziehungsreaktion beim Suchtkranken zu wertende Phase, muß abgewartet und überstanden werden.

Vor speziellen Problemen steht der Patient, wenn sich vorübergehend eine **hypererge Phase** entwickelt. Die Empfindlichkeit des Allergikers gegenüber seinen Allergenen ist kein unveränderliches Faktum, sie kann im Gegenteil in außerordentlich weiten Grenzen schwanken. Speziell bei Patienten mit chronischen Allergien kann es über verschiedene Mechanismen (z. B. durch den bereits erwähnten Demaskierungseffekt) zu geradezu dramatischen Steigerungen der Sensibilität kommen.

Für den Patienten ist es wichtig, über die Möglichkeit einer derartigen Hyperergiephase Bescheid zu wissen und diese rechtzeitig zu erkennen.

Bei diesen Patienten – fast immer handelt es sich um ausgesprochen schwere Neurodermitisfälle – können tatsächlich **unvorstellbar kleine Allergenmengen** starke Reaktionen auslösen. Man erinnere sich an die Experimente von C. SMITH, der zeigen konnte, daß in solchen Fällen auch homöopathische Präparationen des Allergens bis in den Bereich der absolut materiefreien Hoch- und Höchstpotenzen, ja sogar bestimmte elektrische Frequenzen allein, dramatische allergische Reaktionen auslösen können. Die Situation ist meist sehr typisch: Der Patient ist zunehmend frustriert, ja er zieht sogar das gesamte Konzept in Zweifel, weil er trotz exaktester Ausschaltung seines Allergens aus der Nahrung keine Besserung seines Krankheitsbildes bemerkt. Im Gegenteil, es kommt aus ihm unerfindlichen Gründen immer wieder zu massiven Schüben mit Hautverschlechterung, Juckkrisen usw.

Wer nicht speziell darauf hingewiesen wird, denkt nicht daran, daß Allergene auch über den physikalischen Code, also über die rein immaterielle Information wirken können, zumal dieser Mechanismus auch in Expertenkreisen weltweit so gut wie unbekannt ist.

Das ist zugleich der Grund, warum Eliminationsdiäten, wie sie immer wieder für Neurodermitispatienten empfohlen werden, so selten zum wirklichen Erfolg führen!
Die wichtigsten Regeln für die Allergenkarenz bei Hyperergie sind anschließend zusammenfassend dargestellt (es geht dabei fast ausnahmslos um die zentralen Allergene **Kuhmilcheiweiß** und/oder **Weizen**). Ein Muster für ein entsprechendes Merkblatt zum Kopieren für den Patienten findet sich im Anhang.
Nur wenn der Patient den Begriff **„Code-Karenz"** verstanden hat und über alle Konsequenzen genauestens informiert ist, kann er diese Phase fehlerfrei überstehen. Er braucht in derartigen Krisenzeiten die besondere Hilfe und den Beistand seines Arztes, um nicht das Gesamtkonzept in Zweifel zu ziehen und schließlich zu resignieren.

Regeln für die Allergenkarenz bei Hyperergie

- Sämtliche in irgendeiner Form allergenhaltigen Produkte müssen nicht nur aus der Nahrung, sondern **auch aus der Wohnung und dem Umfeld des Patienten entfernt werden.**

- Schon das **Hantieren** mit dem Allergen, speziell aber **Wärmen, Kochen, Backen** etc. durch eine andere Person, bedeutet Freiwerden der Allergeninformation und kann schwere Reaktionen auslösen. Auch das Wärmen von Milch oder milchhaltigen Produkten in einem Mikrowellenherd erzeugt nach dem Öffnen des Herdes für mehrere Stunden eine starke Milchbelastung des betreffenden Raumes. Für Weizenallergiker ist z.B. der Aufenthalt in Räumen, in denen innerhalb der letzten Stunden weizenhaltige Speisen (z.B. Teigwaren, Knödel etc.) gekocht oder gewärmt, Kuchen gebacken, weizenhaltiges Brot getoastet wurde usw., absolut verboten.

- Aus denselben Gründen müssen grundsätzlich auch alle **Lebensmittelgeschäfte, Supermärkte, Konditoreien, Bäckereien** etc. gemieden werden. Auch das Risiko jeden **Restaurantbesuches** sollte dem Patienten bewußt sein. Bei Besuch in anderen Wohnungen muß darauf geachtet werden, daß nicht am gleichen Tag mit dem Allergen hantiert, gekocht oder gebacken wurde.

- Die Überempfindlichkeit kann so groß sein, daß sogar der **Kontakt mit Personen, die selbst das für den Patienten als Allergen wirkende Nahrungsmittel zu sich genommen haben,** massive Reaktionen auslöst. (Wir geben bei Hyperergikern den Rat, daß sich alle in derselben Wohnung lebenden Familienmitglieder gleichfalls der strengen Allergenkarenz unterziehen sollten.)

- Stillende Mütter von Neurodermitiskindern sollten wissen, daß ihr Säugling die **Muttermilch** u.U. nicht verträgt, solange sie nicht selbst milchfrei leben. Ein Muttermilchtest gibt in diesen Fällen rasch Auskunft über diese wichtige Frage.

- Hyperergе Phasen sind in der Regel nicht von Dauer, können aber doch mehrere Wochen bis Monate bestehen bleiben. Besonders häufig entstehen sie in der Zeit unmittelbar nach der Demaskierung der Allergie, also im Beginn der Allergenkarenz, aber auch in **Zeiten vermehrter Belastung, psychischer Spannungen, Krankheiten im weitesten Sinne usw.**

Ist der Patient gerade nicht in einer hyperergen Phase, bleibt doch die **Schwierigkeit, alle Ernährungsfehler striktest zu vermeiden.** Bei Verdacht auf einen Karenzfehler muß zunächst versucht werden, durch Weglassen aller verdächtigen Nahrungsmittel aus der Kost, den Fehler zu finden und zu beseitigen. Einfacher haben es diejenigen Patienten, die ihrem Arzt Proben zum Test bringen können.
Immer wieder kommt es vor, daß nach einer Phase deutlicher Beruhigung oder völliger Abheilung aller Hauterscheinungen plötzlich oder allmählich wieder eine Verschlechterung eintritt. In einem derartigen Fall gibt es mehrere Möglichkeiten:

- Ein **Fehler im Bereich der immateriellen Information** ist passiert (z.B. der Patient war zu Besuch in einer Wohnung, wo am gleichen Tag Kuchen gebacken wurde).
- **Eine Minimalbeimengung des Allergens zur Nahrung** hat sich eingeschlichen (z.B. der Patient hat Brot gegessen, das mit milchhaltigem Backtriebmittel gebacken wurde).
- Eine **Darm-Mykose** macht sich bemerkbar (besonders häufig nach Zuckerexzessen).
- Der Fehler liegt im Bereich einer gleichzeitig bestehenden **akuten Allergie** (z.B. bei Allergie gegen Zitrusfrüchte ein Frucht-Bonbon gelutscht).
- Eine **neue akute Allergie** ist aufgetreten (z.B. Tomaten, die bisher vertragen wurden, wirken jetzt als Allergen).
- Die **allgemeine Situation** des Patienten hat sich verschlechtert (z.B. Berufs- oder Schulstreß, Spannungen in der Familie, Krankheitsbelastung usw.)

Nochmals sei betont:

> Wichtigster und jeweils als erstes zu beachtender Faktor ist immer das zentrale Allergen. Ohne zentrales Allergen gäbe es keine Neurodermitis und ohne seine völlige Vermeidung kann es keine Heilung geben!

Bei Berücksichtigung dieses wichtigen Merksatzes ist die **allgemeine Ernährung** des Neurodermitis-Patienten nicht schwierig, jedenfalls viel einfacher als vielfach dargestellt. Entsprechend der großen Bedeutung und Häufigkeit der Neurodermitis und der allgemeinen Unsicherheit (auch der Medizin), was die Ursache betrifft, kursieren zahlreiche, oft sich widersprechende, Diät- und Therapieempfehlungen.
Wer das hier vorgestellte Therapiekonzept verstanden und erlebt hat (es beweist sich selbst anhand des Verlaufes und der jederzeit reproduzierbaren Reaktion auf jeden Fehler), sollte sich durch Bücher, Broschüren, Zeitungsartikel, gutgemeinte Ratschläge von Laien, aber auch von Ärzten, Fachärzten, ja selbst Universitätskliniken, nicht irritieren lassen.

Grundsätzlich gilt:

- Ein Neurodermitis-Patient darf und soll alles essen, was für ihn nicht verboten ist. Verboten sind nur die durch Test ermittelten Nahrungsmittel, ansonsten sollte die Ernährung so vielseitig und abwechslungsreich wie möglich sein.

- Gleichzeitig bestehende **akute Allergien** (z.B. gegen Zitrusfrüchte, Erdbeeren, Nüsse usw.) sind kein Karenzproblem. Sie können gelöscht werden, sobald sie diagnostiziert sind.

- Ein Punkt, dessen Bedeutung nicht eindringlich genug betont werden kann, ist die **ausreichende Information des Patienten über seine Krankheit** und alle damit zusammenhängenden Besonderheiten.

Fast alle Patienten mit schon länger bestehenden allergischen Erscheinungen besitzen ein bunt zusammengewürfeltes Basiswissen über ihr Problem. Die Quellen ihres Wissens reichen von detaillierten Erklärungen von Fachleuten (Ärzten, Allergologen, Dermatologen usw.) über jede Art von sogenannter „Fachliteratur" (Bücher, Broschüren, Zeitungsartikel, Werbeanzeigen usw.) bis zum „Hörensagen" von Bekannten, Verwandten, Nachbarinnen usw.
Wenn es nicht gelingt, glaubwürdige Ordnung in dieses Wissens-Chaos zu bringen, richtige Zusammenhänge zu fixieren, falsche auszuscheiden, wird der Patient auch weiterhin allen Einflüsterungen seiner Umwelt mehr oder weniger hilflos ausgesetzt sein.

> Nur wenn der Patient durch ein klares Konzept überzeugt werden kann, wird er fähig und willens sein, alle mit der für ihn neuen und ungewohnten Therapie verbundenen Unannehmlichkeiten auf sich zu nehmen.

Dramatische Reaktionen können heraufbeschworen werden, wenn der Patient zwar über seine zentrale Allergie informiert wird, über die **Bedeutung der „Code-Karenz“** und die Gefahren der Demaskierung aber im Unklaren gelassen wird. Wir kennen mehrere derartige Fälle, einer davon soll als **Beispiel** dargestellt werden:

Pat. T. W., geb. 1989:

Seit Ende des ersten Lebensjahres Neurodermitis mit Ekzemveränderungen vorwiegend im Gesicht, am Hals und an den Handrücken. 1991 Konsultation eines Kollegen, der in einem unserer Seminare die Prinzipien der biophysikalischen Allergiediagnostik und -Therapie erlernt hatte, der auch die richtige Diagnose *„Weizen-Neurodermitis“* stellte, auch die Wichtigkeit der Weizenkarenz betonte, aber aus irgendeinem Grunde verabsäumte, die Besonderheiten der „Code-Karenz“ speziell zu erklären.
Die Familie, die schon mehrere erfolglose Behandlungsversuche mit dem Kind erlebt hatte, verstand die Zusammenhänge und war glücklich und froh, nun endlich einen zielführenden Weg gehen zu können. Umso größer war die Enttäuschung, als nach wenigen Tagen „strenger Weizenkarenz“ eine dramatische Verschlechterung des Hautzustandes auftrat, akute Ekzemveränderungen wie sie in dieser Schwere noch nie vorher bestanden hatten. In diesem Zustand (Abb. 136) wurde das Kind in unsere Praxis gebracht. Es stellte sich heraus, daß es zwar lege artis weizenfrei ernährt worden war, die immaterielle Allergeninformation aber insofern unberücksichtigt geblieben war, als in der Küche durchaus weiterhin mit weizenhaltigen Nahrungsmitteln hantiert, gekocht und gebacken wurde.
Wir wissen (seit der Erfahrung an dem in Abb. 34 und 35 dargestellten Patienten), daß gerade die durch Erwärmen freiwerdende Allergeninformation eine besonders starke Wirkung auf den sensibilisierten Organismus ausübt. In diesem speziellen Falle kam noch der unmittelbar sensibilitätssteigernde Effekt der Demaskierung hinzu, sodaß der schwere Ekzemschub durchaus seine Erklärung fand.
Die wichtigste und wirksamste Maßnahme in diesem Falle war die richtige und eingehende Information der Familie. Nachdem alle Fehler korrigiert waren, konnte die biophysikalische Allergietherapie für Weizen durchgeführt werden. Abb. 137 zeigt das Kind nach Abschluß der Behandlung, ca. 5 Monate nach dem Foto von Abb. 136. (Wer glaubt das Kind nicht erkennen zu können, achte auf den charakteristischen rechten oberen Schneidezahn.)

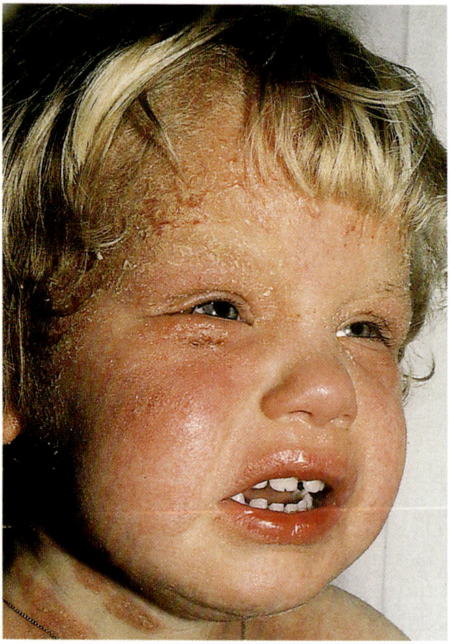

Abb. 136: Typische „Weizen-Neurodermitis“ mit akutem Ekzemschub am ganzen Körper, aufgetreten kurz nachdem mit der Weizenkarenz begonnen wurde. Der Familie war die „Code-Karenz“ nicht näher erklärt worden, daher wurden in Anwesenheit des Kindes z. B. weizenhaltige Nudeln gekocht etc. Die akute Verschlechterung des Krankheitsbildes ist zurückzuführen auf die durch Erwärmen freiwerdende immaterielle Allergeninformation.

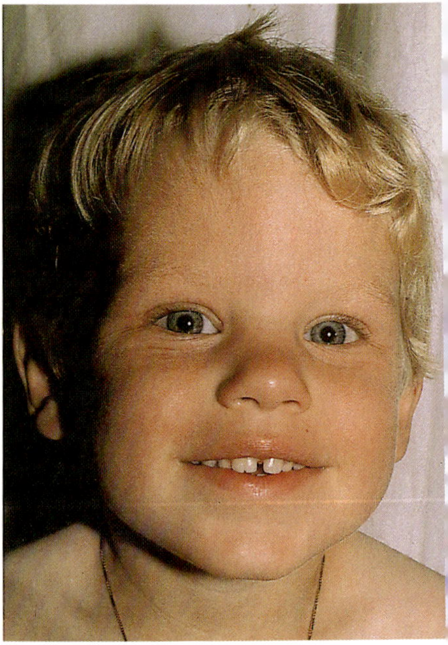

Abb. 137: Patient von Abbildung 136 ca. 5 Monate später nach Abschluß der Behandlung. (Wer glaubt, das Kind nicht erkennen zu können, achte auf den unverwechselbaren rechten oberen Schneidezahn.)

Die exakte „Code-Karenz“ für das betreffende zentrale Allergen stellt zweifellos die größte Schwierigkeit für jeden Neurodermitispatienten dar. Es hat sich bewährt, jedem Patienten ein ausführliches **Merkblatt** über sein Problem mitzugeben, außerdem möglichst detaillierte Informationen über verläßliche Bezugsquellen wie Reformhäuser, Bäckereien, Lebensmittelgeschäfte usw. (Muster der Patientenmerkblätter finden sich im Anhang dieses Buches.)

Wichtig ist die Warnung vor unqualifizierten, aber mit Überzeugung ausgesprochenen Ratschlägen und Tips von uninformierten, aber als Experte auftretenden Verkäufern, speziell in sogenannten „Gesundheitsläden“, „Spezialabteilungen“ von Kaufhäusern, Drogerien, Reformhäusern usw. und vor allen schriftlichen Angaben auf Verpackungen, Werbematerial etc. Es gibt wenige gesetzliche Verordnungen, die so regelmäßig und so schamlos übertreten werden, wie die sogenannte „Deklarierungspflicht“ bei Lebensmitteln!

Manche, für den Lebensmittelallergiker wichtige Zusammenhänge sind selbst in Expertenkreisen völlig unbekannt.

Die Beimengung von Weizenkeimöl zu den meisten Speiseölen und ölhaltigen Produkten (auch wenn sie den ausdrücklichen Vermerk „hundertprozentiger Reinheit“ tragen) ist ein typisches Beispiel.
Wir selbst kennen keinen einzigen Bäcker (aber auch kaum einen Lebensmittelchemiker), der auf Anhieb wüßte, daß die meisten im Bäckereigewerbe verwendeten Backtriebmittel die Information von Kuhmilcheiweiß enthalten. Für den Kuhmilchallergiker ist dieses Wissen aber von sehr großer Bedeutung.
Dazu wieder ein **Beispiel** aus der Praxis:

Pat. E. C., geb. 1972:
Seit dem ersten Lebensjahr Neurodermitis mit Ekzemveränderungen zunächst in den Gelenkbeugen, später zeitweise am ganzen Körper. Zahlreiche Therapieversuche mit Salben, aber auch mit homöopathischen Mitteln, Laserakupunktur, Eigenblutnosoden usw. blieben ohne wesentlichen Erfolg. In der Pubertät verschwanden alle Ekzemveränderungen bis auf eine spezielle Lokalisation an der Innenseite beider Oberschenkel (Abb. 138). Die Veränderungen waren stark exsudativ und für den Patienten außerordentlich unangenehm, weil jegliche Kleidung sofort mit dem Ekzem verklebte. (Zum Wechseln der baumwollenen Unterhosen mußte sich der Patient jeweils einige Minuten in die Badewanne legen, um die Verkrustungen zu

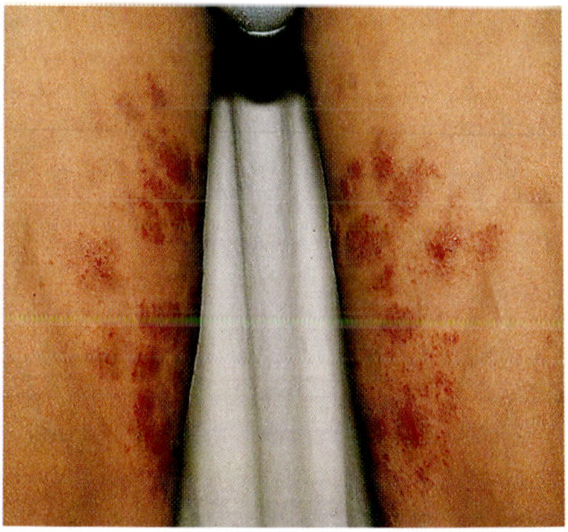

Abb. 138: Lokalisierte Form einer Kuhmilch-Neurodermitis an der Innenseite beider Oberschenkel.

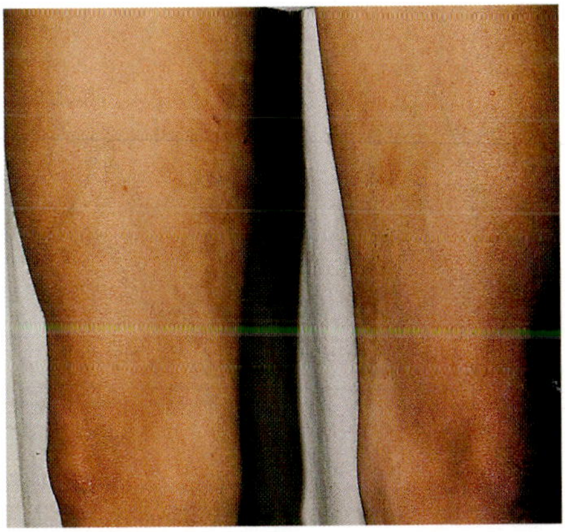

Abb. 139: Patient von Abbildung 139 nach einigen Wochen exakter Milchkarenz. Die Hautveränderungen sind erstmals seit vielen Jahren abgeheilt.

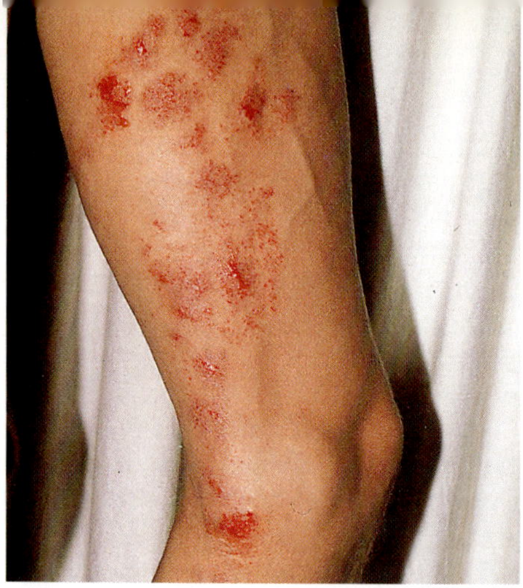

Abb. 140: Massive Verschlechterungsreaktion nach minimalem Karenzfehler. Patient von Abb. 139 und 140 nach Genuß eines kleinen Stückchens Brot, das vom Bäcker als verläßlich milchfrei erklärt worden war. Das zur Herstellung des Brotes verwendete Backtriebmittel enthielt aber die Milchinformation.

lösen.) Wir stellten die Diagnose Kuhmilch-Neurodermitis, der Patient hielt perfekte Milchkarenz und erstmals seit vielen Jahren heilten die Ekzemveränderungen ab (Abb. 139). Kurze Zeit später kam es aus zunächst unerfindlichem Grund zu einer massiven Verschlechterung (Abb. 140). Es stellte sich heraus, daß der Patient ein kleines Stück eines Brotes gegessen hatte, das vom Bäcker als verläßlich milchfrei erkärt worden war, obwohl es – wie der Test ergab – mit einem der oben erwähnten Backtriebmittel hergestellt worden war. Der Fehler wurde korrigiert, der Patient ist inzwischen seit mehreren Jahren frei von Hauterscheinungen.

In obigem Beispiel ging es um schlichtes **Nichtwissen** eines Bäckers. Wie gefährlich sich das professionelle **Besserwissen** von Experten auswirken kann, soll das nächste **Beispiel** zeigen:

Pat. S. T., geb. 1990:

Seit dem zweiten Lebensmonat Neurodermitis, speziell im Gesicht und an den Beugeseiten der Extremitäten. Wir stellten die Diagnose Kuhmilch-Neurodermitis. Auf kuhmilchfreie Ernährung kam es rasch zu einer deutlichen Besserung der Ekzemveränderungen.

Im Alter von 14 Monaten erkrankte das Kind an einer Pneumonie und wurde deshalb vom Hausarzt an die nächstliegende Universitäts-Kinderklinik eingewiesen. Dort hatte man für die inständige Bitte der Mutter um streng kuhmilchfreie Kost nur ein mitleidiges Lächeln übrig und teilte mit: „Man werde entsprechende Untersuchungen anstellen, ob tatsächlich eine Kuhmilchallergie vorliege.“ Inzwischen bekam das Kind eine zwar kuhmilcharme, aber keineswegs einer echten Milchkarenz entsprechende Ernährung und zeigte prompt nach wenigen Stunden eine massive Verschlechterung seines Hautzustandes (Abb. 141), worauf die Mutter es vorzog, das Kind auf eigene Verantwortung wieder in häusliche Pflege zu nehmen.

Die beiden Beispiele (wir kennen zahlreiche weitere ähnlich gelagerte Fälle) sollen zeigen, wie sehr Patienten mit zentralen Allergien auf **sachlich und fachlich richtige Informationen** angewiesen sind. Der betreuende Arzt sollte für diese Patienten gewissermaßen die letzte Instanz sein und ihnen in Zweifelsfällen oder bei verdächtigen Nahrungsmitteln zur Verfügung stehen, um durch Test erlaubte von verbotenen Nahrungsmitteln zu differenzieren. Wer den Identifikationstest beherrscht, kann dem Patienten insofern zur Seite stehen, als dieser ihm fragliche Nahrungsmittel in kleinen Proben (am besten in Alufolie verpackt und mit Schildchen beschriftet) schicken kann und die Ergebnisse dann telefonisch erfragen kann. (Der „Identifikationstest" ist eine Variante des Allergen-Resonanztests und gleichfalls in einem Wochenendseminar erlernbar.)

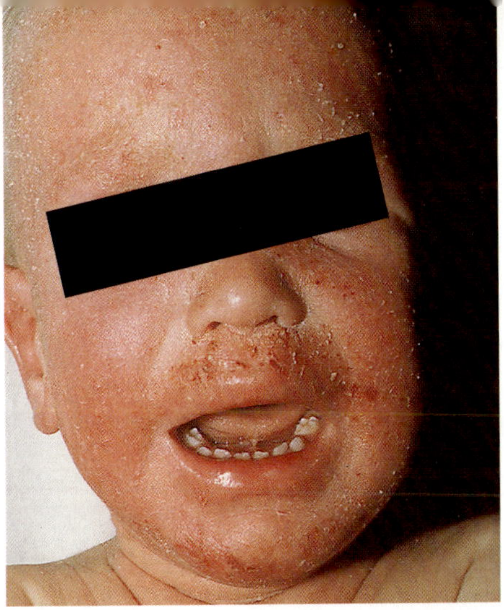

Abb. 141: Massive Verschlechterungsreaktion bei Kuhmilch-Neurodermitis als Folge eines iatrogenen Karenzfehlers. Das Kind wurde während der Karenzphase wegen einer interkurrenten Pneumonie in eine Kinderklinik eingewiesen, die akute Verschlechterung erfolgte durch die dort durchgeführte unsachgemäße Milchkarenz.

Nicht nur der Patient selbst, auch seine Familie und sein gesamtes Umfeld müssen über die Notwendigkeit der exakten Allergenkarenz informiert sein und mithelfen, das Ziel zu erreichen. Allzu liebevolle Tanten, Großmütter etc., die mit der stereotypen Bemerkung „Das kleine Stückchen kann doch nicht schaden", das Kind zu verbotenenen Süßigkeiten verführen, sind ebenso gefährlich wie für den Erwachsenen gedankenlose oder uninformierte Freunde oder Arbeitskollegen, die oft mit erstaunlicher Penetranz zu einem Fehler verleiten wollen.

Zu diesem Kapitel wieder ein **Beispiel:**

Pat. E. F., geb. 1989:
Seit den ersten Lebenswochen Neurodermitis, Lokalisation speziell an den Beugeseiten der Extremitäten, am Hals und am Bauch. Die Diagnose *Kuhmilch-Neurodermitis* ergab sich aus dem typischen klinischen Bild und dem Ergebnis des Allergen-Resonanztests mit dem Befund einer isolierten Kuhmilcheiweiß-Allergie.

Es wurde Kuhmilchkarenz eingeleitet, das Kind erhielt Sojamilchfläschchen und streng kuhmilchfreie Beikost, worauf sich der Hautzustand rasch besserte bis zu einem Tag, an dem die Großmutter besucht worden war. Die Oma wollte ihrem geliebten Enkelkind ganz gewiß nicht schaden, als sie ihm – noch bevor die Mutter eingreifen konnte – ein kleines Stück Keks in den Mund steckte. Für sie war es absolut unvorstellbar, daß eine so winzige Menge Kuhmilch, die in dem Keksfragment enthalten sein konnte, bei dem Kind eine Reaktion auslösen sollte.

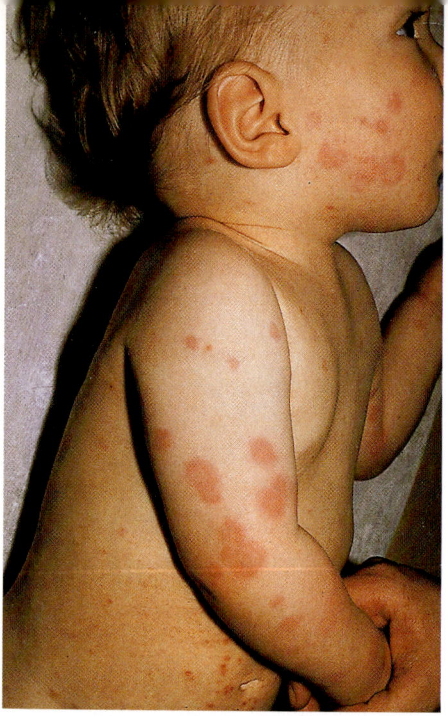

Abb. 142: Akutes urtikarielles Exanthem als Folge eines minimalen Karenzfehlers bei Kuhmilch-Neurodermitis. Die Großmutter hatte dem Kind ein winziges Stück selbstgebackenen Keks zugesteckt. Im Gesicht und am rechten Arm ist deutlich der urtikarielle Charakter der Reaktion auf den Karenzfehler zu erkennen, am Bauch die Reste der Neurodermitis.

Bereits in den Abendstunden dieses Tages trat bei dem Kind im Gesicht und an den Extremitäten ein akutes, stark juckendes Exanthem auf, das aber interessanterweise einen völlig anderen Charakter hatte, als die vorher bestehenden und bereits im Abklingen begriffenen Neurodermitisveränderungen. In Abb. 142 ist im Gesicht und am rechten Arm des Kindes deutlich das akute urtikarielle Exanthem der Reaktion auf den Karenzfehler zu erkennen, während am Bauch die noch nicht völlig zurückgebildeten Reste der ursprünglichen Neurodermitis sichtbar sind.

Derartige Beobachtungen sind nicht selten; sie zeigen die **Umstimmung des Organismus im Beginn der Karenzphase:** Durch die Demaskierung der vorher (infolge dauernder Allergenzufuhr) maskierten Allergie kommt es vorübergehend zu einer Zunahme der Sensibilität. Ein Fehler in dieser Phase kann eine sehr akute Reaktion auslösen, ja sogar eine echte anaphylaktische Reaktion hervorrufen.

Insgesamt ist die Phase der absoluten Allergenkarenz eine schwierige Zeit für den Patienten und seine Familie. Erforderlich ist sie nur bei schweren und schon seit langer Zeit bestehenden Neurodermitisfällen, dort ist sie aber unverzichtbar.

Unsere inzwischen mehrjährige Erfahrung mit dieser Form der Neurodermitisbehandlung hat gezeigt, daß es praktisch immer gelingt, die Patienten entsprechend zu motivieren. Die mittlerweile bereits große Zahl völlig geheilter Patienten trägt natürlich sehr dazu bei. Meist kommen die Patienten schon, weil sie von irgendeiner Seite informiert sind. Spätestens aber im Wartezimmer unserer Praxis werden die Erfahrungen ausgetauscht und wirken als außerordentlich starke Motivation, sich dieser offensichtlich erfolgreichen Therapie zu unterziehen. Schließlich waren diese Patienten und ihre Familien praktisch schon seit langer Zeit, meist seit vielen Jahren, einem starken Leidensdruck ausgesetzt und haben viele frustrierende Therapieversuche hinter sich. Man nimmt also gerne auch eine schwierige Aufgabe auf sich, wenn als Ziel die tatsächliche Heilung der Krankheit winkt.

6.2 Biophysikalische Allergietherapie

Das erfolgreiche Behandeln seiner chronischen Allergie stellt für den Patienten mit schwerer Neurodermitis praktisch den Schlußpunkt und die Belohnung für die Mühen der Allergenkarenz dar. Der Körper scheint nun eingestimmt zu sein, sodaß der physikalische Abbauvorgang in der Regel reaktionslos vertragen wird.

Wir selbst haben bis 1992 als Allergietherapie jeweils 8 Therapien mit dem entsprechenden Allergen und Programm 999 durchgeführt, wobei während dieser Phase von mehreren Wochen die Allergenkarenz noch fehlerfrei beibehalten werden mußte. **Die neuen Methoden ohne Karenz haben auch hier eine beträchtliche Vereinfachung gebracht:**
Sobald durch eindeutige Besserung oder Verschwinden der Symptome der Effekt der Allergenkarenz erkennbar wird, kann sofort die Allergietherapie durchgeführt werden, die dann auch in der Regel zu keiner Verschlechterungsreaktion mehr führt. Wir selbst applizieren routinemäßig 3 Therapien mit dem Allergen im Eingangsbecher und den BICOM-Einstellungen von Programm 998 bzw. 977. Die Therapien werden an verschiedenen Tagen durchgeführt, die Abstände zwischen den einzelnen Therapieterminen sind unwichtig. Nur in Ausnahmefällen, wenn etwa der Patient einen sehr weiten Anreiseweg hat, beschränken wir uns auf ein oder zwei Behandlungstermine.

Nach Abschluß der Therapieserie wird ein Kontrolltest durchgeführt, der üblicherweise nun ein negatives Ergebnis zeigt, worauf der Patient sämtliche Karenzmaßnahmen für dieses Allergen beenden kann. Das Allergen wird nun reaktionslos vertragen!

Der weitere Verlauf der Dermatose hängt davon ab, wie weitgehend die Haut an den Prädilektionsstellen lichenifiziert oder durch Kortikoidexterna eventuell atrophiert war und ob zu diesem Zeitpunkt die meist vorhandene Mykosekomponente bereits beherrscht ist.

In nicht allzuschweren Fällen, speziell bei Kindern, können die Ekzemveränderungen zu diesem Zeitpunkt bereits völlig abgeheilt sein, der Patient ist von seiner Neurodermitis befreit.

Bei Patienten mit schweren, seit langer Zeit bestehenden Hautveränderungen ist immer noch eine lokale Nachbehandlung erforderlich, die speziell das Pilzproblem berücksichtigen muß.

6.3 Pilztherapie

„Restmykosen", also überdauernde Pilzinfektionen in den abheilenden Ekzemveränderungen der Neurodermitis (siehe Seite 225 ff.) können sehr hartnäckig sein und ein Weiterschwelen der Neurodermitis vortäuschen.

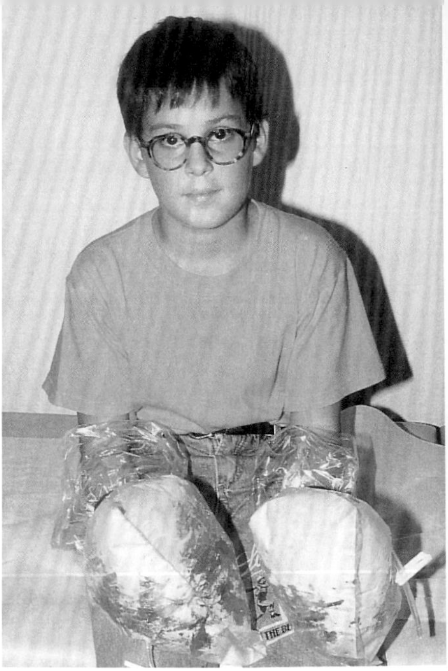

Abb. 143: Ozonbegasung bei Restmykosen an den Händen.

Die Behandlung dieser chronischen Pilzherde hat uns durch mehrere Jahre große Schwierigkeiten bereitet. Nach immer wieder frustrierenden Versuchen mit den verschiedensten antimykotischen Salben sind wir schließlich auf das **Ozon,** als stark pilzwirksames Agens gestoßen.
Wir behandeln jetzt routinemäßig alle Hautmykosen mit **ozonisiertem Olivenöl** (Dr. J. HÄNSLER GmbH., Nordring 8, D-76473 Iffezheim). Die Salbe wird ein- bis zweimal täglich in die Haut eingerieben. Der deutliche Ozongeruch ist ein Nachteil, wird aber von den meisten Patienten toleriert. Bei geeigneter Lokalisation der Hautveränderungen an den Extremitäten (Hände, Füße, Ellbeugen, Kniekehlen) wenden wir mit gutem Erfolg die lokale **Ozonbegasung** an (Abb. 143). Technische Details dieser Methode sind der einschlägigen Literatur zu entnehmen (S. RILLING, R. VIEBAHN).
Auch zur Behandlung einer **Darm-Mykose** hat sich das Ozon sehr bewährt. Sobald Candida im Stuhl nachweisbar ist, wird von uns routinemäßig mit **rektalen Ozoninsufflationen** begonnen. Wir applizieren insgesamt fünfmal an verschiedenen Tagen eine altersentsprechende Menge Ozon-Sauerstoffgemisch (Details siehe oben zitierte Literatur) mittels Katheter in den Enddarm des Patienten. Die Prozedur ist sehr einfach, setzt lediglich die sachgemäße Bedienung des Ozongerätes voraus und wird auch von Kleinkindern und Säuglingen problemlos toleriert.
Entscheidend wichtig bei jeder Mykosetherapie ist die Ausleitung der Mykotoxine mittels BICOM-Gerät (Programm 998). Dazu muß eine Stuhlprobe (Wattestäbchen genügt) des Patienten von Beginn an aufbewahrt werden. Sie enthält mit Sicherheit den für den Patienten exakt zutreffenden Stamm des Pilzes. Bei jeder Ausleitungstherapie kommt dieses Wattestäbchen – zusammen mit der Testampulle „Candida albicans" – in den Eingangsbecher des Therapiegerätes.

Wenn Ozon nicht zur Verfügung steht oder aus irgendwelchen Gründen nicht angewendet werden kann, müssen notgedrungen chemische Antimykotika eingesetzt werden. Wir verwenden in derartigen Fällen wegen seiner sicheren Candida-Wirksamkeit **Nystatin** als orales Präparat (Saft oder Tabletten). Die Dosierung muß altersentsprechend, aber nicht zaghaft sein. Behandlungsdauer mindestens zwei, besser drei Wochen.

Nach Absetzen des Antimykotikums oder nach Beendigung der rektalen Ozontherapie erhält der Patient routinemäßig noch für einige Wochen ein Präparat zum **Aufbau seiner Darmflora** (z. B. **Omniflora,** 1 bis 3 Kapseln täglich).

Schon während der antimykotischen Therapie und auch nachher, muß auf streng **zuckerfreie Ernährung** Bedacht genommen werden.

Alle Pilze brauchen zum Existieren eine organische Kohlenstoffquelle, weil sie nicht imstande sind, aus Kohlendioxyd und Wasser Kohlenhydrate aufzubauen. Die wichtigste und am leichtesten zugängliche Quelle für organischen Kohlenstoff sind alle einfachen Zuckerarten wie Traubenzucker, Fruchtzucker, Rohr- und Rübenzucker, Malzzucker etc.

Je mehr Zucker den Pilzen zur Verfügung steht, umso besser gedeihen sie. In einer einzigen Nacht können sie ihre Zahl mehrmals verdoppeln; entscheidend dafür ist das Angebot an verwertbaren Kohlenhydraten, wie sie z. B. in Süßigkeiten aller Art, Schokolade, Mehlspeisen, Honig, süßen Getränken, süßem Obst, Kompotten, Marmeladen usw. enthalten sind.

Neben dem Vermeiden zuckerhaltiger Nahrungsbestandteile ist es wichtig, die Hefenester im Dünndarm und Dickdarm auf mechanische Art zu beseitigen. Dazu dient reichliche Zufuhr von Ballaststoffen, wobei z. B. Gemüse und Salate auch in stark zerkleinerter Form zugeführt werden können. Die ausräumende Wirkung von Pflanzenfasern ist besonders wirksam, wenn die Zufuhr mehrmals täglich erfolgt.

Neben der richtigen Ernährung ist auch die Beachtung einiger grundlegender hygienischer Maßnahmen wichtig. Alle Mühe, den Darm mit pilzfeindlicher Diät und Arzneimitteln pilzfrei zu bekommen, ist vergebens, wenn in der **Mundhöhle** kariöse Zähne, Zahnstein, Zahnfleischtaschen und Zahnprothesen als Pilzreservoir vorhanden sind. In jedem Falle sollte vor Beginn der antimykotischen Therapie zumindest die Zahnbürste gewechselt werden.

Die hier gegebenen Richtlinien basieren auf den grundlegenden Arbeiten von H. Rieth. Die Dauer der diätetischen Maßnahmen hängt vom Ausmaß der Pilzbesiedelung ab. In der Regel muß die strenge Diät über mindestens zwei Wochen eingehalten werden, jedenfalls während der Dauer der medikamentösen antimykotischen Therapie. Anschließend sollte noch

für einige Wochen eine gemäßigte zuckerarme Kost eingehalten werden. Auch für die zuckerfreie pilzfeindliche Kost erhält der Patient von uns ein Merkblatt ausgehändigt (siehe Anhang).
Sogar nach Abheilen aller Hauterscheinungen muß noch für viele Monate bis Jahre mit dem Wiederauftreten von Mykosen gerechnet werden. Speziell Zuckerexzesse, wie sie zu Feiertagen, im Urlaub etc. vorkommen, bewirken nicht selten ein Aufflackern bereits als abgeheilt angenommener Mykoseherde an der Haut. Rezidive von Darm-Mykosen treten besonders leicht nach oraler Antibiotikatherapie auf.
Immer wenn bei einem Patienten mit abgeheilter Neurodermitis die Haut wieder unruhig wird, ja sogar an einen Rückfall gedacht wird, muß automatisch eine **Stuhluntersuchung auf Candida** durchgeführt werden. Eine Destabilisierung der Haut ist über die reine Triggerwirkung einer Darm-Candidose möglich. Immer muß aber auch an die Entwicklung einer Candida-Allergie und damit an eine drohende oder bereits bestehende Candida-Neurodermitis gedacht werden (siehe Seite 231 ff.).
Bevor wir unsere Patienten aus der Behandlung und Kontrolle entlassen, erhält jeder eine ausführliche Belehrung über die Bedeutung von Mykosen für das Zustandekommen von Hautveränderungen und die strenge Anweisung, bei jedem Aufflackern von Ekzemen, juckenden Ausschlägen etc., sofort eine Stuhlprobe zur Untersuchung auf Candida zu schicken!

6.4 Lokaltherapie der Neurodermitis

Die Neurodermitis über die Haut wirklich behandeln zu wollen, ist sinnlos und würde einer falschen Vorstellung von der Krankheit entsprechen. Die Lokaltherapie dient lediglich der **Pflege der Haut,** die eigentliche Behandlung erfolgt, wie bereits ausführlich begründet, ausschließlich über die inneren Mechanismen.
Zur reinen Pflege sind – je nach augenblicklichem Zustand der Haut – fast immer neutrale, leicht fettende Salben (z.B. eine Mischung aus *Ultrasicc* und *Ultrabas)* erforderlich. Auch fettende Badezusätze (z.B. **Balneum Hermal** etc.) haben sich bewährt, bei manchen Patienten wirken Meersalzbäder (Biomaris) günstig usw.
Kortikoidhaltige Salben sollten ausschließlich als „Notbremse" verwendet werden. Bei Juckkrisen und akuten Verschlechterungen, wie sie als Folge eines Karenzfehlers vor allem am Beginn der Behandlung vorkommen können, ist gegen ihre kurzfristige Anwendung aber nichts einzuwenden. Der Ehrgeiz, ganz ohne Cortisonsalben auskommen zu wollen, zeigt nur, daß man das Therapiekonzept noch nicht ganz verstanden hat. Eine kurzdauernde Unterdrückung einer gelegentlichen über-

schießenden Reaktion kann auf keinen Fall schaden, sehr wohl aber dem Patienten qualvolle Stunden wirksam erleichtern!

Die konsequente Behandlung einer schweren Neurodermitis erfordert zweifellos von allen Beteiligten Geduld und Stehvermögen. Andererseits gehört das Erlebnis der echten Heilung eines derart qualvollen und belastenden Leidens zu den Sternstunden im Leben eines Arztes.

Die Gefühle einer Familie in dieser Situation gibt folgender Auszug aus dem Brief einer Mutter wieder, der uns nach völliger Heilung ihrer beiden Kinder – beide hatten schwere, seit Jahren bestehende Neurodermitisformen – geschrieben wurde:

„Mir kommt es noch immer wie ein Wunder vor, nach diesen langen Jahren des entsetzlichen Kratzens bei Tag und Nacht, daß meine Kinder geheilt sind, keinen Ausschlag mehr haben und normal leben und auch essen können. Es ist keine Übertreibung, wenn ich sage, daß unserer **ganzen Familie** *geholfen wurde, denn durch die unzähligen schlaflosen Nächte (nachts war die Juckerei am schlimmsten) durch all die Jahre und natürlich auch die Sorge um die Zukunft meiner Kinder war ich selbst gesundheitlich und vor allem nervlich ziemlich angeschlagen. All das gehört jetzt – hoffentlich für immer – der Vergangenheit an …"*

Der Brief trägt das Datum August 1990. Die Kinder sind nun bereits seit vielen Jahren gesund und frei von allen Hauterscheinungen.

VI Colitis ulcerosa und Morbus Crohn

Colitis ulcerosa und Enterocolitis granulomatosa (CROHN) gelten als chronisch-entzündliche Darmerkrankungen ungeklärter Genese. Beide sind gekennzeichnet durch extrem chronischen Verlauf und Neigung zu spontanen Remissionen. Vorwiegend erkranken Jugendliche und jüngere Erwachsene, eine Neigung zur Ausweitung des Prädilektionsalters nach oben und unten scheint sich auch hier anzubahnen.

Die Symptome – Durchfälle mit Schleim- und Blutbeimengungen und Malabsoptionssymptome – können stark wechseln. Die Diagnose erfolgt vorwiegend röntgenologisch bzw. endoskopisch-histologisch.

Die Ätiologie gilt als ungeklärt, einig sind sich die Experten bisher nur über die Rolle einer gewissen genetischen Disposition. Ähnlich wie bei den atopischen Krankheiten wurde für Kinder, deren beide Elternteile erkrankt sind, ein deutlich erhöhtes Erkrankungsrisiko gefunden (ROTH und Mitarbeiter).

Allergische Mechanismen wurden bisher nie ernsthaft diskutiert, obwohl manche extraintestinale Manifestationen der Erkrankung durchaus Hinweise in dieser Richtung sein könnten.

Gar nicht selten gehen z.B. Hautveränderungen im Sinne eines **Erythema nodosum** der Darmsymptomatik voraus. Unwillkürlich denkt man dabei an ähnliche Hautveränderungen, die gelegentlich im Beginn einer Kuhmilch-Neurodermitis beobachtet werden.

Interessant ist in diesem Zusammenhang eine Studie amerikanischer Wissenschaftler, die bei 80 Kindern mit Morbus Crohn und Colitis ulcerosa eine erhöhte Konzentration von Serumantikörpern gegen Kuhmilchprotein feststellten, wobei die höchsten Titer im aktiven Stadium der Krankheit ermittelt wurden (LEBENTHAL und Mitarbeiter).

Die Vorstellung einer chronischen Nahrungsmittelallergie im Sinne der im ersten Abschnitt gegebenen Definition, wäre also durchaus nicht von der Hand zu weisen, aber nur durch ein größeres Patientenmaterial zu erhärten.

Wir selbst verfügen in unserer pädiatrischen Praxis nicht über ausreichende Erfahrungen, kennen aber Kollegen, die in dieser Richtung interessante Beobachtungen gemacht haben.

Die größte Erfahrung mit biophysikalischen Diagnose- und Therapiemethoden bei Colitis und Morbus Crohn dürfte der deutsche Gastroenterologe und erfahrene Bioresonanztherapeut R. OESTERLE haben. Seit 1988

untersuchte er alle seine Patienten mit chronisch-entzündlichen Darmerkrankungen mit biophysikalischen Methoden auf das Vorliegen einer chronischen Nahrungsmittelallergie. Bei 11 Patienten mit Colitis ulcerosa fand er neunmal eine Allergie gegen Kuhmilcheiweiß, zweimal eine Weizenallergie. Bei 6 Patienten mit Morbus Crohn wurde bei 4 Patienten Kuhmilch, bei den restlichen 2 Weizen als zentrales Allergen ermittelt.
Diese Zahlen sind noch zu klein, um verbindliche Aussagen machen zu können, aber doch interessant und eindeutig genug, um beachtet und weiterverfolgt zu werden.
Auch hier ist das entscheidende Argument der Therapieerfolg! Wenn es gelingt, eine Krankheit, die bisher nach übereinstimmenden Aussagen der Fachwelt als unheilbar gilt, unzweifelhaft und auf Dauer zu heilen, so sollte das für eben diese Fachwelt ein Signal sein, sich mit den hier angewandten Methoden zumindest etwas genauer auseinanderzusetzen.
Wir wollen dem noch nicht erschienenen Bericht von OESTERLE nicht vorgreifen. Er konnte durch Anwendung unserer Methode – exakte Allergenkarenz und anschließende Therapie mit der Inversschwingung des Allergens – echte Heilungen erzielen, die auch durch koloskopische und histologische Kontrollen verifiziert werden konnten.
Interessant ist die auch auf diesem Gebiet gemachte Erfahrung, daß gelegentliche Rückfälle der Symptomatik immer auf eine Candidamykose des Darmes zurückzuführen waren und nach entsprechender Pilzbehandlung wieder verschwanden.
Wir geben gerne zu, daß unser Erfahrungsgut im Hinblick auf die chronisch-entzündlichen Darmerkrankungen noch nicht sehr groß ist. Die Ähnlichkeiten zur Neurodermitis sind aber auffallend und es ist zu hoffen, daß sich auch auf diesem Gebiet durch Anwendung der biophysikalischen Methoden ein ähnlicher Umschwung ergibt, wie er sich bei der Neurodermitis bereits deutlich anbahnt.

VII Zöliakie

Die Zöliakie ist die einzige chronische Nahrungsmittelallergie, deren Pathomechanismus schulmedizinisch aufgeklärt und allgemein anerkannt ist.

> Sie wird definiert als lebenslange Neigung, auf Zufuhr von Gliadin mit einer Schädigung der Dünndarmschleimhaut zu reagieren.

Gliadin ist ein Bestandteil des Klebereiweißes bestimmter Getreidesorten (Weizen, Roggen, Gerste, Hafer). Es handelt sich um eine Mischung verschiedener Proteine. Die antigenen Eigenschaften werden durch den Verdauungsvorgang nicht beeinträchtigt.
Die Empfindlichkeit gegenüber Gliadin ist am größten im Säuglings- und Kleinkindalter, sinkt dann allmählich ab, kann aber nach dem 20. Lebensjahr wieder ansteigen.
Die Symptome – **Gedeihstörung, häufige, massige Stühle, großer Bauch** – sind dementsprechend beim Kleinkind am ausgeprägtesten. Im späteren Lebensalter muß vor allem eine sonst nicht erklärbare Abflachung der Wachstums- und Gewichtskurve Verdacht auf Zöliakie wecken.
Zur schulmedizinischen Diagnose wird neben dem (eher problematischen) Nachweis von Gliadin-Antikörpern eine **Dünndarmbiopsie** als unumgänglich erachtet. Eine signifikante Abflachung der Dünndarmzotten gilt als Beweis für das Vorliegen einer Zöliakie.
Ein gut eingestellter Patient, der gelernt hat ohne Fehler gliadinfrei zu leben, ist im allgemeinen symptomfrei. Für die gliadinfreie Ernährung gibt es reichlich Unterlagen und Hilfen, sodaß der Leidensdruck der Krankheit nicht allzu groß ist.

> Als belastend wird vor allem die Unentrinnbarkeit empfunden, d. h. die Gewißheit, zeitlebens an die diätetischen Vorschriften gebunden zu sein.

Die biophysikalische Medizin kann hier durchaus Hilfe bieten. Schwierigkeiten ergeben sich allerdings in der Beurteilung des Therapie-Erfolges, d.h. im Verhalten nach Abschluß der Therapie.
In der Regel kommen die Patienten bereits mit gesicherter Diagnose und schon seit längerer Zeit eingehaltener Diät zu uns. Der positive biophysi-

kalische Allergietest auf Gliadin bestätigt die Diagnose. Die Therapie mit Gliadin im Eingangsbecher des BICOM-Gerätes (Programm 998 wie bereits mehrfach beschrieben) macht niemals ernstere Schwierigkeiten.
Im Anschluß an die lege artis durchgeführte Therapie ist der biophysikalische Allergietest auf Gliadin üblicherweise negativ. Der Patient könnte nun die Gliadinkarenz aufheben und sich fortan normal ernähren. Außer einer genauen Verlaufskontrolle und eventuell einer Biopsiekontrolle nach einigen Monaten, haben wir aber keine Möglichkeit, das Therapieergebnis – also im Idealfall völlige Gliadintoleranz – zu verifizieren und zu kontrollieren.
Die eigentliche Schwierigkeit besteht in der Trägheit des gesamten Ablaufes. Es kann viele Wochen bis Monate dauern, bis negative Auswirkungen einer Gliadinbelastung erkennbar werden, inzwischen kann aber die Darmschleimhaut bereits wieder umgebaut und geschädigt sein.
Die biophysikalischen Tests haben sich gerade bei der Verlaufsbeobachtung der Zöliakie als wenig zuverlässig erwiesen. Jedenfalls kennen wir zwei Fälle, bei welchen trotz permanent negativem Gliadintest nach mehrwöchiger Gliadinbelastung wieder Zöliakiesymptome auftraten. Bei dem einen dieser Fälle fand sich nach einigen Monaten wieder eine Zottenabflachung bei der Dünndarmbiopsie.
Wir stehen also bei jedem Zöliakiepatienten nach Abschluß unserer biophysikalischen Therapie vor dem gleichen Dilemma: Bei Therapieversagern – sie sind nach unseren Erfahrungen selten, kommen aber vor – würde dem Patienten mit der Aufhebung der (in diesem Falle immer noch notwendigen) Diät ein schlechter Dienst erwiesen. Andererseits wären weitere strenge Diätmaßnahmen bei erfolgreicher Therapie eine unnotwendige Belastung.
Aus diesem Dilemma gibt es derzeit keinen Ausweg. Der Patient muß über die Problematik genau Bescheid wissen und dann selbst entscheiden, welchen Weg er gehen will.
Wählt er den Weg der Provokation – also belastet er sich nach Beendigung der Therapie bewußt mit gliadinhaltiger Normalkost – so ist in den folgenden Monaten jedenfalls das Allgemeinbefinden, die Stuhlbeschaffenheit, bei Kindern auch die Wachstums- und Gewichtskurve zu kontrollieren. Im Zweifelsfall entscheidet eine nach einigen Monaten durchgeführte Dünndarmbiopsie, ob der Patient geheilt ist oder doch weiterhin lebenslang gliadinfreie Kost benötigt.

VIII Allergie gegen Insektengifte

Allergische Reaktionen auf Insektengifte haben spezielle praktische Bedeutung, weil die Maximalvariante der allergischen Reaktion – der akute und unmittelbar lebensbedrohende anaphylaktische Schock – gerade bei diesen Allergieformen besonders häufig ist. Hunderttausende betroffene Menschen schweben jeden Sommer in Lebensgefahr und nehmen nolens volens teils langwierige, auf jeden Fall aber nicht ungefährliche Therapien in Kauf, um sich wenigstens teilweise von dieser Bedrohung zu befreien.

Zur Sensibilisierung kommt es relativ leicht. Beim „begabten Allergiker", also bei Vorliegen einer entsprechenden Disposition, reichen ein bis zwei Stiche innerhalb von Monaten oder Jahren aus, um die Allergie zu manifestieren. Jeder weitere Stich kann bereits bedrohliche Symptome auslösen.

1 Symptome

Eine schmerzhafte, juckende oder brennende Lokalreaktion nach Bienen- oder Wespenstich ist normal. Bei ungünstiger Lokalisation (Zunge, Mund, Rachen) oder einer großen Zahl von Stichen zu gleicher Zeit kann es auch bei nichtsensibilisierten Menschen zu gefährlichen Situationen kommen.

Sensibilisierungsgrade nach Mueller:

- Grad 0 = verstärkte Lokalreaktion
- Grad I = generalisierte Hautausschläge, Juckreiz, Übelkeit
- Grad II = Ödeme, Erbrechen, Durchfall, Schwindel
- Grad III = Atemnot, Schwäche, Benommenheit
- Grad IV = Bild des schweren anaphylaktischen Schocks mit Blutdruckabfall, Bewußtlosigkeit, Atem- und Kreislaufstillstand

2 Diagnose

Die Diagnose – Allergie gegen Insektengift – ergibt sich in der Regel aus der Anamnese. Der Patient schildert seine Symptome meist sehr eindrücklich. Der Grad der Reaktion (Einteilung nach MUELLER, siehe oben) und damit das Ausmaß der Gefährdung, läßt sich durch genaueres Befragen leicht eruieren.

Mit dem diagnostischen Repertoire der Schulmedizin macht die zweifelsfreie Feststellung der betreffenden Insektenart nicht selten praktische Schwierigkeiten, obwohl eigentlich nur **Bienen** und verschiedene **Wespenarten** (speziell die gewöhnliche Wespe = *Vespula vulgaris*) in Frage kommen.

Der Patient selbst kennt häufig die für ihn gefährliche Insektenart nicht mit ausreichender Sicherheit, zumindest kann er zwischen Bienen und Wespen oft nicht genau genug unterscheiden. Die üblichen Hauttests sind bei stärker sensibilisierten Patienten nicht ungefährlich und dürfen wegen der Möglichkeit bedrohlicher allergischer Reaktionen nur mit **äußerster Vorsicht,** bei Bereitschaft sofortiger Notfallmaßnahmen, zunächst nur mit extremen Verdünnungen des Allergens durchgeführt werden.

In-vitro-Untersuchungen zum Nachweis spezifischer IgE-Antikörper (z. B. der weltweit am weitesten verbreitete Radio-Allergo-Sorbens-Test = RAST) erweisen sich auch bei dieser Fragestellung als wenig zuverlässig. So konnte z. B. ein Team der Universitätsklinik München in einer Studie an bayrischen Kindern bei mehr als 40% der Probanden spezifische IgE-Antikörper auf Bienengift feststellen, ohne daß diese Kinder jemals eine Stich-Symptomatik gehabt hätten (PRZYBILLA).

Trotz eindeutiger Anamnese (der Patient weiß ja, daß – und in welcher Form – er auf den Stich eines Insekts reagiert) und einfacher Fragestellung (Biene, Wespe oder eventuell beides) ergeben sich immer wieder Unklarheiten, die aber im Hinblick auf die daraus abzuleitenden therapeutischen Konsequenzen bedeutsam sein können.

Die bisher als einzige wirksame Methode anerkannte **Hyposensibilisierungsbehandlung** stellt schließlich eine beträchtliche Belastung und auch Gefährdung für den Patienten dar, sodaß die Indikation zu dieser Therapie auf möglichst sicheren Beinen stehen sollte.

Man hilft sich in dieser Situation mit einem Punkteschema (URBANEK): Hierzu wird der bisherige Schweregrad der allergischen Reaktion am Patienten, die Hauttest-Schwelle und die Menge der spezifischen IgE-Antikörper im Serum (RAST-Stufe) bestimmt und nach einer Punkteskala beurteilt. Erreicht der Patient dabei einen Summen-Score von mehr als 5 Punkten, wird die Indikation zur Hyposensibilisierung gestellt.

Die Zweckmäßigkeit dieses Vorgehens wird zwar von verschiedenen Experten der Allergologie immer wieder in Frage gestellt, eine in jeder

Hinsicht bessere Lösung ist aber bisher nicht in Sicht. Anders und sehr viel einfacher liegen die Verhältnisse für denjenigen, der die biophysikalischen Diagnose- und Therapiemethoden beherrscht: Das relevante Allergen kann in wenigen Sekunden und ohne die geringste Gefährdung des Patienten eruiert werden. Damit liegt aber auch bereits die ausreichende Information vor, um sofort die entsprechende biophysikalische Therapie einleiten zu können, die wiederum ihrerseits für den Patienten weder eine Belastung, noch eine Gefährdung bedeutet.

3 Therapie

Anders als bei der Hyposensibilisierungsbehandlung muß bei der biophysikalischen Therapie auf die Empfindlichkeit des Patienten und den bisherigen Schweregrad seiner Symptome keine Rücksicht genommen werden.

Die Technik ist dieselbe wie bei allen anderen Allergien: Abbau der Allergie-Prägung mit Hilfe der Spiegelbildschwingung des Allergens, wobei die bis 1992 von uns und den meisten Kollegen angewandte Methode mit BICOM-Programm 999 inzwischen als überholt gelten kann.

Auch bei dieser Indikation hat sich die höhere Verstärkung der Allergeninformation **(Programm 998)** bewährt. Zusätzlich applizieren wir (nicht am gleichen Tag) eine Therapie im Frequenzband 24 kHz **(BICOM-Programm 978).**

Wir selbst applizieren routinemäßig drei Therapien an aufeinanderfolgenden Tagen oder auch in größeren Abständen. Irgendwelche negative Reaktionen werden bei diesem Vorgehen nie beobachtet.

Nach der letzten Therapie wird der Allergietest wiederholt, der dann praktisch immer ein negatives Ergebnis zeigt. Man beachte, daß auch hier alle immunologischen Tests üblicherweise zunächst positiv bleiben. Ein Indiz für ein Versagen der biophysikalischen Therapie ist daraus nicht abzuleiten (siehe Seite 129 im ersten Teil).

Den endgültigen Beweis für den Erfolg der Therapie bringt natürlich erst die nächste Allergenexposition, also ein Stich des betreffenden Insekts. Zu einer gewollten Stich-Provokation unter Notfallbereitschaft, wie sie in der offiziellen Allergologie zur Beurteilung des Hyposensibilisierungseffekts praktiziert wird, konnten wir selbst uns noch nie entschließen. Wir entlassen den Patienten aber nicht aus unserer Behandlung, ohne ihm den dringenden Rat mit auf den Weg gegeben zu haben, vorläufig alle vor der Therapie getroffenen Sicherheitsmaßnahmen (z. B. Notfall-Set in der Tasche) weiterhin beizubehalten, bis der nächste Stich Klarheit gebracht hat.

Es wird bei diesem Vorgehen auch der **forensische Gesichtspunkt** berücksichtigt, der Bedeutung erlangen könnte, wenn der Patient auf Anraten seines Arztes alle Sicherheitsmaßnahmen aufgäbe und dann womöglich zu Schaden kommen sollte.

Die Phase des angespannten Wartens auf den nächsten Stich nach Beendigung der Therapie kann durchaus amüsante Situationen beinhalten. Dazu **zwei Beispiele** aus unserer Praxis:

- Ein sechsjähriger Bub, seit 2 Jahren Bienenstichallergie, bereits mehrmals wegen systemischer Reaktionen bis Grad III in klinischer Behandlung gewesen, wurde bei uns in der üblichen Weise therapiert. Nach der dritten Therapie verließen Mutter und Kind unsere Praxis, um wenige Minuten später in höchster Erregung wieder zurückzukehren. Eine Biene hatte sich im Halsausschnitt des Hemdes verfangen und hatte zugestochen.

Die Aufregung erfaßte sofort das ganze Wartezimmer. Alle dort sitzenden Patienten und ihre Angehörigen blickten voll ängstlicher Spannung auf das Kind, gewärtig, daß jeden Moment etwas Dramatisches geschehen würde. Ein Blick meinerseits auf das Kind genügte, um beruhigt zu sein. Das Kind durfte im Wartezimmer spielen, die Mutter erhielt Anweisung, jede verdächtige Reaktion sofort zu melden. Nach einer Stunde konnte das Kind beruhigt nach Hause entlassen werden. Es wurde inzwischen bereits mehrmals wieder von Bienen gestochen, ohne jedoch mehr als eine übliche Normalreaktion zu entwickeln.

- Ein zweites Beispiel hat in seiner Dramatik durchaus etwas Anekdotisches an sich. Es betraf einen 8-jährigen Buben, der wegen Wespenstichallergie von uns behandelt worden war. Er hatte vor unserer Therapie mehrere bedrohliche anaphylaktische Reaktionen bis Grad IV hinter sich, er und seine Familie wußten über erforderliche Notfallmaßnahmen also ausreichend Bescheid. Einige Wochen nach Abschluß unserer Behandlung wurde der Bub in einem Freischwimmbad von einer Wespe gestochen. Er und seine Begleitung schlugen sofort Alarm. Jeder wollte daraufhin helfen, der Bademeister verständigte den Rettungshubschrauber. Dieser erschien innerhalb weniger Minuten. Die Landung in dem vollbesetzten Schwimmbad war eine Sensation für Jung und Alt, am meisten aber für den Helden der Geschichte – unseren Patienten –, der bei völligem Wohlbefinden den anschließenden Flug in die Intensivstation der Klinik außerordentlich genoß und nach kurzer Beobachtung wieder nach Hause gehen konnte.

Auch er hat in der Folge auf Wespenstiche keine systemischen Reaktionen mehr entwickelt.

IX Urtikaria

Urtikarielle Exantheme sind zwar bekannte und häufige allergische Hautreaktionen, aber insgesamt ist nur ein relativ kleiner Teil der Urtikariafälle allergisch bedingt.
Mit biophysikalischen Methoden behandelbar ist die zur Urtikaria führende Allergie, nicht aber das Symptom selbst. Die nicht allergisch bedingten Formen sind phänomenologisch oft nicht von den allergischen unterscheidbar, unterliegen aber anderen Gesetzen und erfordern auch andere Therapieansätze.

1 Symptome

Typisches Symptom der Urtikaria ist das meist rasche Aufschießen von **„Quaddeln“** (= urticae). Sie entstehen durch plötzlichen Serumaustritt aus dermalen Gefäßen, wechseln rasch Form und Aussehen und jucken stark. Die einzelne Quaddel ist meist beetartig erhaben, oft heller als die umgebende Haut und von einem roten Reflex-Erythem umgeben.
Eine Sonderform der Urtikaria ist das angioneurotische Ödem (vorwiegend als „Quincke-Ödem“ bekannt). Der Auslösemechanismus ist derselbe wie bei der Urtikaria, der Serumaustritt aus den Blutgefäßen erfolgt in diesem Falle aber in den tieferen Hautschichten, dadurch entstehen größerflächige, ödematöse Gewebsschwellungen.

2 Allergische Urtikariaformen

Die allergischen Formen der Urtikaria machen uns bei Anwendung der biophysikalischen Methoden nur selten Schwierigkeiten. Anders als in der Schulmedizin, wo meist schon die Eruierung des schuldigen Allergens auf größte Schwierigkeiten stößt, haben wir mit unseren Methoden die Möglichkeit, alle vom Patienten verdächtigten Substanzen in einem einzigen, nur wenige Minuten erfordernden, Arbeitsgang auf ihren Allergencharakter zu prüfen.
Ist das schuldige Allergen gefunden, kann sofort die Therapie angeschlossen werden. Ein Wiederauftreten der Urtikaria nach Kontakt mit

derselben Substanz kann damit für die Zukunft verhindert werden. Die urtikarielle Hautreaktion selbst wird durch die Bioresonanztherapie nur mittelbar beeinflußt, sie heilt aber nach Beseitigung des allergischen Mechanismus in wenigen Stunden von selbst ab.
Als Auslöser der allergisch bedingten Urtikariaformen kommen prinzipiell alle Substanzen in Frage, die auch andersartige allergische Reaktionen hervorrufen können. Die Erfahrung zeigt aber, daß manche Stoffe besonders häufig Urtikaria auslösen, andere nur selten. Zu ersteren gehören viele Medikamente, allen voran die Penicilline. Von den Nahrungsmitteln sind es vor allem Fischeiweiß, Kuhmilcheiweiß, Hühnereiweiß und Erdbeeren. Von den Lebensmittelzusatzstoffen verschiedene Azofarbstoffe (z. B. Tartracin) und bestimmte Konservierungsstoffe (z. B. PHB-Ester). Nicht zu vergessen sind schließlich Schimmelpilze, Darmpilze (Candida) und Parasiten (Eingeweidewürmer).
Interessant sind die urtikariellen Reaktionen auf Kuhmilcheiweiß. Man beobachtet sie fast nur bei jungen Säuglingen, die ansonsten kuhmilchfrei ernährt (z. B. gestillt) werden und nur selten kleine Mengen kuhmilchhaltige Nahrungsmittel erhalten (siehe Abb.142, Seite 248).
Gelegentlich ist die akute Urtikaria das erste Symptom einer sich allmählich entwickelnden Kuhmilch-Neurodermitis. In anderen Fällen – zunächst nicht unterscheidbar – bleibt es bei einzelnen urtikariellen Reaktionen. Diese Patienten vertragen in der Folge Kuhmilch anstandslos und in jeder Menge.

3 Nichtallergische Urtikariaformen

Die nichtallergischen Urtikariaformen haben als Grundlage zwar gleichfalls einen Histaminmechanismus, dieser wird aber durch andere als immunologische Vorgänge ausgelöst.
So kann z. B. die **direkte Einwirkung von Kontaktnoxen** auf die Mastzellen zur Histaminfreisetzung führen. Allgemein bekannt sind die schmerzhaften Reaktionen auf pflanzliche Stoffe (z. B. Brennesselgift) oder auf Kontaktgifte tierischer Herkunft, z. B. die Haare bestimmter Raupen oder die Gifte von Quallen oder anderen Meerestieren.
Die praktisch wichtigste Gruppe der nichtallergisch bedingten Urtikariaformen bilden die **physikalisch ausgelösten Krankheitsbilder.**
Durch verschiedene physikalische Reize – **Druck, Wärme, Kälte, Licht** – kann es bei bestimmten Personen zur Degranulation von Mastzellen, Mediatorenfreisetzung, und damit zu typischen Hautreaktionen kommen, die äußerlich nicht von allergisch bedingten Reaktionen zu unterscheiden sind.

Die Empfindlichkeit gegenüber physikalischen Reizen ist meist kein Dauerzustand. In vielen Fällen kann ein zusätzlicher **„Trigger“** eruiert werden, ein Faktor, dessen Vorhandensein oder Wirksamkeit für das Zustandekommen der Reaktion erforderlich zu sein scheint.
Wir haben die Erfahrung gemacht, daß häufig (aber nicht ausschließlich) **latente allergische Belastungen** eine mitbestimmende Rolle spielen.
Abb. 144 zeigt ein typisches **Beispiel:**

Pat. N. M., geb. 1988:
Das Kind wird uns vorgestellt, weil in den letzten Monaten immer häufiger an Hautstellen, die einem lokalisierten Druck ausgesetzt waren, juckende Quaddeln auftraten. Allergien waren der Familie nicht bekannt, doch wird berichtet, das Kind habe früher öfter leichte Beugenekzeme gehabt.
Die Untersuchung ergibt das typische Bild einer **Urticaria factitia** (Abb. 144). Auf kräftigen Strich mit einem Holzspatel treten innerhalb

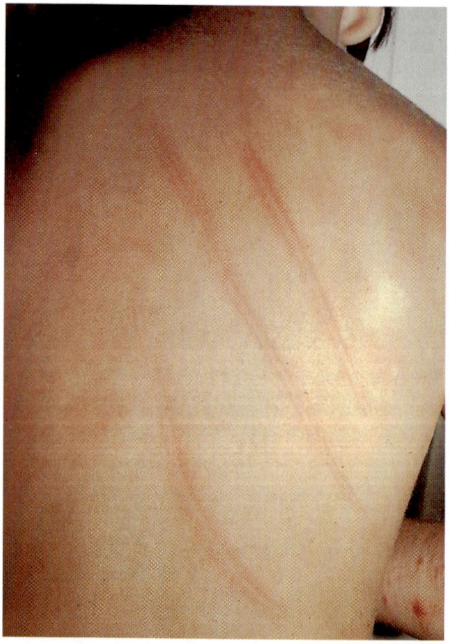

Abb. 144: „Urticaria factitia“ ausgelöst durch Spatelstrich. Als „Trigger“ wirkt eine latente (asymptomatische) Kuhmilchallergie.

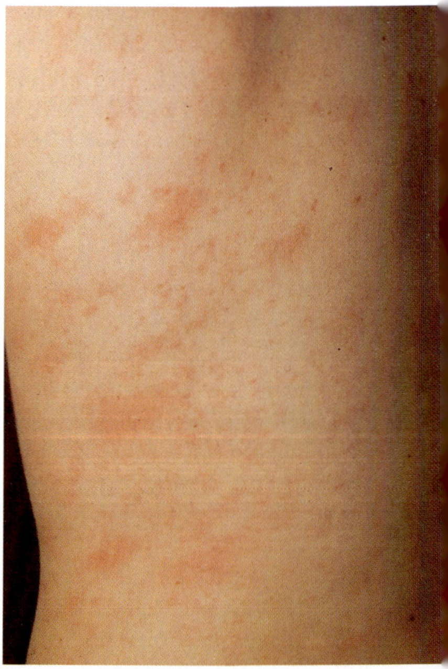

Abb. 145: „Cholinerge Urtikaria“ ausgelöst dur Schwitzen bei körperlicher Belastung. Als „Tri ger“ wirken wahrscheinlich latente Allergie (Nach Löschen aller Allergien verschwindet d Neigung zur cholinergen Urtikaria völlig.)

weniger Minuten im Bereich des Striches juckende, erhabene, urtikarielle Hautveränderungen auf, die erst nach einigen Stunden wieder abklingen.
Die Allergietestung ergibt eine leichte Allergie gegen Kuhmilcheiweiß, ansonsten negative Befunde. Die Kuhmilchallergie wurde in der üblichen Weise therapiert, worauf die Neigung zu Druck-Urtikaria sofort und auf Dauer verschwand.
Der Fall klärt sich also als latente (= asymptomatische) Kuhmilchallergie, die ihrerseits offensichtlich als Trigger für das Auftreten einer physikalisch bedingten Urtikaria gewirkt hatte.

Einen ähnlich gelagerten, im Auslösemechanismus aber differenten Fall zeigt Abb. 145.

Pat. P. B., geb. 1982:
Bei dem Kind sind schon seit mehreren Jahren Allergien gegen verschiedene Nahrungsmittel und Tierhaare bekannt. Die Therapie dieser allergischen Reaktionen erfolgte bis zur Vorstellung bei uns mit den in der Schulmedizin üblichen Medikamenten wie Antihistaminika usw.
Unabhängig von den bereits bekannten Allergien (z. B. Hautausschlag auf Pfirsiche) kommt es seit einigen Monaten zu juckenden, urtikariellen Eruptionen am ganzen Körper, dies in eindeutiger Abhängigkeit von körperlichen Anstrengungen, die mit Schwitzen einhergehen.
Abb. 145 zeigt den Hautzustand nach provokativer Ergometerbelastung. Die Haut war vorher unauffällig gewesen, knapp nach der Belastung (bekleidet, in einem warmen Raum) tritt der in der Abbildung festgehaltene, stark juckende, polymorphe, aber eindeutig urtikarielle Ausschlag auf, der nach einigen Stunden von selbst wieder verschwindet.
Wir kennen diese Urtikariaform als **cholinerge Urtikaria** und wissen, daß allergische Mechanismen dabei keine direkte Rolle spielen.
Auch in diesem Fall zeigte sich aber die offensichtliche „Triggerfunktion" der (zu diesem Zeitpunkt latenten) Allergien. Die Neigung zur cholinergen Urtikaria verschwand nämlich prompt nach Löschen der verschiedenen akuten Allergien und ist seither nicht wieder aufgetreten.
Ein drittes praktisches Beispiel soll demonstrieren, daß auch andere als allergische Mechanismen eine cholinerge Urtikaria triggern können: Es betrifft einen 24-jährigen Studenten, der jeweils nur in der letzten, eher hektischen Vorbereitungsphase vor schwierigen Prüfungen seine „Schwitz-Urtikaria" bekam, wobei die eigentliche Prüfungssituation, sofern sie ihn „ins Schwitzen" brachte, am schlimmsten zu ertragen war. Er bekam dann am ganzen Körper porzellanfarbene Quaddeln und konnte den Juckreiz kaum aushalten.
Es gelang ihm trotzdem, seine Examina zu bestehen und zum Doktor der Medizin zu promovieren. Seit diesem Zeitpunkt, seit also die psychische

Belastung des Unbedingt-Bestehenwollens wegfiel, ist keine wie immer geartete urtikarielle Reaktion mehr aufgetreten.
Neben psychischen und latenten allergischen Faktoren können auch **Darm-Mykosen** und **Eingeweidewürmer** als Trigger für das Zustandekommen urtikarieller Reaktionen in Frage kommen. Wir haben uns jedenfalls zur Regel gemacht, in jedem Fall von Urtikaria – sei sie akut, rezidivierend oder chronisch – eine Stuhlprobe des Patienten auf Candida und Wurmeier (speziell Askariden) zu untersuchen. Nicht selten findet sich hier der Schlüssel für eine wirksame Behandlung einer sonst kaum zu beeinflussenden, zumindest unangenehmen Reaktion. (Kortikoide sind bei der physikalischen und cholinergen Urtikaria wirkungslos, am ehesten zeigen noch die peripher angreifenden Antihistaminsubstanzen eine gewisse lindernde Wirkung.)

4 Photoallergie

In die Gruppe der Überempfindlichkeiten gegen physikalische Reize gehören auch die verschiedenen Formen der Photoallergie. Sie sind nicht immer leicht von phototoxischen Reaktionen abzugrenzen.
Phototoxische Reaktionen beruhen auf einer Wechselwirkung von UV-Strahlung, einer sensibilisierenden Substanz und der Haut. Als Photosensibilisatoren können chemische Substanzen (z.B. zahlreiche Medikamente) wirken, die bei Ingestion eine systemische Photosensibilisierung bewirken.
Bei lokalem Kontakt mit photosensibilisierenden Substanzen entsteht die phototoxische Reaktion an der Stelle des Kontaktes dieser Substanz mit der Haut nach entsprechender Lichteinwirkung. Typisches Beispiel ist die Wiesengräserdermatitis (Dermatitis pratensis), bei der sich an den Stellen intensiven Pflanzenkontakts bizarre, abdruckartige, oft bullöse Hautveränderungen entwickeln.

Eine echte **Lichturtikaria** (Urticaria solaris) mit Quaddelbildung an den belichteten Hautstellen nach jeder Sonnenexposition ist ein ausgesprochen seltenes Krankheitsbild. Wir selbst haben bisher keinen derartigen Fall beobachtet, halten aber für möglich, daß auch hier verschiedene Triggermechanismen wirksam sein könnten.

Ein allgemein bekanntes Beispiel einer offensichtlich multifaktoriell ausgelösten photoallergischen Reaktion ist die polymorphe Lichtdermatose, im Volksmund als **„Sonnenallergie“** bezeichnet.
Sie ist charakterisiert durch einen, durch Sonnenbestrahlung ausgelösten, stark juckenden, papulösen bis vesikulösen, gelegentlich auch lichenifi-

zierten Hautausschlag an den lichtexponierten Körperstellen. Die Veränderungen sind beim einzelnen Patienten in Lokalisation und Morphologie meist immer gleich und ändern sich auch bei den oft jährlich wiederkehrenden Rezidiven nicht. Von Patient zu Patient sind die Erscheinungsformen sehr verschieden, daher der Name „polymorphe Lichtdermatose".
Die Ursache gilt als unbekannt, es dürften aber auch hier verschiedene Mechanismen zusammenspielen. Besonders häufig kommt es dazu in den ersten Tagen eines Meeraufenthaltes, wenn die noch ungebräunte Haut einer ungewohnt intensiven Sonnenbestrahlung und der Patient gleichzeitig einer ganzen Reihe ebenso ungewohnter Faktoren – Wärme, Klima, Ernährung, Meerwasser, Sonnenschutzmittel usw. – ausgesetzt ist.
Die Therapie der bereits ausgebrochenen Dermatose kann in der Regel nur symptomatisch sein. Konsequenter Sonnenschutz versteht sich von selbst.
Vorbeugend wird Abhärtung und Vorbräunung der Haut empfohlen. In jedem Fall sollte aber das erscheinungsfreie Intervall während der lichtarmen Zeit zur Behandlung und Elimination aller sonstigen allergischen und toxischen Belastungen genützt werden. Die Bioresonanztherapie in all ihren Spielarten hat sich auch hier bestens bewährt.

Schlußwort

Dieses Buch wurde aus mehreren Gründen geschrieben.

Wichtigster Grund ist wohl ein gewisser Missionarismus: Andere Kollegen teilhaben zu lassen an den Erfahrungen unserer Praxis. Erfahrungen, die wir selbst durchaus als ungewöhnlich empfinden und die es uns ermöglichen vielen Patienten zu helfen, die sonst ohne Hilfe geblieben wären.
Ein weiterer Grund ist der Versuch, dem Leser eine Türe zu öffnen in den faszinierenden Bereich der biophysikalischen Medizin. In einen Bereich, in dem zwar noch vieles unverständlich, unwahrscheinlich, ja phantastisch erscheint, in dem wir aber trotzdem bereits erfolgreich agieren können. Es gibt kaum andere Therapieformen, die zwar in ihrem Wirkmechanismus so schwer zu durchschauen, in der Praxis aber so unglaublich einfach zu handhaben sind, wie die biophysikalische Allergietherapie und wenige, die derart verblüffende Erfolge aufweisen können.
Dem interessierten Arzt und Therapeuten hier praktische Anweisungen zu geben, ist ein weiteres Anliegen dieses Buches.
Sollten sich betroffene oder interessierte Patienten – also Nichtärzte – mit dem Inhalt dieses Buches beschäftigen, so ist zu hoffen, daß trotz mancher, durch die medizinische Terminologie verursachter Unverständlichkeiten, eine gewisse eigene Meinungsbildung in Gang gesetzt wird, die es gestatten sollte, so manchen fragwürdigen, aber festzementierten Lehrmeinungen der Medizin in Zukunft mit einer gewissen Kritik gegenüberzustehen.
Schon jetzt, da die Entwicklung der biophysikalischen Medizin erst begonnen hat, macht sich der von den Patienten ausgeübte Druck auf Ärzte, Krankenkassen und Lehrinstitute bereits deutlich bemerkbar. Es gibt schon zu viele Allergiepatienten, die u. U. viele Jahre lang aufwendige, belastende (und für die öffentliche Hand durchaus nicht billige) medizinische Diagnose- und Behandlungsmethoden an sich erlebt und trotzdem höchstens unwesentliche Besserung oder Erleichterung erfahren haben. Wenn nun diese Patienten auf unglaublich einfache Weise in kürzester Zeit und ohne die geringste Belastung tatsächlich und unbestreitbar geheilt werden konnten, so ist es nur zu verständlich, wenn sie die offizielle Anerkennung (und Kostenerstattung) dieser Methode immer vehementer fordern.
Wir wiederholen in diesem Zusammenhang den bereits zitierten Ausspruch von VICTOR HUGO: *„Nichts ist stärker als eine Idee, deren Zeit gekommen ist!“*
Die Zeit ist zweifellos reif, unsere bisherigen Vorstellungen von der Welt, vom Leben, von der Heilkunde, von allen Phänomenen, die uns täglich

begegnen, zu überdenken und um eine neue Dimension zu ergänzen. Das betrifft jeden von uns, sei er nun Arzt oder Patient oder ganz einfach nur denkendes Individuum.
So sehr wir wünschen, den biophysikalischen Aspekt unserer Welt und speziell der Medizin in das Bewußtsein der Leser dieses Buches einfließen zu lassen, so wenig soll dieses Buch eine **Alternative** zur klassischen, schulmäßigen, wissenschaftlichen Medizin darstellen.

Was die Medizin der Zukunft braucht, ist nicht eine Polarität zwischen einer „offiziellen" und einer „alternativen" Medizin, sind nicht zwei oder mehrere, sich gegenseitig verächtlich machende Richtungen. Notwendig wäre eine Synthese der verschiedenen Standpunkte zu einem neuen, wesentlich umfassenderen Gesamtbild.

Ob diese Idealvorstellung jemals verwirklicht wird, muß allerdings fraglich bleiben, solange die Stellungnahmen der etablierten Medizin neuartigen Methoden gegenüber nicht sachlicher und begründeter werden.
Wenn die Bioresonanztherapeuten global etwa von einem Lehrstuhlinhaber der Medizin öffentlich als *„Rattenfänger des 20. Jahrhunderts"* apostrophiert werden oder wenn in einem medizinischen Massenblatt als Meinung eines Experten der Allergologie zu lesen ist, die Bioresonanztherapie heile *„Allergien, die es nicht gibt"*, und dies mit der ausschließlichen Motivation *„... daß die Kasse klingelt"*, so spricht daraus vor allem Uninformiertheit, möglicherweise auch ein kleines Quentchen Neid, sicher aber keine sachlich fundierte Kritik.
Mag sein, daß manche der von uns behandelten (und geheilten) Allergien mit den, der Schulmedizin bisher zur Verfügung stehenden Methoden nicht als solche erkennbar sind. Mag ebenso sein, daß einem ausschließlich in der Denkweise der Schulmedizin verhafteten Kollegen die Vorstellungsmöglichkeit für biophysikalische Zusammenhänge fehlt. Der Bioresonanztherapie in toto aber nach dem altbekannten Motto *„daß nicht sein kann, was nicht sein darf"* Schwindel, Rattenfängerei und Beutelschneiderei zu unterstellen, entspricht ganz sicher nicht einer Einstellung, die Verständigungsbereitschaft und Konsenswillen erkennen ließe.
Solange alte und von der Entwicklung längst überholte Lehrmeinungen von einem derart hohen Podest herab so kleinlich und eifersüchtig verteidigt werden, ohne auch nur einen Blick über die Grenzen der eigenen Vorstellungswelt zu riskieren, solange wird der dringend notwendige Konsens wohl noch auf sich warten lassen.
Wir wollen dieses Buch, von dem wir uns einen positiven Beitrag zur

Annäherung der Standpunkte erhoffen, aber nicht mit negativen, resignierenden Bemerkungen schließen.
Gefordert ist die **Jugend,** die bereits in einem zunehmenden Ganzheitsbewußtsein aufwächst und allmählich lernt, die Welt als komplexes, durch übergeordnete Mechanismen gesteuertes und sich selbst steuerndes System zu begreifen.
Dieser Jugend trauen wir zu, durch Bewahren von Bewährtem, Ausscheiden von Antiquiertem und Aufgeschlossenheit gegenüber Neuem den richtigen – in die Zukunft weisenden – Weg zu finden.
Die Bioresonanztherapie wird mit Sicherheit dabei eine wichtige Rolle spielen.

Anhang: Merkblätter für die Patienten

Wer Allergien wirklich exakt diagnostizieren und effektiv und mit bleibendem Erfolg behandeln kann, wird in kürzester Zeit von einer Lawine von Allergikern überrollt, sodaß dann oft nur mehr schwer Zeit bleibt für das unbedingt notwendige erläuternde, erklärende, beratende **Gespräch** mit dem Patienten.
In unserer Praxis hat es sich bewährt, dem Patienten ausführliche **Merkblätter** mitzugeben, die ihm die für ihn wichtigen Informationen vermitteln und immer wieder nachgelesen werden können.
Ein ausführliches Gespräch muß trotzdem stattfinden, kann aber unter Verweis auf die Merkblätter wesentlich zeitsparender geführt werden.

Kuhmilchallergie

Kuhmilcheiweiß ist praktisch bei jedem Menschen unseres Kulturkreises das erste artfremde Eiweiß, mit welchem der Körper konfrontiert wird. Vom Zeitpunkt des Abstillens an vergeht kein Tag, an dem nicht Kuhmilch in irgendeiner Form mit der Nahrung zugeführt wird. Daher sind Kuhmilchallergien häufig, ihre Bedeutung ist wesentlich größer, als allgemein angenommen wird.
Die echte Kuhmilchallergie ist immer eine Allergie gegen die Eiweißbestandteile der Milch (Kasein, Laktalbumin, Laktoglobulin). Es gibt auch Unverträglichkeiten gegen den Zuckeranteil der Milch (z. B. Laktoseintoleranz), ihnen liegt aber ein Fermentmangel und kein allergischer Mechanismus zugrunde. Unverträglichkeiten gegen den Fettanteil der Milch sind bisher nicht bekannt. (Daher verträgt der Kuhmilchallergiker **reine** Sahne und Butter ohne weiteres.)
Die **Symptome** der Milcheiweißallergie können nach Lokalisation und Ausprägung stark wechseln, auch das „Zielorgan", d. h. der Teil des Körpers, an dem sich die Allergie vorwiegend auswirkt, kann sehr verschieden sein.
Die häufigsten Zielorgane sind die **Haut** (Neurodermitis von der leichtesten bis zur schwersten Form) und der **Darm** (allgemeine Neigung zu Verdauungsbeschwerden, Durchfallneigung, unspezifische Colitis, Colitis mucosa, Colitis ulcerosa, viele Fälle von Crohn'scher Krankheit). Bei Säuglingen im ersten Lebensjahr ist eine Milchallergie häufig Ursache von **Unruhe** und **Blähungsneigung.** Bei nahezu der Hälfte aller „Schreikinder" besteht eine Unverträglichkeit für Kuhmilcheiweiß.
Die wichtigste Maßnahme bei jeder Kuhmilchallergie – unabhängig von Zielort und Symptomatik – ist das völlige Weglassen von Kuhmilch, Kuhmilchprodukten und kuhmilchhaltigen Nahrungsmitteln im weitesten Sinn.

Kuhmilchfreie Ernährung

Zu verstehen ist darunter nicht etwa nur das Weglassen von Milch und Milchprodukten wie Käse, Topfen (Quark), Joghurt etc. aus der Nahrung, sondern die völlige Ausschaltung der Milchinformation. Es geht dabei um die biophysikalische Schwingungsinformation, die jede Substanz in unserem Kosmos aufweist, wobei jede Substanz ihr eigenes, streng spezifisches Schwingungsspektrum hat. Wir sprechen daher auch vom „biophysikalischen Code" und bezeichnen das Vermeiden jeglichen Kontakts

nicht nur mit der Substanz selbst, sondern eben auch mit der rein physikalischen Information, als **„Code-Karenz“**.
Es hat sich gezeigt, daß bei manchen Allergie-Patienten die Überempfindlichkeit gegen ihr Allergen so groß sein kann, daß tatsächlich schon bei Kontakt mit der völlig materiefreien Information der Substanz, starke und stärkste Reaktionen auftreten können. Speziell für Neurodermitispatienten ist diese Erkenntnis von größter Bedeutung.
In der völligen Ausschaltung jeder Milchinformation, sei sie in der Nahrung versteckt oder in irgendeiner Form im Umfeld des Patienten präsent, liegt die eigentliche Schwierigkeit mit Kuhmilchallergie.
Sinn dieses Merkblattes ist es, für den Begriff der exakten **Kuhmilchkarenz** Verständnis zu wecken und allgemeine Ratschläge zu geben. Die pausenlose Aufmerksamkeit und der detektivische Spürsinn, die zur praktischen Durchführung nötig sind, lassen sich dadurch nicht ersetzen.
Die folgende Aufzählung von Nahrungsmitteln, die regelmäßig oder nur in manchen Produkten Milcheiweiß enthalten, kann auf keinen Fall vollständig sein. Sie muß vor allem nach den individuellen Ernährungsgewohnheiten und dem lokalen Nahrungsmittelangebot ergänzt werden. Es hat sich bewährt, sich einer lokalen Interessensgruppe oder Selbsthilfegruppe (z.B. für Neurodermitis) anzuschließen, um Erfahrungen über lokale Möglichkeiten, Gefahren etc. bei Kaufleuten, Bäckern, Fleischern, Reformhäusern etc. austauschen zu können.

Nahrungsmittel, die immer Milcheiweiß enthalten:

Kuhmilch in roher, gekochter, pasteurisierter Form, auch haltbar gemacht, konzentriert, kondensiert, gefriergetrocknet als Pulvermilch etc. (Magermilchpulver ist ein billiger und daher beliebter Zusatz zu vielen Fertig- und Halbfertignahrungsmittelprodukten).
Alle auf Milchbasis hergestellten **Babynahrungen** (auch als sog. „adaptierte“ oder „teiladaptierte“ Nahrung, wie z.B. NAN, Beba, Pre-Aptamil, Aptamil, Milumil, Humana usw.) auch sogenannte „Heilnahrungen“ (HN-25, Humana-Heilnahrung etc.) enthalten Magermilchpulver.
Bei den sogenannten „hypoallergenen Narungen“ (= „HA-Nahrungen“) ist das Kuhmilcheiweißmolekül in kleinere Bausteine zerteilt. Für die exakte Code-Karenz sind sie ungeeignet.
Molkereiprodukte wie Topfen (Quark), Joghurt, Kefir, Sauermilch, Fruchtjoghurt, Fruchtzwerge, Obstgarten, Crème fraîche, Molke, Latella usw. Alle Käsesorten, auch Hartkäse, Parmesan.
Backwaren mit von vornherein bekanntem Milchanteil (Milchbrot, Zopfbrot, „Kartoffelbrot“, Brioche etc.) Fertigbackwaren und sog. Knabbergebäck (Soletti, Goldfischli, Crackers etc.).

Knödel (= Klöße) als Semmel- oder Kartoffelknödel, auch tiefgefroren oder als Halbfertigprodukt.
Konditoreiwaren wie Torten, Kuchen, Kekse usw.
Speise-Eis in allen Varianten, auch Softeis, Halbgefrorenes.
Schokolade in praktisch jeder Form. Auch die beliebten „Riegel", z.B. Bounty, Mars, Milkyway, Kindermilchschnitte etc.

Nahrungsmittel, die Milcheiweiß enthalten können:

Butter: Butter besteht an sich nur aus dem Fettanteil der Milch und wird in **reiner** Form vom Milchallergiker gut vertragen. Die Erfahrung zeigt aber, daß die meisten von Großmolkereien hergestellten Buttersorten Spuren von Milcheiweiß enthalten. Bauernbutter ist meistens frei von Milcheiweiß, sollte aber sicherheitshalber getestet werden.
Sahne: Auch hier gilt: **Reine Sahne** ist verträglich, im Zweifelsfall sollte vor Verwendung sicherheitshalber getestet werden. (Verträgliche Sahne kann – mit Wasser verdünnt – als Milchersatz verwendet werden, allerdings muß auf die Dauer das Fehlen des Eiweißanteiles bedacht werden.)
Margarine: Abgesehen davon, daß Margarine als industrielles Kunstprodukt durchaus nicht so „gesund" ist, wie vielfach von der Werbung dargestellt, enthalten die meisten Margarinesorten relativ große Anteile an Milcheiweiß. Ausnahmen sind manche Reformhausmargarinen.
„Kuhmilchfreie" Käsesorten: Fast alle vom Milchhandel, Handelsketten, Supermärkten etc. angebotenen „Ziegenkäse"- und „Schafkäse"-Sorten enthalten bis zu einem Drittel Kuhmilch (das Verkaufspersonal weiß darüber meist nicht Bescheid). Um sicherzugehen sollte man diese Käsesorten nur beim Produzenten direkt (Ziegenbauer, Bauernmarkt) besorgen.
Teigwaren: Teigwaren sind eine häufige Fehlerquelle, sie enthalten oft Milchanteile, diese sind aber praktisch nie auf der Verpackung deklariert. Man kann davon ausgehen, daß alle italienischen Teigwaren (Spaghetti, Makkaroni, Ravioli, Bandnudeln, Suppennudeln, Lasagne etc.) unverträglich sind. Die in Österreich hergestellten Teigwaren der Fa. Recheis sind im allgemeinen frei von Milcheiweiß, abgesehen von Produkten mit der Aufschrift „nach italienischem Rezept".
Brot und **Backwaren** in jeder Form erfordern von allen Nahrungsmitteln die größte Aufmerksamkeit und das größte Mißtrauen. Die Ursache dafür liegt vorwiegend in den vom Bäcker verwendeten „Backtriebmitteln", die häufig auf Milchbasis hergestellt werden. Der Milchanteil ist auf dem Produkt nicht deklariert und daher auch dem Bäcker nicht bekannt, im Produkt selbst auch nicht relevant. Es handelt sich hier um ein typisches, aber praktisch außerordentlich wichtiges Beispiel für die reine Informationswirkung des Milcheiweißmoleküls.

Praktische Konsequenz: Brot selbst backen oder durch Test immer wieder kontrollieren lassen!
Wurst- und Fleischwaren: Beimengungen von Milch (meist Magermilchpulver) zu Wurst- und Fleischwaren sind zwar nach dem Lebensmittelgesetz verboten, kommen aber vor. Auch hier muß im Zweifelsfalle getestet werden.
Getreideflockenpräparate: Die speziell in der Kinderernährung häufig verwendeten Getreidepräparate (Reisflocken, Haferschleim, Dreikornflocken, Miluvit), aber auch andere, speziell für die Kinderernährung bestimmte Produkte (z.B. „Kindergrieß") enthalten – obwohl sie zum Mischen mit Milch vorgesehen sind und ein Milchzusatz nicht deklariert ist – in Spuren Milcheiweiß! Bei milchallergischen Kleinkindern sollte man alle derartigen Fertigprodukte sicherheitshalber meiden und Haferflocken, Reis, Grieß etc. im Originalzustand verwenden.
Suppen- und Saucenkonzentrate: Handelsübliche Suppenwürfel wie beispielsweise Knorr oder Maggi erweisen sich fast immer für Kuhmilchallergiker als problematisch; die im Reformhaus erhältlichen Rigolta- oder Cenovis-Würfel sind meist erlaubt.
Ketchup, Senf und ähnliche Industrieprodukte sollten immer getestet werden. Manche Fabrikate sind verboten.
Sauerkraut wird oft mit Molke eingestampft und muß daher immer getestet werden.

Wichtiger Hinweis:
Bei Patienten mit **schwerer** Neurodermitis in hochsensibler Phase kann es notwendig sein, für eine gewisse Zeit sämtliche in irgendeiner Form milchhaltigen Produkte aus dem gesamten Wohnbereich des Patienten zu entfernen. Schon das Hantieren mit Milch, Wärmen, Kochen etc. durch eine andere Person kann über die **reine immaterielle Information** (= das spezifische biophysikalische Schwingungsmuster) schwere Reaktionen auslösen. Auch das Wärmen der Milch im Mikrowellenherd erzeugt nach dem Öffnen des Herdes eine starke Milchbelastung des betreffenden Raumes. Aus denselben Gründen sollten während solcher sensibler Krankheitsphasen auch Lebensmittelgeschäfte, Supermärkte, ganz besonders aber alle Milch- und Käsegeschäfte gemieden werden. (Siehe Merkblatt Hyperergie.)

Ersatzmöglichkeiten für Kuhmilch

Ziegenmilch wird von den meisten Kuhmilchallergikern vertragen und kann problemlos als Ersatz für alle Verwendungszwecke eingesetzt werden. Bei Kindern, die über lange Zeit ausschließlich oder vorwiegend mit

Ziegenmilch ernährt werden, sind regelmäßige Blutbildkontrollen nötig, um das Auftreten einer „Ziegenmilchanämie“ (sehr selten) rechtzeitig zu erkennen.

Schafmilch ist zwar nicht überall erhältlich, aber als Kuhmilchersatz ebenso geeignet wie Ziegenmilch.

Stutenmilch ist von ihrer Zusammensetzung her besonders für Kinder und hautempfindliche Patienten geeignet, sie kann tiefgefroren bezogen werden.

Sojamilch enthält hochwertiges pflanzliches Eiweiß und wird vor allem für milchfreie Säuglingsnahrungen (Milupa-Som, Bebenago, Lactopriv) verwendet. In Reformhäusern sind Sojamilchprodukte in verschiedener Form regelmäßig erhältlich.

Weizenallergie

Nach der Kuhmilch ist der Weizen das zweite Fremdeiweiß im Leben jedes Menschen, mit dem der Körper zwangsläufig konfrontiert wird. Ab ca. dem zweiten Lebensjahr vergeht mit Sicherheit kein Tag, an dem nicht Weizen in irgendeiner Form dem Körper zugeführt wird.
Zudem ist Weizen mit Abstand **die** Pflanze, die seit Jahrhunderten weitaus am meisten züchterisch manipuliert und verändert wurde. Die Weizenernten sind in allen Agrarländern der Welt ein Wirtschaftsfaktor ersten Ranges, daher werden immer neue Mittel und Techniken eingesetzt, um die Erträge immer weiter zu steigern. Diese Überzüchtung bringt zwar große Ernten, aber offensichtlich auch eine Zunahme der **Allergenpotenz,** d. h. immer mehr Menschen entwickeln Allergien gegen Bestandteile des Weizenkornes. (Interessanterweise sind Allergien gegen Dinkel, die Urform des Weizens, praktisch unbekannt!)
Die hier besprochene „echte Weizenallergie" ist eine meist in früher Kindheit, auf der Basis einer gewissen ererbten „Begabung" für allergische Reaktionen, entstandene Überempfindlichkeit gegen das **Weizenprotein,** also den Eiweißanteil des Weizenkornes.
Wichtig ist die Unterscheidung von dem völlig andersartigen Krankheitsbild der Gliadin-Überempfindlichkeit. Das Gliadin ist ein in mehreren Getreidesorten (auch Roggen, Gerste, Hafer) enthaltenes **Klebereiweiß.** Eine Überempfindlichkeit führt zum Krankheitsbild der Zöliakie mit Beeinträchtigung der Dünndarmfunktion, auffallend voluminösen, oft fettglänzenden Stühlen und zunehmender Gedeihstörung.
Die **„echte Weizenallergie"** ist sehr viel häufiger als die Gliadinüberempfindlichkeit, aber erstaunlicherweise so gut wie unbekannt. Der Weizenallergiker kann von dem höheren Bekanntheitsgrad der Gliadinüberempfindlichkeit und dem großen Angebot an gliadinfreien Nahrungsmitteln kaum profitieren. „Gliadinfrei" bedeutet nicht automatisch auch „weizenfrei", weil in vielen glutenfreien Nahrungsmitteln z. B. Weizenstärke oder Weizenöl enthalten sind, die für den Gliadinallergiker unbedenklich, für den Weizenallergiker aber verboten bleiben.
Die durch die Weizenallergie verursachten Krankheitserscheinungen können sehr verschieden sein. Die wichtigsten „Zielorgane" sind die **Haut** (Neurodermitis in den verschiedensten Ausprägungen, speziell im Gesicht, am Hals und an den Händen und Füßen) und die **Bronchien** (Neigung zu spastischer Bronchitis, übererregbares Bronchialsystem, echtes „endogenes" Asthma bronchiale). Gelegentlich ist auch der Darm betroffen (Colitis, Crohn'sche Erkrankung). Auch langdauernde unerklärliche

Temperatursteigerungen, Anfälle von Herzjagen oder Herzrhythmusstörungen oder Phasen auffallender Müdigkeit usw. können Folgen einer Weizenallergie sein.
Die wichtigste Maßnahme bei jeder Weizenallergie, unabhängig von Zielort und Symptomatik, ist das völlige Weglassen von Weizen, Weizenprodukten und weizenhaltigen Nahrungsmitteln im weitesten Sinn.

Weizenfreie Ernährung

Zu verstehen ist darunter nicht etwa nur das Weglassen von Weizen und Weizenprodukten wie Brot, Backwaren, Teigwaren etc. aus der Nahrung, sondern die völlige Ausschaltung der Weizeninformation. Es geht dabei um die biophysikalische Schwingungsinformation, die jede Substanz in unserem Kosmos aufweist, wobei jede Substanz ihr eigenes, streng spezifisches Schwingungsspektrum hat. Wir sprechen daher auch vom „biophysikalischen Code" und bezeichnen das Vermeiden jeglichen Kontakts nicht nur mit der Substanz selbst, sondern eben auch mit der rein physikalischen Information als **„Code-Karenz"**.
Es hat sich gezeigt, daß bei manchen Allergie-Patienten die Überempfindlichkeit gegen ihr Allergen so groß sein kann, daß tatsächlich schon bei Kontakt mit der völlig materiefreien Information der Substanz, starke und stärkste Reaktionen auftreten können. Speziell für Neurodermitispatienten ist diese Erkenntnis von größter Bedeutung.
In der völligen Ausschaltung jeder Weizeninformation, sei sie in der Nahrung versteckt oder in irgendeiner Form im Umfeld des Patienten präsent, liegt die eigentliche Schwierigkeit für den Patienten mit Weizenallergie.
Sinn dieses Merkblattes ist es, für den Begriff der exakten Weizenkarenz Verständnis zu wecken und allgemeine Ratschläge zu geben. Die pausenlose Aufmerksamkeit und der detektivische Spürsinn, die zur praktischen Durchführung nötig sind, lassen sich dadurch nicht ersetzen.
Die folgende Aufzählung von Nahrungsmitteln, die regelmäßig oder nur in manchen Produkten Weizen enthalten, kann auf keinen Fall vollständig sein. Sie muß vor allem nach den individuellen Ernährungsgewohnheiten und dem lokalen Nahrungsmittelangebot ergänzt werden. Es hat sich bewährt, sich einer lokalen Interessensgruppe oder Selbsthilfegruppe (z.B. für Neurodermitis) anzuschließen, um Erfahrungen über lokale Möglichkeiten, Gefahren etc. bei Kaufleuten, Bäckern, Fleischern, Reformhäusern etc. austauschen zu können.

Nahrungsmittel, die immer Weizeneiweiß enthalten:

Brot: Fast jedes gekaufte Brot, auch wenn es als „reines Roggenbrot, Dinkelbrot" etc. deklariert ist, enthält mehr oder weniger große Beimengungen von Weizen! Das gilt auch für Knäckebrot und viele andere Backwaren. Backen Sie ihr Brot am besten selbst oder verwenden Sie nur Brot aus ganz verläßlicher Quelle (am besten getestet!).
Mehl: Wenn Sie weizenfreies Mehl (z. B. Dinkel, Roggen etc.) im Reformhaus kaufen, vergewissern Sie sich, daß nicht vorher in der gleichen Getreidemühle Weizen gemahlen wurde. Auch zu Hause muß auf eventuelle Reste von Weizenmehl in der Getreidemühle, in Behältern etc. geachtet werden.
Weizengrieß in allen Varianten.
Babynahrung: Industriell gefertigte Babynahrung, soferne sie nicht ausdrücklich als weizenfrei oder glutenfrei deklariert ist.
Konditoreiwaren: Kuchen, Torten, Kekse, Waffeln, praktisch alle Fertigbackwaren.
Semmelbrösel: Vorsicht bei allen panierten Speisen, auch Fertiggerichten.
Teigwaren: Alle nicht ausdrücklich als weizenfrei oder glutenfrei deklarierten Nudeln, Hörnchen, Spaghetti, Makkaroni, Ravioli, Spätzle etc.
Knödel (= Klöße), auch tiefgefroren oder als Halbfertigprodukt.
Kartoffelknödel (Kartoffelklöße) mit oder ohne Fülle (z. B. Marillenknödel, Zwetschgenknödel etc.)
Germknödel (= Hefeklöße) und alle ähnlichen Hefeteigfertigprodukte.
Weizenkleie (oft in Präparaten zur Verdauungsregulierung).
Weizenkeime (in vielen Reformprodukten, Weizenkeimöl siehe Pflanzenöle!)
Hostien: Unterrichten Sie den Geistlichen unbedingt von der Weizenallergie Ihres Kindes! Hostien lassen sich auch aus Dinkelmehl herstellen.
„Salzteig" wird nicht zum Verzehr, sondern zum Formen verwendet. Schon die reine Manipulation damit kann genügen, um eine allergische Reaktion auszulösen!

Nahrungsmittel, die Weizen enthalten können:

Weizenmehl ist ein billiges Verdickungs- und Füllmittel und wird vielen industriell gefertigten Nahrungsmitteln zugesetzt. Die Deklarierungspflicht (Angabe auf der Verpackung) wird bei weitem nicht immer eingehalten, ansonsten achte man auf Bezeichnungen wie „Getreidebindemittel", „Getreideeiweiß", „Pflanzeneiweiß", „Zwiebackmehl", „Keksmehl" etc.

Milchprodukte: Joghurt (z.B. Aktiv-Joghurt mit Weizenkleie oder Birchermüsli), eingedickte Haltbarmilch, Käseaufstriche.
Fleischwaren: Fleischlaibchen, Leberkäse, Frankfurter Würstchen, Extrawurst, Aufschnittwurst, Fleischaufstriche, Pasteten, Fleischkonserven. Alle panierten oder mit Mehl zubereiteten Fertigfleischwaren.
Eine nahezu unbekannte (jedenfalls durchschnittlich unbeachtete) Fehlerquelle in Wurstwaren sind „gehärtete Pflanzenfette", die in Hart- und Dauerwürsten etc. Verwendung finden und fast immer die Weizeninformation enthalten.
Fischfertigprodukte: Fischstäbchen, Fischlaibchen, Fisch mit Teig oder Panade.
Gemüse: Viele Gemüsefertiggerichte, Gemüsesuppe etc., Gemüsekonserven mit Soße, Instantkartoffelpulver (z.B. Pfanni).
Suppen: Fertigsuppen und Suppenkonserven, Suppenwürfel (Maggi, Knorr).
Saucen und Gewürze: Suppenwürze, Currypulver.
Pflanzenöle sind wenig beachtete, aber häufige Fehlerquellen. Sehr viele hochwertige Speiseöle (z. B. Sonnenblumenöl, Maiskeimöl, Distelöl, viele Olivenöle) enthalten in irgendeiner Form die Weizeninformation. Der Weizenallergiker sollte grundsätzlich nur ein ausgetestetes Speiseöl verwenden.
Für **Margarine** gilt praktisch dasselbe wie für die Pflanzenöle. Die meisten auf Pflanzenfettbasis hergestellten Margarinesorten enthalten die Weizeninformation.
Auch **Senf, Ketchup, Fertigmayonnaisen, Salatdressings** als typische ölhaltige Produkte sollten grundsätzlich nur in getesteter Form verwendet werden.
Kartoffelchips oder **Pommes frites** als Fertigprodukt sind oft in weizenhaltigen Ölen frittiert.
Backpulver: (z.B. Haas)
Getränke: Fertige Kakaogetränke, Trinkschokolade, Milchfertiggetränke, Weizenbier.
Süßigkeiten: Schokoladeprodukte (z.B. Smarties enthalten Keksmehl!), Speiseeis, fertige Puddingspeisen, Mousse, „Kinderdesserts" als Fertigprodukt, „Riegel" wie Mars, Bounty, Milkyway, Müsliriegel, Fruchtriegel.

Wichtiger Hinweis:
Bei Patienten mit schwerer Neurodermitis in hochsensibler Phase kann es notwendig sein, für eine gewisse Zeit sämtliche in irgendeiner Form weizenhaltigen Produkte aus dem gesamten Wohnbereich des Patienten zu entfernen! Schon das Hantieren z.B. mit Mehl oder Brot etc. durch eine

andere Person kann über die reine **immaterielle Information** (= die spezifische biophysikalische Schwingungsinformation) schwere Reaktionen auslösen!
Aus denselben Gründen sollten während solcher Krankheitsphasen auch Lebensmittelgeschäfte, Supermärkte, speziell aber alle Bäckereien und Konditoreien gemieden werden. (Siehe Merkblatt Hyperergie.)

Ersatzmöglichkeiten für Weizen:

Der logischste und vollwertigste Ersatz für Weizen ist **Dinkel.** Er ist der Vorläufer unseres Kulturweizens, hat aber ein anderes Eiweißmolekül und ist für den Weizenallergiker (nicht aber für den Glutenempfindlichen!) immer verträglich. Die Verarbeitung erfolgt identisch wie beim Weizen. Auch alle anderen Getreidesorten (Roggen, Gerste, Hafer, Buchweizen etc.) sind im allgemeinen verträglich und können als Ersatz herangezogen werden.
Bei allen Ersatzgetreidesorten muß auf eventuelle **Verunreinigungen** durch einzelne Weizenkörner geachtet werden, welche beim Lagern, Abfüllen und Hantieren relativ leicht möglich sind.

Hyperergie

Die Empfindlichkeit des Allergikers gegenüber seinen Allergenen ist kein unveränderliches Faktum, sie kann im Gegenteil in außerordentlich weiten Grenzen schwanken. Speziell bei Patienten mit chronischen Allergien kann es über verschiedene Mechanismen zu geradezu dramatischen Steigerungen der Sensibilität kommen. Wir sprechen dann von **„Hyperergie“** und betonen damit die Erhöhung der Überempfindlichkeit gegenüber der normalen Allergiereaktion.
Bei diesen Patienten – fast immer handelt es sich um ausgesprochen schwere Neurodermitisfälle – können tatsächlich **unvorstellbar kleine Allergenmengen** starke Reaktionen auslösen.
Hyperergе Phasen sind in der Regel nicht von Dauer, können aber doch mehrere Wochen bis Monate bestehen bleiben. Besonders häufig entstehen sie in der Zeit unmittelbar nach der Demaskierung der Allergie, also im Beginn der Allergenkarenz, aber auch in **Zeiten vermehrter Belastung, psychischer Spannungen, Krankheiten im weitesten Sinne** usw.

Regeln für die Allergenkarenz im Stadium der Hyperergie

Sämtliche in irgendeiner Form allergenhaltigen Produkte müssen nicht nur aus der Nahrung, sondern **auch aus der Wohnung und dem Umfeld des Patienten entfernt werden.**
Schon das **Hantieren** mit dem Allergen, speziell aber **Wärmen, Kochen, Backen** etc. durch eine andere Person, bedeutet Freiwerden der Allergeninformation und kann schwere Reaktionen auslösen. Auch das Wärmen von Milch oder milchhaltigen Produkten in einem Mikrowellenherd erzeugt nach dem Öffnen des Herdes für mehrere Stunden eine starke Milchbelastung des betreffenden Raumes. Für Weizenallergiker ist z. B. der Aufenthalt in Räumen, in denen innerhalb der letzten Stunden weizenhaltige Speisen (z. B. Teigwaren, Knödel, etc.) gekocht oder gewärmt, Kuchen gebacken, weizenhaltiges Brot getoastet wurde usw., absolut verboten. Aus denselben Gründen müssen grundsätzlich auch alle Lebensmittelgeschäfte, Supermärkte, Konditoreien, Bäckereien etc. gemieden werden. Auch das Risiko jeden Restaurantbesuches sollte dem Patienten

bewußt sein. Bei Besuch in anderen Wohnungen muß darauf geachtet werden, daß nicht am gleichen Tag mit dem Allergen hantiert, gekocht oder gebacken wurde.

> Die Überempfindlichkeit kann so groß sein, daß sogar der Kontakt mit Personen, die selbst das für den Patienten als Allergen wirkende Nahrungsmittel zu sich genommen haben, massive Reaktionen auslöst.

(Wir geben bei Hyperergikern den Rat, daß sich alle in derselben Wohnung lebenden Familienmitglieder gleichfalls der strengen Allergenkarenz unterziehen sollten.)
Stillende Mütter von Neurodermitiskindern sollten wissen, daß ihr Säugling die **Muttermilch** u. U. nicht verträgt, solange sie nicht selbst milchfrei leben. Ein Muttermilchtest gibt in diesen Fällen rasch Auskunft über diese wichtige Frage.

Darm-Mykose

Eine Besiedelung des Darmes mit Pilzen – fast immer handelt es sich um den Hefepilz **Candida albicans** – ist im Rahmen des Gesamtthemas „Allergie“ ein wichtiger und immer zu berücksichtigender Faktor. Speziell bei allen schwereren Formen chronischer Allergien, bei der Neurodermitis, aber auch bei den chronisch-entzündlichen Darmerkrankungen wie Colitis ulcerosa und Crohn'scher Krankheit, spielt die Darm-Mykose für die Ausprägung der Symptome und für den Verlauf der Erkrankung oft eine entscheidende Rolle.
Alle Pilze brauchen zum Existieren eine organische Kohlenstoffquelle, weil sie nicht imstande sind, aus Kohlendioxyd und Wasser Kohlenhydrate aufzubauen. Die wichtigste und am leichtesten zugängliche Quelle für organischen Kohlenstoff sind alle einfachen Zuckerarten wie Traubenzucker, Fruchtzucker, Rohr- und Rübenzucker, Malzzucker etc.
Je mehr Zucker den Pilzen zur Verfügung steht, umso besser gedeihen sie. In einer einzigen Nacht können sie ihre Zahl mehrmals verdoppeln; entscheidend dafür ist das Angebot an verwertbaren Kohlenhydraten, wie sie z.B. in Süßigkeiten aller Art, Schokolade, Mehlspeisen, Honig, süßen Getränken, süßem Obst, Kompotten, Marmeladen usw. enthalten sind.
Neben dem Vermeiden zuckerhaltiger Nahrungsbestandteile ist es wichtig, die Hefenester im Dünndarm und Dickdarm auf mechanische Art zu beseitigen. Dazu dient die reichliche Zufuhr von Ballaststoffen, wobei z.B. Gemüse und Salate auch in stark zerkleinerter Form zugeführt werden können. Die ausräumende Wirkung von Pflanzenfasern ist besonders wirksam, wenn die Zufuhr mehrmals täglich erfolgt.
Neben der richtigen Ernährung ist auch die Beachtung einiger grundlegender hygienischer Maßnahmen wichtig. Alle Mühe, den Darm mit pilzfeindlicher Diät und Arzneimitteln pilzfrei zu bekommen, ist vergebens, wenn in der **Mundhöhle** kariöse Zähne, Zahnstein, Zahnfleischtaschen und Zahnprothesen als Pilzreservoir vorhanden sind.
In jedem Falle sollte vor Beginn der antimykotischen Therapie die Zahnbürste gewechselt und eine mundhygienische Sanierung durch den Zahnarzt durchgeführt werden.
Die folgenden diätetischen Hinweise basieren auf den grundlegenden Arbeiten von H. Rieth. Die Dauer der diätetischen Maßnahmen hängt vom Ausmaß der Pilzbesiedelung ab. In der Regel muß die strenge Diät über mindestens zwei Wochen eingehalten werden, jedenfalls während der Dauer der medikamentösen antimykotischen Therapie. Anschließend sollte noch für einige Wochen eine gemäßigte zuckerarme Kost eingehalten werden.

Regeln für die pilzreduzierende Kost

Verboten sind:

- Zucker in jeder Form, auch Traubenzucker, Fruchtzucker, Honig, Konfitüren, Schokolade, zuckerhaltige Mehlspeisen wie Kuchen, Torten, Kekse, Hefegebäck.
- Süßes Obst (roh oder gekocht), speziell Weintrauben, Orangen, Pfirsiche, Pflaumen etc.
- Süße Obst- oder Traubensäfte, Limonaden, Colagetränke, Bier, Whisky, süße Weinsorten etc.
- Weißmehlprodukte und Teigwaren (geringe Mengen erlaubt).

Erlaubt sind:

- Vollkornbrot, Knäckebrot (in mäßigem Umfang).
- Fleisch und Wurstwaren (außer paniert), Fisch, Eier.
- Kartoffeln,Wurzelgemüse (roh und gekocht), Salate, Spinat, Tomaten, Gurken, Radieschen, Rettich, Hülsenfrüchte, Kohlrabi.
- Reis in geringen Mengen.
- Sauerkraut (roh und gekocht), Zwiebeln, Knoblauch, Gartenkräuter.
- Milch, Käse, Sauermilchprodukte (ungesüßt), Butter.
- Saures Obst, Zitronen, saure Äpfel (nicht mehr als ein halber pro Tag).
- Kompott von sauren Früchten (ohne Zucker).
- Kaffee, Tee (ohne Zucker), Mineralwasser, trockene Weine.
- Salz und Gewürze.
- Zuckerfreie Süßstoffe (Saccharin, Cyclamat).

Zur Beachtung:

Weizenkleie, zu Abführzwecken genommen, bläht unter Umständen sehr stark. Auch grobe Vollkornbrotsorten können individuell zu Blähungen führen.

Literaturverzeichnis

Aberer, W.: Zit bei *Berger, K.*: Allergie-Therapien sind neu zu überdenken, Öst. Ärztezeit. 15/16 (1992) 31–34

Adey, W. R.: The cellular microenvironment and signaling trough cell membranes. Loma Lunda University School of Medicine, Calif. ISSN (1988) 81–106

Altrock, TH.: Zit. bei *Brügemann*: Welche Varianten der Allergie-Entlastungs- und Löschtherapie werden von BICOM-Anwendern praktiziert. Hauszeitschr. der Brügemann GmbH. 6 (1993).

Ashton, R. E., Jones, R. R., Griffiths, A.: Juvenile plantar dermatosis. A clinicopathologic study. Arch. Dermatol. 121 (1985) 225

Bachler, K.: Erfahrungen einer Rutengängerin. Veritas-Verlag, Linz-Wien-Passau 1977

Barnothy, M. F. (Hrsg.): Biological Effects of Magnetic Fields. Plenum Press, New York 1964

Becker, R. O.: Der Funke des Lebens. Scherz, Bern-München 1990

Behrendt, H.: Vortrag Hamburg 1991, Zit. Medical Tribune 18, (1991) 4

Berger, K.: Allergie-Therapien sind neu zu überdenken. Öst.Ärztezeit. 15/16 (1992) 31–34

Bergsmann, O.: Zit. bei Pflaum, H.: Praktikum der Bioelektronischen Funktions- und Regulationsdiagnostik (BFD) Haug, Heidelberg 1979

Bergsmann, O.: Bioelektronische Funktionsdiagnostik. Haug, Heidelberg 1979

Bruegemann, H. (Hrsg): Diagnose- und Therapieverfahren im ultrafeinen Bioenergie-Bereich. Haug, Heidelberg 1985

Bruegemann, H. (Hrsg): Bioresonanz- und Multiresonanz-Therapie. Haug, Heidelberg 1990

Brügemann, H.: Anfänge und Weiterentwicklung der Bioresonanz-Allergietherapie über mehr als ein Jahrzehnt.Gesicherte Erfahrungen und Zukunftsaufgaben. RTI-Heft 9, Brügemann-Institut 1991

Brügemann, H.: Bioresonanz-Therapie = Allergietherapie?. Bioresonanztherapie II, No. 5, 1992

Brügemann, H.: Welche Varianten der Allergie-Entlastungs- und Löschtherapie werden von BICOM-Anwendern praktiziert. Hauszeitschr. der Brügemann GmbH. 6 (1993).

Capra, F.: Wendezeit, Bausteine für ein neues Weltbild. Scherz, Bern 1983

Choy, R. V. S., J. A. Monro, C. W. Smith: Electrical sensitivities in allergical patients. Clin. Ecology 4, (1988) 93–102.

Coca, A. F.: Der Puls-Test. Hyperion, Freiburg 1958

Coombs, R. R. A., P. G. H. Gell: The classification of allergic reactions underlying disease in Clinical aspects of immunology. Davis, Philadelphia (1963) 317

Cornelissen, G.: Zit bei *H. Brügemann*: Welche Varianten der Allergie-Entlastungs- und Löschtherapie werden von BICOM-Anwendern praktiziert. Hauszeitschr. der Brügemann GmbH. 6 (1993).

De la Fuye , R.: Zit nach *Kramer*: Lehrbuch der Elektroakupunktur. Haug, Heidelberg 1979

del Giudice, E., S. Dolia, M. Milani, G. Vitello: A quantum field theoretical approach to the collective behaviour of biological systems, Nuclear Physics B 251 (FS 13) (1985) 375–400

Djurup, R., O. Osterballe: IgG subclass antibody response in grass pollen-allergic patients undergoing spezific immunotherapy. Allergy 39 (1984) 433–441

Dufkova, E.: Zit bei H. Brügemann: Welche Varianten der Allergie-Entlastungs- und Löschtherapie werden von BICOM-Anwendern praktiziert. Hauszeitschr. der Brügemann GmbH. 6 (1993).

Dukor, P., Kallos, P., Schlumberger, H. D., West, G. B. (Hrsg.): Pseudoallergic reactions. Karger, Basel 1980

Dumitrescu, I. E.: Akupunkturpunkte als Informationszentren. Hufeland-Journal 4 (1989)

Dürr, H. P.: Das Netz des Physikers. Hanser Verl.1988

Findeisen, D. G. R.: Allergie, immunbiologische Fakten, Probleme und Tendenzen. München – Deisenhofen, 4. Aufl. 1983

Frankland, A. W., R. Augustin: Prophylaxis of summer hayfever and asthma: a controlled trial comparing crude grass pollen extracxts with the isolated main protein component. Lancet 1 (1954) 1055

Freed, D.: Zit. in Paterson, B.: Allergisch – was tun? Pietsch-Verlag, Stuttgart 1986

Gerrard, J.: Allergy in breast-fed babies to ingredients in breast milk. Ann.Allergy 42 (1979) 69–72

Grigoriu, D., Delacretaz, J., Borelli, D.: Lehrbuch der medizinischen Mykologie. Huber, Bern 1984

Gurwitsch. A.: Das Problem der Zellteilung. J. Springer, Berlin 1926

Gurwitsch. A.: Die mitogenetische Strahlung. J. Springer, Berlin 1932

Hanifin, J. M.: On the significance of the trichophyton reactivity in atopic dermatitis. Acta Derm.Venerol. 92 (Suppl.) (1980) 86

Hanzl , G. S.: Von der Morphologie zur Kybernetik. Ärztezeitschr. f. Naturheilverf. 31 (1990) 843

Hanzl, G. S.: Paradigmawechsel in der Medizin. Erfahrungsheilk. 39 (1990) 618

Hanzl, G. S.: Der kybernetische Aspekt von Immunstörungen und seine neuen diagnostisch-therapeutischen Möglichkeiten. Erfahrungsheilk. 11, (1992) 790–794

Hartmann, E.: Krankheit als Standortproblem. Haug, Heidelberg 1967

Hattewig, G., B. Kjellmann: Clinical symptoms and IgE-responses to common food proteins in atopic and healthy children. Clin. Allergy 14 (1984) 551–559

Hauss, R.: Intestinalmykose – Provokationsfaktor bei der Nahrungsmittelallergie. Erfahrungsheilk. 10a (1990) 654

Heine, H.: Lehrbuch der biologischen Medizin, Grundlagen und Systematik. Hippokrates, Stuttgart 1991

Hennecke, J.: Löschen von Allergien ohne Karenz, RTI-Heft 10, Brügemann-Institut, Gauting 1992

Hennecke, J.: Zusätzliche Erkenntnisse zur Allergie-Therapie ohne Allergen-Karenz. RTI-Heft 10, Brügemnann-Institut, Gauting 1992

Ishizaka, K., T. Ishizaka: Identification of IgE-antibodies as a carrier of reaginic activity. J. Immunol.99 (1967) 1187

Johansson, S. G. O., H. Bennich: Immunological studies of an atypical (myeloma) immunoglobulin. Immunology 73 (1967) 381

Jones, H. E.: The atopic chronic dermatophytosis syndrome. Acta Derm.Venerolog. 92 (Suppl.) (1980) 81–85

Katz, A. J.: Zit. bei *Roitt, I. M., J. Brostoff, D. K. Male*: Kurzes Lehrbuch der Immunologie. G. Thieme, Stuttgart 1987

Kaznachejew, V. P., Michailowa, L .P.: Ultraschwache Strahlung als interzelluläre Wechselwirkung. Novosibirsk Nauka 1981

Kenyon, J., H. Schimmel: Die Medizin des 21. Jahrhunderts, Sonntag-Verlag, München 1990

Klein, T.: Zit. bei *H. Brügemann*: Welche Varianten der Allergie-Entlastungs- und Löschtherapie werden von BICOM-Anwendern praktiziert. Hauszeitschr. der Brügemann GmbH. 6 (1993).

Kramer, F.: Lehrbuch der Elektroakupunktur. Haug, Heidelberg 1979

Kramer, F.: Zit bei *Morell*, F.: Neue Wege der Medikamententestung in: Diagnose- und Therapieverfahren im ultrafeinen Energiebereich, hrsg.von H. Brügemann. Haug, Heidelberg 1984

Krempl-Lamprecht, L.: Bedeutung saisonal auftretender Schimmelpilze als Allergene. Allergologie 8, (1985) 26

Krempl-Lamprecht, L.: Aktuelle Fragen und Antworten. Pilzdialog 4 (1991) 50

Krimplstätter: Zit. bei H. Brügemann: Welche Varianten der Allergie-Entlastungs- und Löschtherapie werden von BICOM-Anwendern praktiziert. Hauszeitschr.der Brügemann GmbH. 6 (1993)

Kuhn, T .S.: Die Struktur wissenschaftlicher Revolutionen. Suhrkamp STW. 1976

Lakhovsky, G.: Das Geheimnis des Lebens. Verlag für Ganzheitsmedizin, Essen 1981

Lawrence, A. F., W. R. Adey: Nonlinear wave mechanics in tissue electromagnetic field interactions. Veterans Admin.Hosp. Loma Linda Calif. (1985)

Lewin, J., H. J. Rreimann: Untersuchungen bei Patienten mit Nahrungsmittelallergie und gastrointestinaler Symptomatik. In: Nahrungsmittelallergie, hrsg. von *H. J. Reimann*, Dustri Verlag Dr. Karl Feistle, München 1989, 141–150

Ludwig, W.: Therapieverfahren der Quantenmedizin. Brügemann-Informationen 1988

Ludwig, W.: Die Grundlagen der Bioresonanztherapie. In: Bioresonanz- und Multiresonanz-Therapie, hrsg. von H. Brügemann. Haug, Heidelberg 1990

Mackarness, R.: Eat Fat and Grow Slim. Harvill Press, London 1958

Mackarness, R.: Stone-Age diet for functional disorders. Medical World 91 (1959) 14–19

Mackarness. R.: Allergie gegen Nahrungsmittel und Chemikalien. Hippokrates, Stuttgart 1986

Maresch, O.: Zit. bei Pflaum, H.: Praktikum der Bioelektronischen Funktions- und Regulationsdiagnostik (BFD) Haug, Heidelberg 1979

MEINHOF, W.: Verkannte Mykosen. Ärzte-Woche, 22 (1992).

Meinhof, W.: Immunologische Phänomene bei Candidosen. Physikal. Med. Rehabil. 17 (1976) 131

Menzel, I.: Zur Provokation der Dermatitis atopica durch intestinale Candidamykose. Z. Hautkrankh. 61 (1986) 451

Menzel, I., Holzmann, H.: Seborrhoisches Ekzem, Psoriasis und intestinaler Hefepilzbefall. Ein neues pathogenetisches Konzept? Akt. Dermatol.14 (1988) 314

Miller, J, B.: Food Allergy: Provokative Testing and Injection Therapy. C.C. Thomas, Springfield Ill. 1972

Miller, J. B.: Relief at last. C.C.Thomas, Springfield Ill. 1987

Monro, J., Carini, C., Brostoff, J.: Migraine is a food allergic disease Lancet 2, (1984) 719–721

Morell. F.: Mora-Therapie. Patienteneigene elektromagnetische Schwingungen als Behandlungsprinzip. In: Diagnose- und Therapieverfahren im ultrafeinen Bioenergie-Bereich., hrsg. von *H. Brügemann*. Haug, Heidelberg 1985

Morell, F.: Neue Wege der Medikamententestung in: Diagnose- und Therapieverfahren im ultrafeinen Energiebereich, hrsg. von *H. Brügemann*. Haug, Heidelberg 1985

Morell, F.: Mora-Therapie. Haug, Heidelberg 1987

Müller, W.: Möglichkeiten der Allergenkarenz und Milieusanierung In: *Wahn, U., R. Seger, V. Wahn* (Hrsg.): Pädiatrische Allergologie und Immunologie. Gustav Fischer, Stuttgart. (1987) 127–136

Mueller, H. L., Schmid, W.H., Rubinstein, R.: Stinging-insect hypersensitivity. A 20-year old study of immunologic treatment. Pediatrics 55 (1975) 530

Müller, U. R.: Insektenstichallergie. Klinik, Diagnostik und Therapie. G. Fischer, Stuttgart 1988

Niboyet. J. E. H.: La moindre resistance a l'electricite des surfaces punctiformes et de trajets cutanes concordant avec les „points" et „meridiens" bases de l'acupuncture. These Science, Marseille 1963

Nogier, P. F. M.: Lehrbuch der Auriculomedizin Maisoneuve Verlag, France 1969

Nolte, D.: Asthma. Urban und Schwarzenberg, München 1991

Oesterle, R.: Die chronisch entzündlichen Darmerkrankungen Colitis ulcerosa und Morbus Crohn. Im Druck

Oyama, S.: The Ontogeny of Information. Cambridge Univ. Press 1985

Pflaum, H.: Praktikum der Bioelektronischen Funktions- und Regulationsdiagnostik (BFD) Haug, Heidelberg 1979

Pietschmann, H.: Das Ende des naturwissenschaftlichgen Zeitalters. Zsolnay, Frankfurt 1980

Pirquet, C.: Allergie. Münch. Med. Wschr. 53 (1906) 1447

Popescu, I., V. Ulmeanu, D. Marianu: Atopic and nonatopic sensitivity in a large bakery. Allergologia et Immunpathologia 9 (1981) 307–312.

Popp, F. A.: Biophotonen. Verlag f. Medizin Dr.Ewald Fischer, Heidelberg 1983
Popp, F. A.: Biologie des Lichts: Grundlagen der ultraschwachen Zellstrahlung. Parey, Berlin, Hamburg 1984
Popp, F. A.: Neue Horizonte in der Medizin. Haug, Heidelberg 1983
Popp, F. A.: Neue Wege in der Medizin. In: Bioresonanz- und Multiresonanz-Therapie. hrsg. von *H. Brügemann*, Haug, Heidelberg 1990
Presman, A. S.: Electromagnetic Fields and Life. Plenum Press, New York 1970
Przybilla, B.: Allergiker profitieren von einer Hyxposensibilisierung. Ärztewoche (1993) 34
Przybilla, B. J.: Vortrag, Therapie-Symposium Berlin 1992
Queille, C., Saurat, J. H.: Dermatite atopique. Etude informatisee de 300 observations. Journ. parisiennes de pediatrie. Paris 1981
Randolph,T. G.: Human Ecology and Susceptibility to the chemical environment. Thomas, Springfield 1962
Reimann, H. J. (Hrsg.): Nahrungsmittelallergie, Dustri Verlag Dr. Karl Feistle, München 1989
Reimann, H. J., B. Ultsch, U. Schmidt: Klinische Manifestation der Nahrungsmittelallergie im Intestinaltrakt – Allergenprovokation unter endoskopischer Kontrolle. In: Nahrungsmittelallergie, hrsg.von H. J. Reimann, Dustri Verlag Dr. Karl Feistle, München (1989) 151–155.
Rieth, H.: Mykosen, Diagnose und Therapie in der Praxis. Programmed; p-med 55. Jg.15 (1990).
Rilling, S., Viebahn, R.: Praxis der Ozon-Sauerstofftherapie. Verlag für Medizin Dr. E. Fischer, Heidelberg 1990
Ring, J.: Diagnostische Probleme bei Nahrungsmittelallergien. In: Nahrungsmittelallergie, hrsg.von H. J. Reimann, Dustri Verlag Dr.Karl Feistle, München (1989) 131–140
Ring, J.: Angewandte Allergologie. MMW-Verlag Medizin. München 1982
Ring, J.: Das klinische Ökologie-Syndrom: Polysomatische Beschwerden bei subjektiver Nahrungsmittelallergie. Fortschritte prakt. Dermatol.Venerol. XI, (1987) 434–436
Rinkel, H. J.: Role of food-allergy in internal medicine. Anals of Allergy 2 (1944) 115–124
Rinkel, H. J., Randolph, T. G., Zeller, M.: Food-Allergy. Springfield Ill. (1951)
Rinkel, H. J.: The management of clinical allergy. Arch.of Otolaryngology, 76/77 (1962/63)
Roitt, I. M.: Leitfaden der Immunologie. Steinkopff, Darmstadt 1984
Roitt, I. M., J. Brostoff, D. K Male.: Kurzes Lehrbuch der Immunologie. G. Thieme, Stuttgart 1987
Rost, A.: Thermoregulationsdiagnostik. Hippokrates, Stuttgart 1983
Rost, J.: Die Quintessenz der Naturheilverfahren. Quintessenz-Verlags-GmbH, Berlin 1990
Rudolph, R., Kunkel, G., Blome, B., Muckelmann, R., Mast, H., Kirchof, E., Sladek, M.: Zur Häufigkeit und klinischen Bedeutung von Allergien gegen Tierepithelien. Allergologie 4 (1981) 230
Runiow, K. D.: Klinische Ökologie. Hippokrates, Stuttgart 1987
Rystedt, I.: Prognostic factors in atopic dermatitis. Acta Derm. Venerol. 65, (1985) 206–213
Saurat, J. H.: Atopische Dermatitis beim Kind. Annales Nestlé 45 (1987) 10
Schadewaldt, H.: Idiosynkrasie, Anaphylaxie, Atopie – Ein Beitrag zur Geschichte der Überempfindlichkeitskrankheiten. Rheinisch-Westfälische Akademie der Wissenschaften, Opladen 1981
Schimmel, H. W.: Funktionelle Medizin. Haug, Heidelberg 1991
Schmidt, W.: Messung vegetativer Potentiale an Meridianpunkten. Vortrag Tagung für Erfahrungsheilkunde 1953
Schmitz-Harbauer, W.: Elektroakupunktur nach Voll. Hufeland Journal 7, 2, 1992
Schöpf, E.: Vortrag, Therapie-Symposium Berlin 1992.
Schultz-Larsen, F.: Atopic dermatitis. Etiological studies based on a twinpopulation. Laegeforeningens, Kopenhagen 1985

Schumacher, P.: Chronische Sinusitis im Kindesalter. Thermographische Untersuchung vor und nach Lasertherapie. Erfahrungsheilk. 32 (1983) 527

Schumacher, P.: Tierallergien sind heilbar. Sonntag-Verlag, Stuttgart 1996

Schumacher, P.: Die vielseitigen Einsatzmöglichkeiten der Bioresonanztherapie in der kinderärztlichen Praxis. Erfahrungsheilk.38 (1989) 172–176

Schumacher, P.: Kindliches Asthma und bisher unbekannte Allergiefaktoren. Diagnostiziert und therapiert mittels Bioresonanztherapie. Vortr. Baden-Baden 1989

Schumacher, P.: Allergie aus biophysikalischer Sicht. Informationen zur Bioresonanztherapie, Brügemann Institut, Gauting 1990.

Schumacher, P.: Biophysikalische Allergietherapie – Grundlagen und Ergebnisse. Erfahrungsheilk. 39 (1990) 812–816

Schumacher, P.: Die Testsätze nach Dr. P. Schumacher. Eigenverlag, Innsbruck 1998

Sheldrake, R.: Das Gedächtnis der Natur. Scherz, München 1990

Smith, C. W., Choy, R. Y. S., Monro, J. A.: Water – friend or foe? Laboratory Practice 34 (10) (1985) 29–34

Smith, H. C. W., S. Best: Electromagnetic Man. J. M. Dent Ltd. London 1989

Theobald, K., A. Bohn, H. Thiel, B. Rasche, W. Ulmer, W. König: Production of monoclonal antibodies against wheat flour components. Internat. Arch. of Allergy and applied Immunology 72 (1983) 84–86

Tovey, E. R., M. D. Chapman, T. A .E. Plats-Mills: Mite faeces are a major source of house dust allergens. Nature 289 (1981) 592–593

Uehara, M.: Clinical and histological features of dry skin in atopic dermatitis. Acta Derm. Venerol. 114 (Suppl.) (1985) 82

Urbanek, R., W. Kuhn, U. Binder: Untersuchungen zur Wirksamkeit oraler parenteraler Hyposensibilisierung mit Pollennextrakten. Dtsch. Med. Wschr. 108 (1983) 1433–1437

Vester, F.: Neuland des Denkens. DTV 1984

Vill, H.: Zit. bei *Pflaum*, H.: Praktikum der Bioelektronischen Funktions- und Regulationsdiagnostik (BFD) Haug, Heidelberg 1979

Voigtländer,V.: Vortrag Heidelberg 1991, zit. Medical-Tribune 30 (1991) 24

Voll, R.: Meßbare Akupunktur-Diagnostik und -Therapie für den Praktiker. Dtsch. Z. Akupunktur 1, 1955

Voll, R.: Medikamententestung, Nosodentherapie und Mesenchymentschlakkung. Med. Lit. Verlagsges. Uelzen 1965

Voorhorst, R., I. A. Spieksma-Boetema, F. T. M. Speiksma: Is a mite (Dermatophagoides sp.) the producer of the house dust allergen? Allergie und Asthma 10 (1964) 329

Wahn, U., R. Seger V. Wahn (Hrsg): Pädiatrische Allergologie und Immunologie. G. Fischer, Stuttgart 1987

Wahn, U.: Die Bedeutung der Hyposensibilisierungsbehandlung bei Inhalationsallergien. In: Pädiatrische Allergologie und Immunologie, hrsg. von *U. Wahn*, G. Fischer, Stuttgart (1987) 161–168.

Wiener, R. N.: Kybernetik. Econ, Wien 1963

Woitowotz, H.: Unser täglich Brot – Die Bäckerkrankheit, ein Berufsrisiko. Deutsches Ärzteblatt 45 (1983) 34–40.

Abbildungsverzeichnis

Register